看護がつながる
在宅療養移行支援

病院・在宅 の患者像別看護ケアのマネジメント

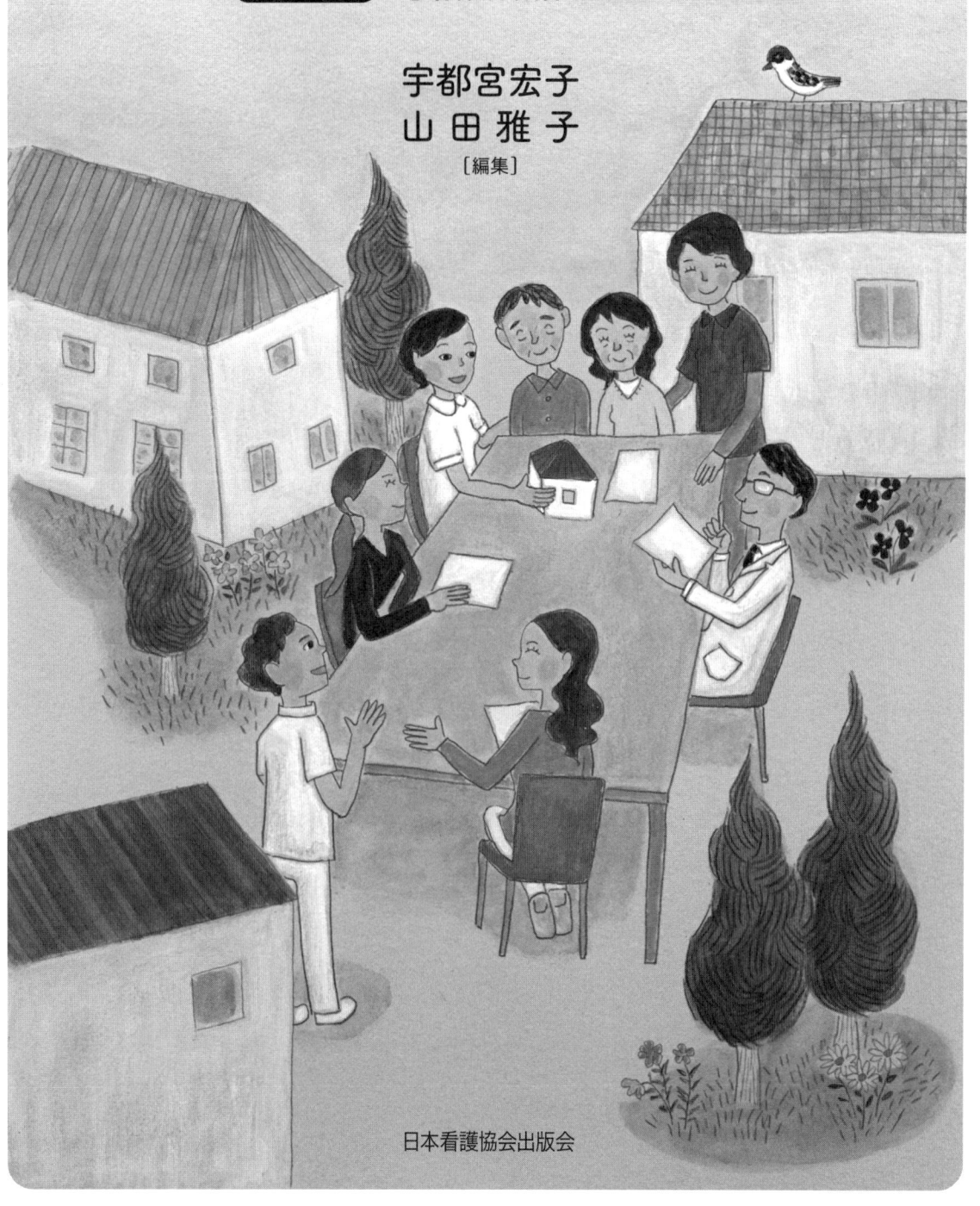

宇都宮宏子
山田雅子
〔編集〕

日本看護協会出版会

執筆者一覧

編集

宇都宮宏子	在宅ケア移行支援研究所宇都宮宏子オフィス代表
山田　雅子	聖路加国際大学大学院看護学研究科教授

執筆者（執筆順）

宇都宮宏子	（前掲）
太田　秀樹	医療法人アスムス理事長
山田　雅子	（前掲）
秋山　正子	白十字訪問看護ステーション・白十字ヘルパーステーション統括所長／認定NPOマギーズ東京センター長
三輪　恭子	大阪府立大学大学院看護学研究科　生活支援看護学領域　在宅看護学分野教授／地域看護専門看護師 （元淀川キリスト教病院地域医療連携センター療養支援課長）
田代　真理	JCHO東京新宿メディカルセンター／がん看護専門看護師 （前緑の森さくらクリニック）
山内　真恵	武蔵野赤十字病院看護部
福田　裕子	まちのナースステーション八千代統括所長
髙木あけみ	原町赤十字病院／糖尿病看護認定看護師・糖尿病療養指導士
荻田美穂子	滋賀医科大学臨床看護学講座老年看護学准教授
江本千代子	訪問看護ステーションせせらぎ所長
小山　珠美	NPO法人口から食べる幸せを守る会理事長／日本摂食嚥下リハビリテーション学会認定士／JA神奈川県厚生連伊勢原協同病院摂食機能療法室
芳村　直美	特定医療法人研精会法人本部食支援プロジェクト推進本部長／稲城台病院食支援センター長／日本摂食嚥下リハビリテーション学会認定士
石井由紀子	訪問看護ステーションさつきサテライト愛川
井上　美佳	函館五稜郭病院医療総合サービスセンター在宅療養支援室看護師主任
池田ひろみ	医療法人新さっぽろ脳神経外科病院訪問看護ステーションやおき／訪問看護認定看護師 （前訪問看護ステーション西堀）
花木真寿美	聖隷浜松病院総合周産期母子医療センター　新生児部門NICUスタッフリーダー／院内退院支援看護師
垣野内恵子	社会福祉法人聖隷福祉事業団聖隷訪問看護ステーション浦安課長 （元訪問看護ステーション住吉第二所長）
行田菜穂美	聖マリアンナ医科大学病院メディカルサポートセンター／地域看護専門看護師
永坂　晴子	はる訪問看護ステーション所長

発刊によせて

　退院支援・退院調整は、患者さんの人生の再構築を支援することです。

　私は大学病院で退院調整看護師として働いていた当時、外来・入院を問わず、「患者さんは、病気や老いをもって、どこで、どう過ごしていきたいと考えているのだろう？」と、患者さんの思いを聴き、語りを引き出し、一歩前の道案内をしながら伴走していくことで、患者さんは住み慣れた地域での暮らしを継続できることを知りました。たとえ治らない病気や障がいを抱えたままでも、残された時間が思ったより短いとしても、人生を生ききる患者さんの強さ、大事な家族や大切な人への優しさを知ることにより、看護師も医療や看護の在り方を再考する必要性に気づいていくのです。

　病気の原因を追究し、病気を治すことを目的としてきた「治療医学」の時代"病院の世紀"から、今大きな転換を求められています（『病院の世紀の理論　猪飼周平著』より）。

　2013年8月に公表された「社会保障制度改革国民会議報告書」には、これからの医療のあり方について「超高齢社会に見合った『地域全体で、治し・支える医療』の射程には、そのときが来たらより納得し満足のできる最期を迎えることができるように支援すること—すなわち、死すべき運命にある人間の尊厳ある死を視野に入れた『QOD（クオリティ・オブ・デス）を高める医療』—も入ってこよう。『病院完結型の医療から地域完結型の医療へ』と転換する中で、人生の最終段階における医療の在り方について、国民的な合意を形成をしていくことが重要である」と記載されています。

　退院支援や外来における在宅療養支援が目指すところは、医療が生活や人生を中断しないということ、暮らしの場を変えずに人生を生ききること、"住み慣れた地域での生活を継続すること"を可能にするために何が必要かを患者さんと共に考えることであり、そのことを可能にするための地域づくりが求められてくるのです。

　私は、「病院から在宅への移行期」、つまり病院の退院支援・退院調整から在宅療養開始期の訪問看護までの支援を、患者の状態像ごとに可視化し、質を保障することをすすめています。「病院から在宅への移行期」は、患者さんの状態も不安定で、医療・看護・リハビリテーションが適切に提供されることが重要です。24時間体制の医療機関から、一人暮らしの自宅に戻るとき、排泄の問題や、認知機能低下のある高齢者の場合、「転倒する危険性」を考えて、在宅復帰をあきらめていませんか。長年慣れ親しんだ自宅環境での排泄や移動動作の自立を目指し、それらを見届けるまでの介護ケアが柔軟性をもって提供されることで可能になることも多いのです。

　本書は、退院支援・退院調整のプロセスと、退院直後の移行期訪問看護について、全国で活躍する退院調整看護師や専門領域の看護師、そして訪問看護師の実践知を結集したものです。

　是非、この先駆者たちの匠の技を、みなさんの施設・地域で活用していただきたいと思っております。

2014年5月

宇都宮　宏子

目次

発刊によせて ── iii

序章　在宅療養移行支援で看護がつながるために
―本書の読み方・活用の仕方 ── 1

第1章　在宅療養移行支援における看護ケアのマネジメント ── 5

1 地域包括ケア時代における在宅療養移行支援の重要性と展望 ── 6
2 病院で行う在宅療養移行支援：退院支援・退院調整・外来支援 ── 11
3 訪問看護による在宅療養移行支援
　❶ 準備期・開始期における看護ケアのマネジメント ── 20
　❷ 安定期・看取りにおける看護ケアのマネジメント ── 24

第2章　がん患者への在宅療養移行支援 ── 29

1 がん終末期患者への看取りにむけた在宅療養移行支援 ── 30
　病院の看護による支援 ── 32
　訪問看護による支援 ── 42
　ここに注目 ── 53

2 外来通院中のがん患者への在宅療養支援
　―外来化学療法を中心に ── 54
　外来通院中の患者への在宅療養支援（特徴・流れ）── 54
　病院の外来看護による支援 ── 60
　訪問看護による支援 ── 66
　ここに注目 ── 72

第3章　疾病管理が必要な患者への在宅療養移行支援 ── 73

1 糖尿病患者への在宅療養移行支援 ── 74
　❶ 血糖コントロール不良で
　　インスリン導入の高齢者への在宅療養移行支援 ── 74
　病院の看護による支援 ── 76
　訪問看護による支援 ── 84
　ここに注目 ── 93

❷ 糖尿病腎症を併せもつ高齢者への在宅療養移行支援 ― 94
病院の看護による支援 ― 96
訪問看護による支援 ― 102
ここに注目 ― 111

2 高齢の慢性心不全患者への在宅療養移行支援 ― 112
病院の看護による支援 ― 114
訪問看護による支援 ― 122
ここに注目 ― 132

第 4 章 摂食嚥下障害のある患者への在宅療養移行支援 ― 133

1 経口摂取を継続するための在宅療養移行支援 ― 134
病院の看護による支援 ― 137
訪問看護による支援 ― 150
ここに注目 ― 157

2 胃瘻による栄養管理にむけた在宅療養移行支援 ― 158
病院の看護による支援 ― 160
訪問看護による支援 ― 168
ここに注目 ― 176

第 5 章 子どもと養育者への在宅療養移行支援 ― 177

1 NICUから自宅へ退院・自立するための在宅療養移行支援 ― 178
病院の看護による支援 ― 180
訪問看護による支援 ― 190
ここに注目 ― 197

2 在宅で医療機器の管理を要する子どもへの在宅療養移行支援 ― 198
病院の看護による支援 ― 200
訪問看護による支援 ― 209
ここに注目 ― 217

あとがき ― 218
本書で用いた用語について ― 219

注）本文中の「組織・担当の名称」や各種「アセスメント票」「フローチャート」等は、1刷発行時のものです。

序章

在宅療養移行支援で
看護がつながるために
－本書の読み方・活用の仕方

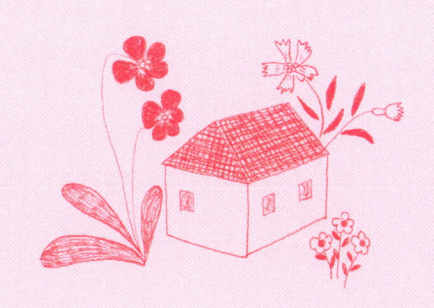

在宅療養移行支援で看護がつながるために
―本書の読み方・活用の仕方

1. 在宅療養移行支援における看護ケアのマネジメントとは

　高齢者等が可能な限り住み慣れた地域で、自分らしい暮らしを人生の最期まで続けることができるよう、地域包括ケアシステムの構築が進められている。この大きな流れの中で、病院から在宅への在宅療養移行支援として、
　患者（療養者）が地域で暮らしつづけるために
　患者（療養者）・家族の意向にそって（意思決定支援）
　在宅療養が安定するため支援を（自立支援）を
　病院と在宅のチームで連携・協働して行うこと
が求められている。この在宅療養移行支援に、病院の看護師と訪問看護師が看護の視点でかかわり、看護がつながるようにマネジメントすることを、"看護ケアのマネジメント"として本書で提案したい。

2. 患者像別に看護ケアのマネジメントを可視化すること

（1）取り上げた患者像

　退院支援・退院調整には、患者像（患者状態像）ごとに特徴あるパターンがある。その中から、在宅療養移行支援として是非かかわってもらいたい患者像として、次の4つの患者像を取り上げた。

　まず、比較的長い間機能が保たれるが、最後の1〜2カ月くらいで急速に機能が低下する「がん患者」（**図**）への支援は、終末期の在宅での看取りにむけた支援と、外来通院中のがん患者への在宅療養支援を外来看護の立場から書き上げてもらった。終末期の看取りは、入院中からの意思決定支援と在宅へのつなぎが大事である。なお、ここで取り上げる「がん終末期患者」の患者像は、安定した時期を経て「看取りにむけた支援」ができるタイプである。また、外来通院中のがん患者への療養支援は、不要な入院を避け、生活者としての在宅療養を継続するために、これからますます必要になる取り組みである。

　慢性疾患は、疾病管理・セルフケアを行いながら長い療養生活が続くため、生活の中でいかにセルフケアが継続できるか、その支援が大切である。その支援には、重度化・悪化予防の視点、生活への影響を予測、意思決定支援、さらにはアドバンス・ケア・プランニング（ACP）の視点も重要となってくる。患者像として、高齢者の「糖尿病」と「慢性心不全」の支援を取り上げた。

　高齢者へのインスリン導入は、加齢とともに以前はできていたインスリン自己注射や血糖降下薬の内服管理などができなくなる、家族のサポート力が低下する、さまざまな合併症が併発するなかで、セルフケアを促す視点が必要だ。さらにコントロールが不十分で糖尿病性腎症が併発すると、さらに食事にかかわるセルフケアが厳しくなる。少しでも透析

の開始が先に延びるように、暮らしや生活の変化の視点で看護がかかわってもらいたい。

慢性心不全は、急性増悪を繰り返しながら徐々に機能が低下し、最後は比較的急な経過をたどる（図）。この疾患も、高齢者になるとセルフケアの支援が生活の中のさまざまな場面で必要になる。入退院を繰り返すことが予想され、どのように病気と共存して暮らしていくのか、看取りを含めた支援も必要になってくるだろう。

「食べること」の継続、摂食嚥下障害のある患者への支援は、本書の企画で重点をおきたいことであった。経口摂取を継続するための支援と、胃瘻による栄養管理の支援を取り上げた。急性期病院でも食べることをあきらめない支援、在宅療養で食べることを目指して継続する支援は重要である。

最後に子どもと養育者の支援として、超低出生体重児がNICUから自宅へ退院・自立するための支援と、在宅で医療機器の管理を要する子どもへの支援を取り上げた。子どもの在宅療養では、介護保険のケアマネジャーのような全体をコーディネートする機能が弱いため、養育者が担わなければならない現状がある。この養育者を支え、子どもの成長という長期間にわたるコーディネートやケアの視点が必要だ。

(2) 在宅療養移行支援の流れと読み方

これらの特徴ある患者像（患者状態像）別に、在宅療養移行支援の流れにそって、「病院の支援」と「在宅の支援」の実践知を、看護ケアのマネジメントとして「意思決定支援」と「自立支援」を軸にまとめてもらった。

病院の支援は、「退院支援・退院調整の3段階プロセス」（第1段階、第2段階、第3段階）にそった（→第1章2・12頁参照）。

在宅の支援は、「準備期」「開始期」「安定期」に分けた。各々の時期は、おおむね次のように捉えた。なお、「がん終末期患者への看取りにむけた在宅療養移行支援」では、「不安定・臨死期」も追加した。

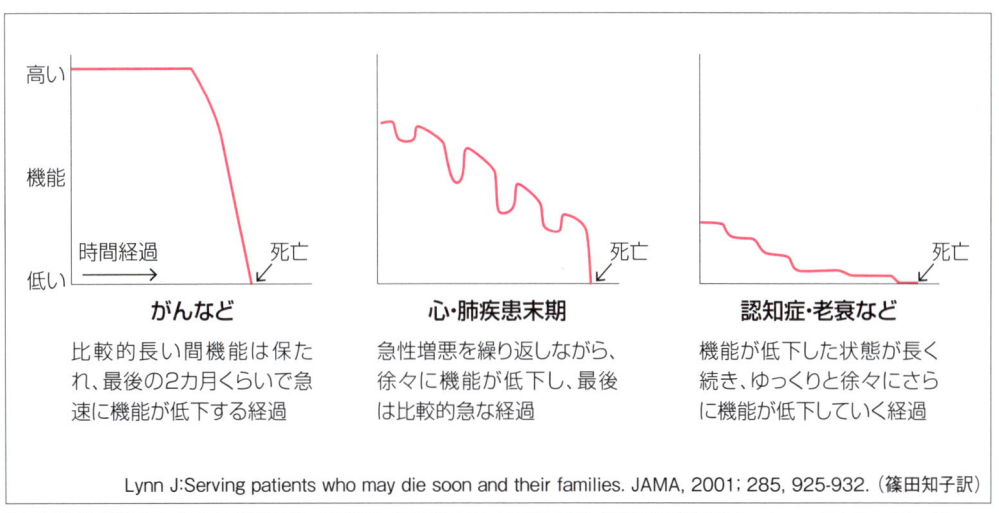

がんなど	心・肺疾患末期	認知症・老衰など
比較的長い間機能は保たれ、最後の2カ月くらいで急速に機能が低下する経過	急性増悪を繰り返しながら、徐々に機能が低下し、最後は比較的急な経過	機能が低下した状態が長く続き、ゆっくりと徐々にさらに機能が低下していく経過

Lynn J:Serving patients who may die soon and their families. JAMA, 2001; 285, 925-932.（篠田知子訳）

（在宅医療推進のための会（実践編）報告書. 2006年6月.在宅医療助成勇美記念財団ホームページより. <http://www.zaitakuiryo-yuumizaidan.com/data/file/data1_20080401120406.pdf>）

図 死に至るまでの経過

準備期：病院から訪問看護の依頼がきて、患者・家族の情報収集を行い、病院の退院調整部門の看護師との協働により、準備・調整を行う。

開始期：退院直後の療養生活が不安定な時期。安定するために支援を集中的に行う。患者像によりこの期間は異なる。

安定期：療養者や家族が疾病管理やセルフケアなどに慣れ、療養生活が安定してくる時期。

　なお、「意思決定支援」と「自立支援」において特に中心となる支援は、▶で箇条書きとし、さらに著者が大事にしている視点にはアンダーラインをつけてもらった。

　また、「コラム」は、移行支援がうまくいった例、そしてあえてうまくいかなかった例も提示してもらった。病院の支援から在宅の支援へケアをつなぐ参考にしてもらいたい。

　それぞれの患者像の最後には、「ここに注目」として、編者のコメント・メッセージを記した。

　このように本書では、同じ患者像での退院前後の看護のかかわりを、「病院の支援」と「在宅の支援」として通してみることを試みた。病院の看護師が退院後の療養生活をイメージして退院支援・退院調整を行うことに活用できるだろう。また、退院直後の療養生活が開始された不安定な時期の訪問看護を、病院の看護師が担う場合にも活用してほしい。そして、訪問看護師が先を予測しながらかかりつけ医や介護スタッフと連携するために、参考にしてほしい。

　さらには本書を参考に、各々の施設で、患者像ごとに入院から在宅療養が安定するまでの支援を標準化・可視化して、質の保証に取り組んでいただきたい。

（宇都宮宏子）

第 1 章

在宅療養移行支援における看護ケアのマネジメント

1. 地域包括ケア時代における
   在宅療養移行支援の重要性と展望
2. 病院で行う在宅療養移行支援：
   退院支援・退院調整・外来支援
3. 訪問看護による在宅療養移行支援

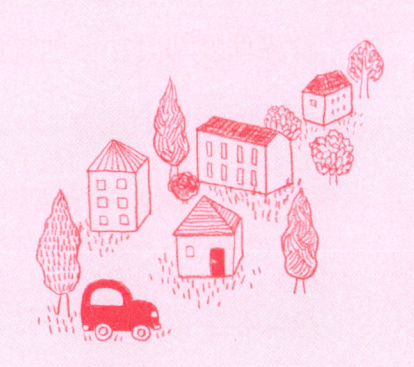

1 地域包括ケア時代における在宅療養移行支援の重要性と展望

はじめに

　世界に類を見ない超高齢社会が到来しているが、さらに高齢化が加速され、3人に1人が高齢者という時代が迫っている。ほとんどの高齢者は加齢に伴う身体的な不都合とともに暮らすこととなる。「足腰が弱って…」という表現に象徴されるように、最初に訪れる不便さが「移動」である。わずか1cmの段差で転倒したり、横断歩道を青信号で渡り切れなかったりと、仮に疾病として治療の対象とならなくとも、移動の障害とともに生活することを強いられる。

　移動能力の低下は、動物であれば死を意味する。天敵から逃れることができず襲われるか、自ら獲物をとらえることができずに餓死する。しかし、人類は文明をもち、19世紀以降目覚ましい発展を遂げた自然科学としての医学は、感染症と戦い死を克服したかのように、科学技術万能神話をつくりあげた。寿命で命を閉じようとしている高齢者にまでも胃瘻という技術を用いた延命が、わが国独自の標準的治療方法として歓迎されたように、従来の医学は死から目を背け、たとえ1分でも1秒でも命をつなぐことに意義を見出し、人として生きる意味を問うことを忘れていた。さらに、iPS細胞の登場は、あらゆる臓器の再生が可能であるかのような錯覚も同時に抱かせ、臓器置換技術による不老不死への期待が一方で膨らんでいるかもしれない。しかし、科学技術の壁以上に高いのが、実は倫理の壁であるような気がしてならない。

　このような医学・医療にまつわるさまざまな社会的背景の中で、今、多くの国民は、高齢化により回復の可能性がない病態に対する、延命を目的とした濃厚な医療的介入を否定するようになりつつある。生あるものは必ず死を迎えるという自然界の摂理を、しっかりと冷静に受け止める風潮が高まりつつある。

　おびただしい数の虚弱な高齢者たちの多様な健康課題を、従来の病院中心のヘルスケアシステムの中で解決することが、もはや困難となっているだけではなく、むしろ高度先進的な病院医療によって、より課題を複雑化している状況であるといってよいかもしれない。

1. 地域包括ケア時代の始まり、その目指すもの

（1）介護保険制度から地域包括ケアシステムへ

　医療が医療施設で提供されるものであるという、いわゆる社会通念が崩されたのは1992年である。この年、「居宅」が医療の場として制度上位置づけられている。高齢化率12％の時代に高齢者医療の場を施設から居宅に、すなわち施設から地域へと大きく舵が切られたのである。訪問診療、訪問看護といった機動力ある医療サービスを居宅に届ける「在宅医療」という概念が生まれ、在宅医療が、入院、外来に次ぐ第三の医療と称された。
　1994年には24時間の往診対応が診療報酬上で高く評価され、在宅での看取り医療に期

待が高まった。ところが、家で亡くなられては世間体が悪いといった国民側の意識も根強く残り、また気楽に往診する医師も少ないままの状況で、国が期待したほど在宅医療は普及しなかった。

　2000年になると、家族が中心となって担っていた介護を社会全体で支えようと介護保険制度が施行された。保険者が基礎自治体というこの公的保険制度は、地方分権の試金石ともいわれ、医療と介護を一体的に提供し、高齢者の在宅療養を支え、望まれれば在宅での終末期医療も提供しようというものであった。

　ところが、実際は介護保険三施設といわれる介護療養型医療施設、介護老人保健施設、介護老人福祉施設（特別養護老人ホーム）への人気がさらに高まり、在宅医療は推進されなかった。しかし、2006年24時間の往診機能をもつ「在宅療養支援診療所」が診療報酬制度に盛り込まれ、診療報酬でよりインセンティブが高くなると、往診専門の医療機関が登場するなど、在宅医療は徐々に市民権を得てきた。病院死率と在宅死率が逆転した1976年から30年数年が経過し、増え続けた病院死は初めて減少に転じた。そして新制在宅医療元年といわれた2012年、「地域包括ケアシステム」という概念が登場することとなる。

(2) 地域包括ケアシステムとは

　地域包括ケアシステムは、医療、介護、生活支援（福祉）、予防（保健）、住まいの5つの領域から構成されている。あくまでも地域での生活継続、いわゆる「aging in place」（エイジング・イン・プレイス、地域居住の継続）を目指し、老いても障害があっても、住み慣れた地域で最期まで暮らし続けるためのシステムといえる（**図 1-1**）。

【地域包括ケアの5つの視点による取組み】
地域包括ケアを実現するためには、**次の5つの視点での取組みが包括的**（利用者のニーズに応じた①～⑤の適切な組み合わせによるサービス提供）、**継続的**（入院、退院、在宅復帰を通じて切れ目ないサービス提供）**に行われることが必須。**

①**医療との連携強化**
・24時間対応の在宅医療、訪問看護やリハビリテーションの充実を強化

②**介護サービスの充実強化**
・特養などの介護拠点の緊急整備（平成21年度補正予算：3年間で16万人分確保）
・24時間対応の在宅サービスの強化

③**予防の推進**
・できる限り要介護状態とならないための予防の取組みや自立支援型の介護の推進

④**見守り、配食、買い物など、多様な生活支援サービスの確保や権利擁護など**
・一人暮らし、高齢夫婦のみの世帯の増加、認知症の増加をふまえ、さまざまな生活支援（見守り、配食などの生活支援や財産管理などの権利擁護サービス）サービスを推進

⑤**高齢期になっても住み続けることのできるバリアフリーの高齢者住まいの整備**
・高齢者専用賃貸住宅と生活拠点の一体的整備、持ち家のバリアフリー化の推進

（厚生労働省：在宅医療・介護あんしん2012. 平成24年度在宅医療連携拠点事業説明会資料. 平成24年7月11日. 2012.）

図 1-1　地域包括ケアシステム

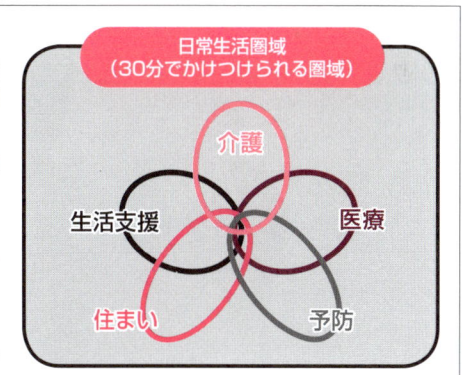

ここでいう医療・介護は医療保険制度や介護保険制度によって提供される社会保障制度である。ところが、住まいは不動産業をはじめとした地域の産業に大きく依拠し、高齢者住宅の所轄の省庁も国土交通省となる。さらに、医療・看護・介護専門職の育成となると文部科学省も大きく関与し、行政府においても厚労省、国交省、文科省と3つの省庁の横断的関与が求められる画期的な概念といえる。

　また、この地域包括ケアシステムが機能するために必要な要素には、当然ながら住民の意識が基盤となり、地域包括支援センターとケアマネジャーが重要な役割を果たすこととなる（**図 1-2**）。そして、医療、看護、リハビリテーションと医療への期待はより大きなものとなっている。

(3) ケアの包括化と医療の統合

　地域包括ケアシステムが時代の必然であると著書『病院の世紀の理論』で唱えたのは、一橋大学教授・猪飼周平氏である。20世紀を病院の世紀の終焉とし、21世紀は医療がより包括的に、より地域的に収斂するだろうと、日本の医療100年の歴史を振り返って述べている。

　地域包括ケアシステムの中におけるあるべき医療の姿をイメージすると、在宅医療の役割がいっそう際立ち、同時に病院医療と在宅医療は入院から在宅療養移行支援という関係性だけでは不十分であると気がつくかもしれない。すなわち、適切な医療介入という視点に立てば、病院であっても在宅であっても、医学としての科学性、普遍性を追求すれば、

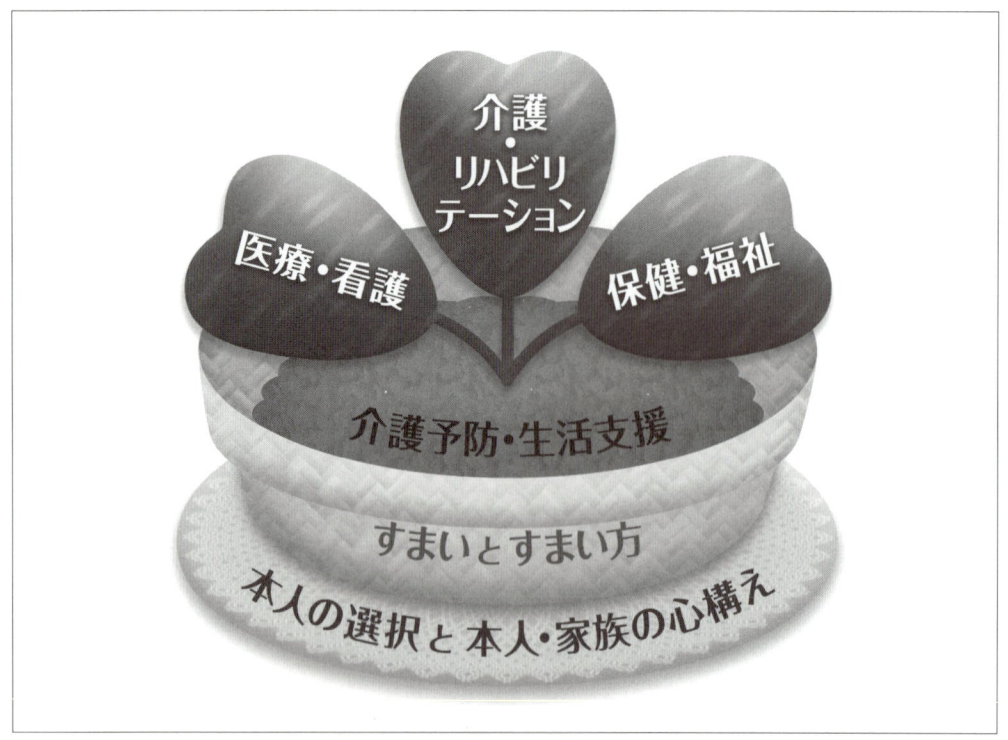

（出典：三菱UFJリサーチ&コンサルティング「＜地域包括ケア研究会＞地域包括ケアシステムと地域マネジメント」（地域包括ケアシステム構築に向けた制度及びサービスのあり方に関する研究事業）, 平成27年度厚生労働省老人保健健康増進等事業, 2016年）

図 1-2　地域包括ケア

そこで提供されるあるべき医療の質が異なることがあってはいけない。病院、在宅という言葉は医療が提供される場にすぎなく、医療の内容を云々するものでないはずである。

つまり、病院であっても、外来であっても、在宅であっても、そこで提供される医療は統合されていなければならない。

急性期医療の現場では医学的な根拠が希薄なまま、誤嚥の危険があるというだけで簡単に経口摂取が禁止され胃瘻が造設されたり、認知症を伴う糖尿病の患者に1日4回の血糖測定が指示されたり、上腕骨の骨折で転倒が危険というだけでベッド上の安静が指示されたため廃用によって歩行が困難になったりと、生活者であるという視点がないまま疾病や臓器の治療だけを目指し、標準的治療を盾に医学の都合で虚弱な高齢者が治療されているのが現実である。そのうえ、損なわれた機能、たとえば摂食嚥下機能を在宅において訓練を行って再獲得するということも、けっして珍しいことではない。

2. 地域包括ケアシステムにおける退院調整看護師と訪問看護師

(1) 退院調整機能への期待

地域包括ケアシステムがいわば時代の必然であることに言及してきたが、このシステムが有機的に機能するには、医療専門職の地域包括ケアに関する理解が大切といえる。筆者の20年以上にわたる在宅医療の経験からは、介護保険制度をはじめとした社会の仕組みとしての課題に最も関心が薄いのは、急性期医療現場の医療従事者たちであるといわざるを得ない。さらに、退院調整機能が病院のベッドコントロールのため収容先を探すことを目的としていないか、誰のための退院調整機能であるか、退院調整看護師は自問自答していただきたい。

在宅療養への移行において最も重要なことは地域居住の継続であり、地域でその人らしく暮らすためにはいったい何が必要なのかを、客観的に評価し支援することである。そのためには介護保険制度の知識が必要である。

それでは、介護保険制度を理解するにはどうしたらよいか。最も早道は、介護支援専門員試験への挑戦である。仮に試験に失敗したとしても、制度の理解が浅いことを反省することができ、再度チャレンジすればよい。筆記試験に合格すれば多職種が集うグループワークが必須となっているので、病院内で接する機会が少ない介護職や開局薬剤師など、いわゆる地域ケアの仲間たちと意見を交換することが可能である。それぞれの職能への理解を深め、また精神文化に触れることが可能となる。さらに地域包括ケアシステムの本質を知るきっかけともなる。

(2) 訪問看護の体験を

退院調整にかかわる看護師は、在宅医療の実態を知っておく必要がある。ここでいう在宅医療とは、自宅において提供されるものではなく、生活の場で繰り広げられる医療サービスと捉えるべきである。

また、在宅での看取りの体験も重要となる。在宅医療や訪問看護の様子を想像しながら行う退院調整が危ういと謙虚に受け止めてほしい。

在宅医療の要件は、24時間・365日の切れ目のないケアであり、そのためには多職種協働、地域連携が必須となる。「多職種」とは、歯科医師や薬剤師、さらにはリハビリテーション職（理学療法士、作業療法士、言語聴覚士）、介護職（介護福祉士、ホームヘルパーなど）らの人の連携といえる。また、「地域連携」とは、医師会や歯科医師会、薬剤師会など職能団体と行政、そして、地域包括支援センターなど組織や団体との連携である。

このようないわゆるソーシャルキャピタルの理解は、地域での看護の実体験を通して初めて学べるものだと信じている。

(3) 地域包括ケアシステムにおける訪問看護の役割

在宅医療は、病院が地域に広がったと説明されている場合が多い。病室が患者の居宅であり、病棟のナースステーションが訪問看護ステーションである。看護師のいない病棟が存在しないように、訪問看護師不在の質の高い在宅医療は難しいと考えてほしい。また、在宅医療に熱心な医師たちは、訪問看護師の力量が在宅医療継続の重要な要素であると異口同音に唱えている。そして、訪問看護の整備状況と在宅看取り率が正の相関を示すことなどからも、在宅医療における訪問看護への期待が大きいことがうかがえる。

地域包括ケアシステムは、地域での機動力ある医療系サービスなくして機能し得ない。地域包括ケア時代の訪問看護の役割がどれだけ大きいものとなるか、冷静に感じ取ってもらいたい。

おわりに

超高齢社会とは、すなわち多死社会と言い換えることができる。現在日本では、大部分の国民が病院や高齢者施設で命を閉じているが、意識がなくとも人工呼吸器やチューブ栄養で生きていたいと願う人はほとんどいない。許されれば「最期は住み慣れた自宅で、大切な人に囲まれて、安らかに…」と暮らしの場で看取られることを希望している。人として、あまりにもささやかで素直な願いといえるが、家族の形態が多様化し独居高齢者や認知症高齢者の増加している現状を顧みると、簡単にかなえられることではないかもしれない。しかし、誰しも死を避けて通ることができない。だから、地域包括ケアシステムの成熟が、実は自らのためになるとの認識をもって、ぜひ、何らかのアクションにつないでいただきたい。

（太田秀樹）

参考文献

- 松岡洋子：エイジング・イン・プレイス（地域居住）と高齢者住宅；日本とデンマークの実証的比較研究．新評論；2011．
- 猪飼周平：病院の世紀の理論．有斐閣；2010．
- 太田秀樹，猪飼周平：「病院の世紀」から「地域包括ケア」の時代へ；今まさに起こっている"変革"を裏付ける理論と実践．訪問看護と介護．2012；17（1）：1-9．

2 病院で行う在宅療養移行支援：
退院支援・退院調整・外来支援

はじめに

　地域包括ケアシステムは何を目指しているのか。「aging in place」(地域居住の継続)、その人が暮らしていた地域での生活を継続することを目指し、その延長線上で、最期の時まで生ききることを実現することだ。介護度が上がった、医療依存度が高くなった、亡くなる可能性があるからなどという理由で、家で暮らせない、今までいた施設を退所しなくてはいけないということがないように、望む場所で必要な医療や介護などを受けることができる社会を目指す。そのために、病院の看護師に求められることは、「暮らしの場への療養移行」「継続を支援する看護ケアのマネジメント」を提供することである。

　これからの医療のあり方は、病気と共存しながらQOLの維持・向上を目指す医療となる。そして「治し・支える医療」の射程には、その時が来たらより納得し満足のできる最期を迎えることができるように支援すること、すなわち死すべき運命にある人間の尊厳ある死を視野に入れた「QOD」(クオリティ・オブ・デス)を高める医療も入ってくる[1]。

　退院支援や外来における在宅療養支援が目指すところは、病院医療の在り方を再考することにつながる。退院の機会だけではなく、外来通院の節目の時に、患者の病院医療を、暮らしの場（在宅療養の場）で医療や看護・ケアが提供される方法へ移行することが、地域包括ケアシステム実現のために、病院の看護が担う重要な役割であると考えている。

1. 退院支援・調整の定義

　なぜ、退院支援と退院調整の言葉を使い分け、3段階を明確にしたか。筆者は、退院調整看護師として活動していく中で、多くの医療機関が退院支援（意思決定支援・自立支援）なき、退院調整（制度・資源への調整）をしていることに気づき、この実態を変える必要を感じていた。

　2004年に厚生労働科学特別研究事業「退院調整看護師養成プログラム作成」[2]研究班に参加し、この中で、「退院調整」を下記のように定義づけた。

　退院調整とは、「患者・家族の主体的な参加のもと、患者が退院後も自立した自分らしい生活が送れるように、教育指導を提供したり、諸サービスの活用を支援するなど、病院内外においてシステム化された活動・プログラム」のことをいう。

　その後、現場に退院調整を実践させるためには、退院支援という大きな概念の中に、退院調整のプロセスがあることの理解が重要と考え、下記のように定義づけをした[3]。

退院支援：患者が自分の病気や障害を理解し、退院後も継続が必要な医療や看護を受けながら、どこで療養するか、どのような生活を送るかを自己決定するための支援

退院調整：患者の自己決定を実現するために、患者・家族の意向をふまえて、環境・人・物・経済的問題などを社会保障制度や社会資源につなぐなどのマネジメントの過程

2 退院支援・退院調整の3段階プロセス

(1)「退院支援・退院調整の3段階プロセス」を院内システムとして構築

　治療優先の急性期医療の場面において、入院時から意識的に退院支援・退院調整を行うことが必要である。そこで、そのプロセスを時間的な流れに沿って3段階に分け、どの段階を、誰がどのような方法で進めるかを、可視化・見える化したものが、「退院支援・退院調整の3段階プロセス」である（**図 1-3**）。このプロセスをそれぞれの病院が規模・機能によって院内全体のシステムとして構築することで、退院調整専門部署が効果的に適時に、対象患者（退院調整が必要な患者）に介入ができるのである。

第1段階：退院支援が必要な患者の早期把握（外来看護師・病棟看護師）
第2段階：医療・ケア継続のための看護介入と院内チームのアプローチ
　　　　　　（退院調整専門部署のサポートを受けながら、病棟看護師が主体的に取り組む）
第3段階：退院を可能にする制度・社会資源との連携・調整
　　　　　　（地域と協働し、退院調整部署が主体で取り組む）

(2) 第1段階：退院支援が必要な患者の早期把握

　退院支援が必要になる理由を、①病状・病態から考えられる医療上の課題と② ADL・IADL 低下による生活・介護上の課題の2つに整理していこう。もちろん経済的な課題な

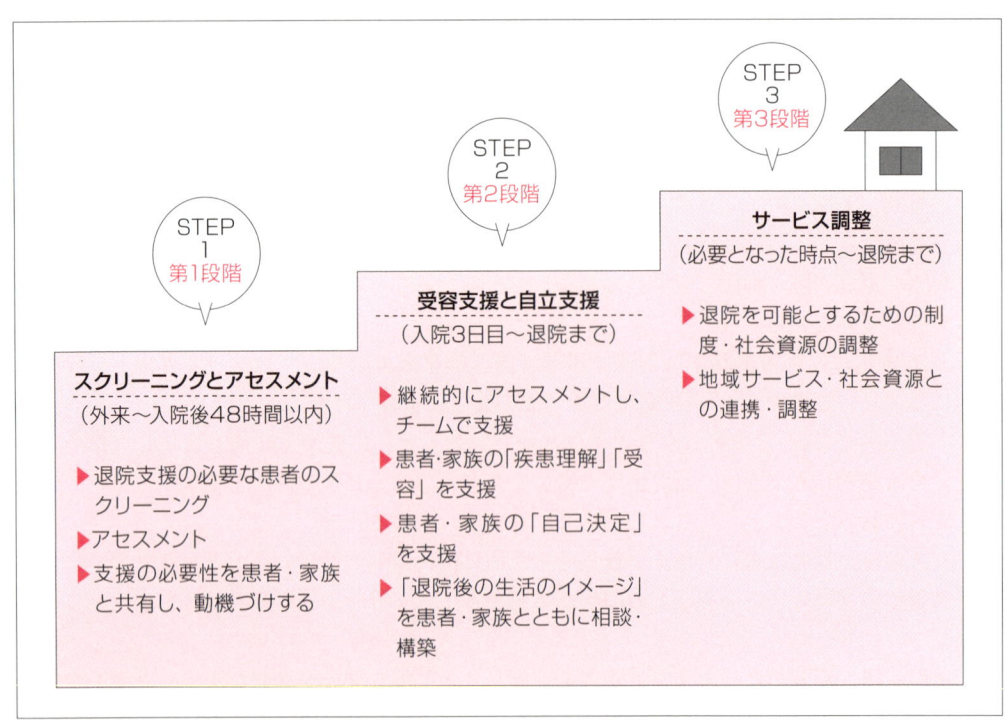

STEP 1　第1段階
スクリーニングとアセスメント
（外来〜入院後48時間以内）
▶ 退院支援の必要な患者のスクリーニング
▶ アセスメント
▶ 支援の必要性を患者・家族と共有し、動機づけする

STEP 2　第2段階
受容支援と自立支援
（入院3日目〜退院まで）
▶ 継続的にアセスメントし、チームで支援
▶ 患者・家族の「疾患理解」「受容」を支援
▶ 患者・家族の「自己決定」を支援
▶ 「退院後の生活のイメージ」を患者・家族とともに相談・構築

STEP 3　第3段階
サービス調整
（必要となった時点〜退院まで）
▶ 退院を可能とするための制度・社会資源の調整
▶ 地域サービス・社会資源との連携・調整

（宇都宮宏子：病院から地域への療養移行期の看護マネジメントを体系化する：地域包括ケアの推進に向けた現状の課題．特集　退院支援・外来機能を再強化する．看護管理．2013；23（12）：988．）

図 1-3　退院支援・退院調整の3段階プロセス

ど社会的な問題もあるが、入院する前の生活と何が変化することで「帰ることが困難になると予測できるか」という視点をもつ。特に**表 1-1** のような患者には退院支援が必要であり、情報収集により支援の必要性を患者・家族と共有し、動機づけをする。

第1段階のアセスメントから第2段階のマネジメントのプロセスすべてにおいて課題を2つに分けて整理することは、患者・家族にも理解しやすく、第3段階のサービス調整でも医療サービス・介護サービスとつなげるものがイメージしやすい。

● 「病状・病態から考えられる医療上の課題」の解決に必要な情報
　・医療情報
　　今回の入院理由(病態)、治療計画などから退院時の状態像を予測する
　　　→医療処置・管理が継続するか、患者・家族の理解・受容はできているか
　　　→継続する医療は生活の場で実施できる方法であるか

● 「ADL・IADL 低下による生活・介護上の課題」の解決に必要な情報
　・入院前の生活情報
　　入院前（発症前）の ADL
　　　→入院環境により ADL が低下することを予防する。病態により ADL 低下が予測される場合は、早期にリハビリテーションを導入する
　　家族状況・介護力　→　退院時に支援の新規導入が必要かを予測する
　　住環境　→　整形外科・神経内科・脳外科などの診療科は情報収集が必須

● 2つの課題解決に必要な情報
　・入院前のサポート体制
　　かかりつけ医の有無　→　治療方針を検討する段階から連携し、在宅移行をスムーズに行う
　　自宅以外からの入院　→　施設に戻る場合、継続看護・医療が可能か確認する
　　介護サービス・訪問看護の利用　→　入院前の在宅療養評価、退院調整への協力を依頼する
　・患者・家族の思い
　　　→入院をどう捉えているか、入院前の暮らしの中で大事にしていたことや思いを聴いていく（患者の語りを引き出す場面）

表 1-1　退院支援が必要な患者

- 入院を繰り返す患者（特に、心不全高齢者、誤嚥性肺炎）
　療養生活に既に問題（低栄養・脱水を繰り返す、不安など）を抱えている
- 退院後も高度で複雑な継続的医療が必要な患者
　末期がん・難病患者（進行する病態）、医療処置が必要
- 入院前に比べてADLが低下し、退院後の生活様式の再編が必要な患者
　脳血管障害、骨折、骨・脊椎・脳転移による障害
- 独居、家族と同居であっても必要な介護を十分に受けられる状況にない患者
- 現行制度を利用しても在宅への移行が困難、あるいは制度の対象外の患者

(3) 第2段階：医療・ケア継続のための看護介入とチームアプローチ

第1段階の気づきを継続的にアセスメントし、看護師チームを中心に、退院調整部署や多職種と協働のチームアプローチによる退院支援の段階である。入院1週間以内には、カンファレンスなどを開催し、チームによる取り組みを開始する。

●意思決定支援と自立支援

　第2段階で、病棟看護師による「意思決定支援」と「自立支援」が実践できているかが患者の退院に効果を生む。受け持ち看護師一人では困難であり、看護チームにより医師やリハビリテーションスタッフなどと相談し、患者・家族と合意形成を繰り返しながら、「生活の場に帰る医療・看護」を提供することを目指す。情報の共有や患者・家族との合意形成には、退院支援カンファレンスを適宜実施することがポイントである。

意思決定支援：治療計画などを説明には患者・家族の理解や受容状況を確認しながらすすめる。

自立支援：入院時の情報収集・評価から、退院後も継続する課題を予想し、主治医に確認して患者へ必要な支援・指導を開始する。課題は「医療管理上の課題」と「生活・介護上の課題」に分けて整理し、退院後の生活のイメージを、患者・家族と共有・相談しながら進める。

●再評価のしくみ

　入院時スクリーニングを行った結果、退院支援の必要性は次の3つに分かれる。

①入院時に（外来で入院決定時）に、退院支援・退院調整の必要性が判断できるタイプ

　例1：外来経過から進行した悪性腫瘍で、減黄処置（ドレナージ）や、疼痛コントロールなどで緊急入院。治療継続が厳しい状況で、今後の療養を考える必要あり。

　例2：高齢患者で、インスリン自己注射や在宅酸素療法といった医療処置・管理の導入を目的に入院した場合。入院中の指導と退院後の訪問看護によるサポート利用を検討する必要あり。

②退院支援の必要性は予測できるが、経過をみて判断するタイプ

　医師の治療方針・退院時のゴールが未定、または術後や治療後の状況で判断する必要がある場合である。再評価の時期が、診療科や患者状態像によって異なる。入院時スクリーニングで退院調整部署へ調整依頼されていないため、第2段階で対応できていないケースが多い。病棟看護師チームによる「再評価」を業務に組み込む必要がある。

③入院時は全く予測できなかったが、状態の変化により必要性が出てくるタイプ

　入院治療による影響や環境によりADLや認知機能に問題が発生したり、退院後に継続する医療処置などの習得が教育指導しても不十分であったりする場合である。入院中の患者について「どこを目指すのか、そのために多職種が何をするのか」を話し合い、再評価する場面（退院支援カンファレンス）が、第2段階には必要である。

●カンファレンス定着・継続のコツ

　多忙な急性期病病院で、退院支援カンファレンスを定着・継続させるコツを紹介する。

- 曜日と時間を決めて、「退院支援カンファレンス」として目的をもって始める。
- 退院調整が必要な患者が多い病棟（神経内科、整形外科、脳外科、がん関連病棟、病棟看護師の意識の高い病棟）をモデル病棟にして、退院調整看護師や医療ソーシャルワーカー（MSW）がカンファレンスに参加する。
- 患者のスクリーニングシートやアセスメントシートをファイルに綴じ、カンファレンス時は、ファイルの記載を見ながら検討する。
- 退院調整部署が動いている患者、病棟看護師が地域の在宅チームと調整している患者、気になる患者 → 再評価が必要と感じる患者に分けて、進捗状況の確認し、方向性を共有する。
- まずは看護チームでカンファレンスを進め、必要性に応じて医師や緩和ケアチーム・

NSTなどの専門チームや多職種にも参加を呼びかける。

（4）第3段階：制度・社会資源との連携・調整（退院調整）

退院を可能とするために病院の医療やケアを、地域の在宅チームへつなぐ支援である。
第2段階で課題として挙がり、院内で支援を進めている「医療管理上の課題」「生活・介護上の課題」を、実際の退院後の療養生活に合わせて、「退院前カンファレンス」などにより在宅チームと具体的に調整する。

医療管理上の課題：在宅医療へ移行する。これらの在宅医療は、在宅療養支援診療所などの在宅医や訪問看護による医療サービスである。

生活・介護上の課題：電動ベッドや車いすの利用、安全な環境にするための住宅改修、または家事支援・介護支援として訪問介護（ヘルパー）や通所系サービスの利用により支える。

3. 院内で効果的に在宅療養移行支援を提供するために

退院調整（第3段階）は退院調整部署が中心に行うが、次の3つのパターンは、病棟看護師が自立して退院調整を行えるような仕組みづくりを進めるとよい。

Aタイプ：患者・家族のセルフケア能力も高く、退院指導を行うことで他の支援を介入する必要がない場合。→退院後のフォローを外来看護に依頼する。

Bタイプ：すでに介護保険などの公的サービスを利用している場合。
→患者・家族にケアマネジャーと連絡を取ってもらい、病棟看護師が直接ケアマネジャーや訪問看護ステーションなどと連携して支援を進める。

Cタイプ：退院に際し、新規で公的サービスを利用することになるが、患者・家族が自分でサービスなどの調整が可能な場合。
例：住宅改修やヘルパーによる生活支援の利用のみが必要で、患者・家族が直接市役所など介護保険の窓口に出向き、自分たちで調整可能な場合。
回復期リハビリテーション病院・緩和ケア病棟などへの転院が合意形成できている場合。

退院調整部署が第2段階の「退院支援カンファレンス」で、訪問看護の利用などの情報提供内容や在宅療養への移行を進めるポイントなどをコンサルテーションすることで、病棟看護師が自立して退院調整が行える。

Bタイプのように、ケアマネジャーとの連携（介護支援連携指導）・訪問看護との連携（退院時共同指導）を、「退院前カンファレンス」として開催する場合、病棟独自で実施するのか、退院調整部署が必ず介入するのかは、院内でルールを決める必要がある。診療報酬との連動や必要書類の準備など、病棟独自で負担なく実施できるような仕組みをつくる。

なお、次のような場合は、退院調整部署が中心に退院調整を進めたほうが効率的である。

- すでにサービスを利用しているが、今回の入院で調整が必要な場合や複数サービス・複数制度の利用で調整が複雑な場合。
- 新規でサービスの利用が必要と判断し、調整が複雑であり、家族の不安が強い場合。
- 多くの診療科にまたがる疾患をもっている場合。

4. 退院支援・退院調整のプロセスの共有と可視化

(1) 意思決定支援・自立支援を可視化

　退院支援のプロセスにおいて、外来・病棟の看護師が担う役割は、「意思決定支援」と「自立支援」である。患者のそばにいるジェネラリストナースこそが、患者の病気や老いによる変化や、医師からのバッドニュースを受け止める患者の苦悩を共有し、それでも自分らしく生きる強さを再生していくプロセスに伴走することができるのである。

　前職の大学病院の神経内科病棟は神経難病や脳血管障害など退院支援が必要な患者が多く、病棟看護師の退院支援への意識が高い病棟であった。退院支援担当者を中心に、「病棟看護師の役割は何なのか」を可視化することを目標に、過去の退院支援・退院調整に取り組んだ事例を振り返り、3段階プロセスに分け、提供している支援や看護の内容を「退院支援プロセスシート」(**表 1-2**)としてカテゴリー分けを行った。

　このシートにより、「今自分たちが行っている看護は、3段階プロセスのどの段階のか

表 1-2　退院支援プロセスシート（退院支援カテゴリー）

患者名　　　　　　　　　　　　退院予定日(　／　)　退院先(自宅・転院・その他　　　　)

段階	カテゴリー	項目	実施 介入日付	評価 ／	／	／	／	／
第1段階	退院支援の必要性評価	入院時スクリーニング						
		ケアマネジャーへの連絡						
		神経内科前カンファレンス						
		神経内科カンファレンス						
第2段階	意思決定支援	医師から病状説明の日程確認						
		医師から病状説明に同席						
		本人・家族へ疾患の受容確認						
		本人・家族へ療養生活のイメージがついているか確認						
		各種手続き説明						
	自立へ向けた支援	食事・栄養に関する支援・指導						
		排泄に関する支援・指導						
		移動に関する支援・指導						
		内服薬に関する支援・指導						
		保清に関する支援・指導						
		創処置に関する支援・指導						
		医療機器の取り扱いに関する支援・指導						
第3段階	サービス調整	地域ネットへ依頼						
		地域ネット初回カンファレンス						
		ケアマネジャーへの連絡						
		訪問調査の同席						
		退院前カンファレンス開催の調整						
		サマリーの作成						
		その他						

(宇都宮宏子：これからの退院支援・退院調整. 日本看護協会出版会；2011. p.56.)

かわりなのか」を意識づけることができ、支援の質を保障することにもつながった。

　業務では患者を点で看るが、地域で暮らしている人として時間軸で捉える必要のある退院支援を、日々の看護記録で共有することは難しい。「今、退院に向けて、誰が、どう動いているのか」を共有するために、シートを患者チームごとにファイリングし、カンファレンス時にはシートをもとに議論したり、進捗状況を確認して追加記入を行っていた。

（2）チームによる退院支援計画の立案、記録の共有

　2012年の診療報酬改定後、退院支援計画を病棟看護師が立案している病院が増えている。もちろん、退院調整看護師やMSWのアドバイスを受けてチームで立案・実施するのだが、患者・家族への説明や同意の署名を病棟看護師が担当するケースが多い。

　一方、病棟看護師は看護計画も立案しているが、その看護計画と退院支援計画は連動することが必要である。さらに、退院支援計画は、院内チームの医師・看護師・リハビリテーションスタッフ・薬剤師・栄養士などの多職種が治療の方向性をふまえて、「退院後に、どのような生活を目指しているのか」を共有し、患者・家族と組み立てるものである。「絵に描いた餅」にならないように、記録のあり方を検討して、多職種で電子カルテや患者カルテを共有できる工夫が必要である。その取り組みの実例を紹介する。

①入院診療計画・退院支援計画の一体化
　入院診療計画書に、退院支援の必要性を判断するためのスクリーニング項目を合体させる。そこにチェックが付いた場合は、退院支援計画も立案するように一体化させる。

②経過も含めた共有記録
　看護部が中心になり、患者の「意思決定支援」と「自立支援」（医療管理上の課題、生活・介護上の課題）に分けて、時間軸での経過記録を作り、多職種で記載・共有する。

③プロセス図・フロー図での共有・ファイル化
　退院支援・退院調整の3段階プロセスのフロー図に、標準的に必要な項目を書き出し、チェック方式の記録を作成する。これを多職種で共有できるようにカルテに綴じたり、電子カルテの場合は病棟で「退院支援ファイル」として保管し、共有・活用する。

（3）患者の状態像ごとのプロセスシートによる「可視化」

　上記のように、退院支援・退院調整のプロセスの可視化と共有を進めていくと、患者の状態像（患者像）ごとにそのプロセスに特徴があることがわかってくる。この患者像ごとのプロセスを「可視化」することが、筆者が今、最も力を入れている取り組みである。

　たとえば循環器病棟では、「再入院を繰り返す心不全高齢者」に絞り、第1段階ではどのような医療情報・生活情報を取り、何をアセスメントする必要があるのか。第2段階のチームアプローチでは、患者の意思決定・自立支援にむけて、チーム全体で共有すべき項目（今回の再入院の契機となった要因、食事・内服・活動量に対する患者のコンプライアンスなど）や、必要な療養指導や生活面の支援は何か。そして第3段階における社会保障制度や社会資源との調整では、悪化を予防し再入院を防ぐために必要なサポートは何か、訪問看護を導入する場合はどのような視点が必要か。この一連の最低限必要な内容を、可視化するのである。

　もちろん患者には個別性があるが、行うべき最低限のことやいわゆる匠の技を可視化す

ることで、質を保証することができる。

　心不全を繰り返しながら患者はどこで生ききり、最期を迎えたいのか、最期の場面でどのような医療を受けたいのか、受けたくないのか、アドバンス・ケア・プランニング（advance care planning：ACP）も必要である。患者像ごとのプロセスシートにより「可視化」することは、病院完結の医療から在宅医療への転換も含め、どのような支援が必要かをチームで考えるきっかけとなる。

5. 外来患者への在宅療養支援

　今後は、外来患者が生活者として在宅療養を継続できるように、在宅療養支援を提供することが必要になる。

　前職の大学病院で、退院支援の成功体験をしたがん関連診療科の医師から、「がん患者は外来受診の経過の中で治療が厳しくなってきたり、再発や転移によって今までできていた生活が送れなくなることが予想される。退院後の外来受診時に、訪問看護や在宅医療を導入したり、介護保険を利用したケア体制を整えることで、なるべく家にいられるように支援してほしい」との依頼があり、外来患者への在宅療養支援を開始した。

　治療が入院から外来へシフトされているがん患者や、慢性疾患の長い経過をたどりながら老いとも付き合っている高齢者に、外来で、患者の生活の場を考えること、病気や老いの経過の中で、どんな暮らしや最期を迎えることが患者にとって最善なのかを考え、患者に伴走し、在宅療養をマネジメントすることが必要である。

●外来患者への在宅療養支援の方法
①在宅療養支援外来
　専門看護師や認定看護師による看護外来に、退院調整看護師・療養支援担当看護師が協働して、地域のリソースにつなぐ「在宅療養支援外来」を設置する。対象は、がん患者、難病患者、高齢者の慢性疾患患者である。

　主治医や外来看護師が「この人は大丈夫だろうか。気になる」と支援の必要性を感じたときに、在宅療養支援外来の看護師へつなぐのである。治療の限界、病態変化、老いによる変化など、病態予測に基づいて生活場面での変化を予想し、訪問看護や在宅医へ医療を移行し、ケア体制を整えることで在宅療養生活の継続が可能になり、入院の回避につながる。さらに、患者・家族の意向をふまえ、看取りを支えることもできる。

②在宅療養指導対象者の看護外来
　在宅療養指導管理（在宅中心静脈栄養、胃瘻、ストーマ、在宅酸素療法など）の対象患者に対して、その導入時に支援する看護外来である。導入前は自立していた患者も、老いや病態の変化により管理能力が低下している場合もある。その変化に対して訪問看護や在宅医療を導入し、療養生活を支援する。

③予定入院患者への退院支援
　外来で入院申し込みのオリエンテーション時に、入院後のクリニカルパスの説明と退院時に予想される状態を看護師と共有し、同時に退院支援が必要かどうか、情報収集とアセスメントを行う。このことにより退院支援に早期から取り組むことができ、入院治療に対する患者の主体性が高まる。

●**看護外来・看護相談の機能**

　入院による退院調整のプロセスを踏まずに、地域包括支援センターやケアマネジャーに患者や家族から療養生活の相談が入ったり、訪問看護に直接依頼が入ったりすることも多い。このような場合の外来患者に関する地域からの問い合わせに対して、院内における地域との窓口をどこが担うのかを明確にしておく必要がある。病態の悪化予防という視点でも、早期にかかわることが可能になる。

　院内の専門看護師・認定看護師が退院調整看護師と協働することで、地域の訪問看護ステーションや施設の看護コンサルテーションへの取り組みにも発展させることが可能になり、地域全体の看護の質向上も目指すことになる。

（宇都宮宏子）

引用文献

1) 社会保障制度改革国民会議：社会保障制度改革国民会議報告書〜確かな社会保障を将来世代に伝えるための道筋〜．平成25年8月．2013.首相官邸ホームページより．<http://www.kantei.go.jp/jp/singi/kokuminkaigi/pdf/houkokusyo.pdf>
2) 訪問看護事業協会：退院調整看護師養成プログラム作成．平成16年度在宅療養促進のための訪問看護のあり方に関する研究分担研究報告＊（厚生労働科学特別研究事業）．2004.
3) 宇都宮宏子：これからの退院支援・退院調整．日本看護協会出版会；2011．p.10.

参考文献

・髙橋紘士，武藤正樹編：地域連携論：医療・看護・介護・福祉の協働と包括的支援．オーム社；2013.
・宇都宮宏子：病院から地域への療養移行期の看護マネジメントを体系化する：地域包括ケアの推進に向けた現状の課題．特集　退院支援・外来機能を再強化する．看護管理．2013；23（12）：986-995.

＊研究の目的：入院中の患者が在宅に移行しても必要な看護が継続して提供されるよう、総合的な支援機能をもつ「退院調整看護師」養成のための基準化されたプログラムを作成し、退院調整看護師の養成と配置を促進すること。

3 訪問看護による在宅療養移行支援

❶ 準備期・開始期における看護ケアのマネジメント

　主として患者の退院後にかかわる訪問看護もまた、退院準備の段階からかかわることが重要である。なぜなら訪問看護は極めて個別性の高い看護を実践しており、それは徹底的な患者中心の看護実践であるため、訪問看護師の移行支援にかかわる視点は、病院内のルールに固められた院内看護のイメージで移行支援にかかわる看護とは、大きく異なるからである。
　本来であれば、院内外の看護は同じ視点でつながっていくことが望まれるが、長年その課題が語られている現状から考えると、簡単に壁を越えることは難しそうだ。であるとしたら、院内看護の視点と訪問看護の視点がうまく融合するよう、それぞれが互いの強みと弱みを理解し合い、同じ看護職としていっしょに看護していくことが一つの方向性であると考える。
　ここでは、病院の外にいる訪問看護ステーションの看護師が入院患者への在宅療養移行支援にかかわる際のポイントについて概説する。

1. 訪問看護師が在宅療養移行支援にかかわる際の立ち位置

　訪問看護師が病院から呼ばれて在宅療養移行支援にかかわるのは、どのタイミングなのかということは、長年の懸案事項である。訪問看護師たちは「もっと早く相談してくれたらよいのに」と言い、病院の看護師たちは「もっと早くと言われても、早い時期では患者さんは退院する気持ちになっていないので、訪問看護を紹介できない」と言う。
　確かに入院期間が短くなり、重症者で病床が埋められている現状からすれば、患者は具合がよくなってから初めて退院を考えるであろうし、その気持ちの変化を待っていたのでは在宅療養への移行準備の時間が確保できず、いわゆる「ドタバタ」とした移行支援になってしまうことも容易に想像できる。こうした訪問看護師と院内看護師のやり取りを聞いていると、「入院後早期」とか、それでもまだ遅くて「入院前」が看護師のかかわるべきタイミングとして重要なのだと考えざるを得ないのである。
　病院の在宅療養移行支援に関する実践力は、病院ごとに異なる。しかし、そこで患者が求めているケアニーズは共通している。そのケアニーズに病院としてどの程度応えられているのか、そのための仕組みがどの程度整っているのかといった病院ごとの事情に合わせ、訪問看護師は患者の支援にあたることが求められる。訪問看護師は、患者や家族のアセスメントだけではなく、病院の在宅療養移行支援にまつわる実践力のアセスメントも追加したうえで、何をすべきかを判断し、短期間で結果を出すべく介入していくことになる。
　病院の実践力が高ければ院内の準備が整うのを待てばよいが、低ければ病院に任せてしまって患者が退院の時期を逸してしまう場合もある。退院後の病状変化や起こりうるリスクを勘案し、患者の意向を尊重しながら、自宅に帰り、安定した生活に着地できるよう、訪問看護と院内看護が協力し合い、この難しいつなぎの時期を乗り切ってほしい。

2. 退院準備期に訪問看護として介入すること

　訪問看護師が退院前からかかわる際（準備期）に介入すべき点は多々あるが、これだけは外せないポイントについて触れておこう。

(1) 医療処置などの手技のこと

　インスリン注射、酸素吸入、中心静脈カテーテルからの栄養剤投与、気管内吸引などの医行為について、患者本人や家族に対してその方法を指導する必要がある場合、指導目標を明確にして計画的にかかわることが重要である。この指導計画立案に際して最も重要なのは、患者本人や家族のセルフケア能力をアセスメントして、達成目標を設定することである。短い入院期間で達成できるまでの少し低い目標くらいがちょうどよい。

　これらの指導は退院時に終了する必要はなく、退院後はその指導計画を訪問看護が引きつげばよい。患者の個別性を加味して自宅で継続指導していけばよいことを、訪問看護師は病院の看護師に伝えることが重要である。また、介護職が気管内吸引など一部医行為を実施することができるようになったことについて、医療機関の看護師がその仕組みを正しく理解するようにかかわることも必要である。

　もちろん、生活の中で医行為を実施することに関しては、本当に必要な行為に限るよう、いわゆる「医療のシンプル化」を目指すことはいうまでもない。

　これら医行為のみならず、おむつ交換の方法や食事介助の仕方など介護方法についての指導も、家族にとって荷が重くならないように、専門職も入れた役割分担を早期より検討することも重要である。

　在宅療養移行支援が始まったが、なかなかことが進まないと感じたら、医療機関に連絡し計画の進捗状況を確認の上かかわっていくことは、在宅療養移行支援に慣れていない医療機関と協働する場合に、訪問看護師として忘れられない視点である。

(2) 在宅療養に必要な物品のこと

　在宅療養で必要な物品は、薬剤、医療材料、衛生材料、その他に分けることができる。これらについては、診療報酬の「在宅療養指導管理料」の枠組みの中で扱われているため、その仕組みについて熟知し、病院から払い出すもの、調剤薬局で扱うもの、あるいは保険外で患者が購入するものに整理する必要がある。

　これらのルールがよく周知されていない医療機関と協働する場合には、患者が不要な出費をしないよう、また病院も持ち出しがかさむことがないよう、そして、退院後も必要な物品が円滑に払い出されるよう、訪問看護の立場から情報提供することが重要である。

(3) 患者本人の意向のこと

　在宅療養移行支援の際に最も重要なことが、患者本人の意向である。「人の世話になるのも辛いが、本当は自宅に帰りたい」とはなかなか言い出せない患者であっても、生活の場ではない病院のベッドにいることを納得しているわけではなく、心に葛藤を抱える患者は多い。また、終末期に延命を望んでいない高齢者であっても、ある出来事をきっかけに

病院で胃瘻を造設したり、人工呼吸器を装着したりという事例も少なくない。
　訪問看護師は患者の生活の場にいて、療養に関する本人の意向に触れることができる場合がある。患者の意向を情報として連携医療機関にも伝えることは、極めて重要である。なぜなら、誤嚥性肺炎などで救急搬送された際、病院での治療計画の策定上、患者の意向は重要な情報となりうるからである。延命治療を施してから在宅療養移行を支援するのではなく、入院前からどのような医療を受けたいと希望しているのか、患者本人の思いを関係者みなで共有しておくことが、ことが起こったときに役に立つ。
　一人暮らしや老老介護、認知症高齢者の増加など、難しい課題が山積しているなか、こうした事前の情報の確認と共有が病院内外の看護職の連携によってなされることが期待される。

（4）介護保険のケアプランとの整合性について

　在宅療養移行支援を必要としている患者が介護保険を利用する場合、ケアプランの一部として訪問看護を位置づけて考えることが重要である。介護保険制度の中では、医療と介護の双方を実践している唯一の事業所である訪問看護ステーションが、患者の疾病、治療、生活といった三者のバランスをとりながら、患者本人を支援する方向性についてリーダーシップを発揮することが期待される。
　訪問看護は、医行為の管理を目的に導入されることもあるが、看護を広く捉えれば患者・家族の生き方全般にかかわる仕事である。その広い視野と広い裁量を存分に発揮して、疾患をもつ患者がよりよい形で生活の再構築を図れるよう、短期目標、長期目標を念頭において、看護師ならではの意見を表明していくことが重要である。
　この場合の看護師とは、訪問看護師のみを指すのではない。病院で移行支援にかかわる看護師であっても同じである。退院後、介護保険の各種サービスを利用する計画がある患者や介護保険施設に移行することになる患者など、介護保険は患者の退院後の生活に大きくかかわってくる。その際、ほとんどの場合で介護支援専門員（ケアマネジャー）がかかわり、介護保険サービスの調整役を担うわけだが、看護師はケアマネジャーがケアプラン策定にあたり適切な判断ができるよう、必要な情報を提供し、適宜助言していく必要がある。ケアマネジャーにつないだので安心ということではない。
　看護のもつ広い視点でその患者と家族が退院後に困らないよう、そしてQOLが向上するためにはどうあったらよいのかということを、医療職と介護職が十分に話し合いを行い、よりよいケアプランに仕立てていくことを期待したい。

3. 在宅療養移行直後の支援

（1）不安定な在宅療養移行直後

　退院直後の療養者の状態は不安定である。慣れない医療機器などの取り扱いに不安を覚えたり、退院による生活環境の変化の中でバイタルサインや検査データの変動もあり、投薬の種類・投与量の再調整が必要であったり、ADLの低下に伴って自宅内の動線を工夫する必要があったり、さまざまな状況により不安定である。

具体的にもう少し説明しておこう。気温の変化によって発汗が増えて脱水を起こしやすくなったり、塩分摂取量が急に多くなり血圧が不安定になったり、また、安心により睡眠がとれるようになって睡眠導入薬を減らしたりすることもある。痛みに関しても痛みの閾値の変化のため、退院後に鎮痛薬の投与量の調整を行うことも多い。また、体を動かすことも増えて呼吸や循環に負荷がかかって自覚症状が悪化する場合もあり、生活様式の工夫が必要なこともある。医療機器の取り扱いの問い合わせは、退院直後は頻回であるが、2週間を過ぎると落ち着き、ほとんど電話がかかってこない状況になる事例が多い。

医療機器も細かな点が入院中とは異なることがある。注射器のメーカーが異なるだけでも、慣れていない患者やその家族は使い方に戸惑う。薬も退院後は後発医薬品となって見た目が異なると、識別に戸惑ったりわからなくなることがある。

このように在宅療養移行直後の様子を見ていると、退院後にはさまざまなことが起こり得るのだという姿勢で臨みたい。入院中に立てた計画で十分ということはおそらくないのだと思う。退院にむけて準備は必要だが、退院してみなければわからないことも多いので、すべての状況を予測して対応をとっておくという計画は、不可能である。

(2) 退院直後の「訪問看護特別指示書」による対応

このように考えると、高齢者のみの世帯や医療ニーズの高い患者の場合には、「退院したらさまざまなことが起こるので、訪問看護をまずは利用する」という考え方もよいだろう。こうしたニーズに応えられるように、平成24年度の診療報酬改訂においては、「訪問看護特別指示書」に基づき、退院後2週間は医療保険の枠組みで看護師が患者宅を訪問することが可能となった。退院直後から介護保険のケアプランに則った訪問看護でなければならない、ということではなくなったのである。介護保険法に基づくケアプランは、あくまでも在宅療養開始後の安定期に対応するものと考えると、退院直後の不安定な時期には想定外のこともあるために、事前に目標を掲げて計画的にかかわることが難しい。そうであれば、医療保険の枠組みにより利用上限枠がなく、訪問した日数分の請求が可能な医療保険の仕組みの方が使い勝手がよいということになる。

(3) 病院の看護師による訪問看護

訪問看護は訪問看護ステーションだけが提供できるサービスではない。医療機関であれば、どこでも訪問看護を行い、保険請求することができる仕組みになっている。退院後に訪問看護が必要だと考えたときに、訪問看護ステーションに必ずしもつながなくてもよいことを知っておいてほしい。

特に退院準備に長い時間をかけるのではなく、少しでも早期に退院することを優先させるのであれば、訪問看護ステーションとの調整やケアマネジャーとの調整を急いで行うよりも、入院している病院の看護師が退院直後の訪問看護を行うという方法が有効である。不安定な退院直後の状況を病院からの訪問看護で乗り切り、患者の病状や生活が安定するのを待ち、それから訪問看護ステーションの看護に移行していくという方法も有益である。顔なじみの病院の看護師が不安な時期に来てくれるということは、患者・家族にとって大きな安心となるだろう。

（山田雅子）

2 安定期・看取りにおける看護ケアのマネジメント

1. 安定期における療養生活を継続するための支援

（1）安定期における訪問看護師の役割（療養支援）

　安定期にかかわる訪問看護師の役割は、ひとえにその状態を維持し、できるだけ落ち着いて安心して暮らせるように支援することである。

● 緊急事態を予測したケア

　これには、病態を理解しながら、身体的な面での悪化の要因となるものや、この状態で起こり得る緊急事態を予測して、回避できるようにケアすることが必要とされる。

　たとえば、高齢者の発熱の原因の多くは上気道経由の呼吸器からであり、次に尿路からが多く、まれに胆道系であるといわれている。呼吸器感染の予防には、口腔ケアは欠かせない。それぞれの身体状況・介護状況をふまえて、口腔ケアは十分かどうか、訪問看護時のみならずケアプランの中で着目されているかを、看護の視点で判断し提案ができることが望ましい。

　同様に転倒のリスクがあるとすれば、その要因に一過性脳虚血状態をよく起こしているのではないか、低血糖によるものではないか、起立性低血圧による立ちくらみ状態はないか、飲んでいる薬の影響はないかなど、看護師のもつ医学的な専門性を在宅の現場でも活用し、予測を伴った個別性に富んだ提案をしていくことが必要である。

　しかしながらこの提案も、急性期の病院内のように患者の安全管理といった内容ではなく、生活している環境や介護体制と合わせて、緩やかな見守りがなされるような考え方が必要である。そして、いざ転倒したとしても骨折を避けられ、また早期に対応ができる体制づくりなどからの対策が望まれる。

● がん終末期療養者へのケア

　がん終末期の療養者への訪問看護は、移行期を乗り越えて症状が比較的安定しているときには、その状態が保たれるようなケアが必要である。疼痛コントロールに関しては、その投薬量がきちんと維持できているか、他の症状は出ていないか、副作用の便秘の対策はできているかなど、日常生活の観点から安定期をいかに安心して、また安楽に過ごせるかは、訪問看護のケアにかかっている。この時期は頻度を下げて訪問することもあるが、いつでも緊急の相談は受けられることや、何か気になることがあったら連絡できるといった安心へのルートを確保しておき、それに応える信頼関係が大切である。

　安定期には、たとえばサポートにより家族旅行などをかなえることができる時期でもあるので、日頃からやりたかったことを実現できるように、相談に乗ることも時としてある。

　しかしながらこの時期はいつかまた下降線をたどり、次のステージに向かうことも意識しておく必要がある。安定した時期だからこそ、落ち着いて次のステージに立ったときにどのような選択があるか、このまま自宅での生活を続けて看取り看取られることが一番の希望なのか、救急搬送されたらどうなるのか、どうしても自宅が困難な状態だったらどうしたいのかなど、家族も交えて話し合っておく時期でもある。そういった問いかけができるのも、訪問看護師の役割である。必要時には医師に、これから起こることなどをきちんと話してもらう場を設定することも、時には必要となろう。

● 家族へのケア

　介護者の疲労や心理面での負担感などは、安定期が長くなれば考慮すべきことである。ケアマネジャーに十分な情報提供しながら、ケアプランの見直しを提案するのも訪問看護の役割といえる。

(2) 安定期における緊急入院後の移行支援

● 病院の看護師と訪問看護師の連携

　生活習慣病が進行して急に悪化する状況になり緊急入院をしたような場合には、在宅生活に戻って再び安定した生活が送れるようにするにはどうしたらよいか、検討が必要である。病院内の退院支援会議から在宅への移行支援は、ある意味、慢性・維持期の安定した生活への移行支援である。

　多くの場合、一つ目は、医療処置もないからとか、本人・家族の自覚があるからという理由で全く在宅チームへつながないパターンと、二つ目は、在宅での環境調整が困難である、たとえば一人暮らしでインスリンが打てなくなっている認知症が絡む事例などは、在宅は難しいので施設入所を待つために、急性期から老人保健施設や療養病床への転院・転所が選択されることが多い。高血圧、心疾患、糖尿病と認知症の合併は多くなっている。放任主義か、在宅断念の2パターンである。

　放任主義の場合は、家に帰ってから再び元の習慣に戻り、再入院することも多く、「やはりこの人には在宅療養は無理なのだ」という見方を病院内でされることが多い。在宅療養が無理になる要因（介護体制の整備など）の検討がされずに結論が出されてしまう。

　ここに、入院時のスクリーニングを活用し、もう少し日常の生活のパターンを知り、日頃はどのような生活信条で生きている人か、関心をもって追加の情報を聞き取ってもらえたらと願う。しかし、患者・家族も病院の中では患者役割行動をとり、従順で理解力があるように応え、都合の悪いことは言わない。ここの核心に迫るには、元々の生活をよく知るケアマネジャーや訪問看護師からの情報であるが、退院時に初めて介護保険の導入であったりする場合にはその情報源もない。だからこそ、時期を捉えて、このつなぎを速やかに行う必要がある。

　本人の望むところに帰れるようにする努力を、医療者、とりわけ看護師の連携でスムースに行われることは、その後の緊急入院に至る状況をできるだけ少なくすることにもつながっていく。さらに、適切な医療も含んだ介護体制の構築は、患者・家族の在宅生活を安定させる意味でも必要である。

● 病院の外来看護師と訪問看護師の連携

　加齢とともにさまざまな変化が起き、少しのきっかけで急性増悪が予想される高齢の慢性疾患療養者の場合には、外来から早目に地域のケアにつなぐ療養支援が必要となろう。

　外来からの療養支援で必要なことは、単に病気の悪化を防ぎ、今後の過程を緩やかな経過をたどれるようにするということのみではない。「生活の質＝QOL」の観点からも、その人が日頃望む生活は何なのかを、これまでの生き方を尊重して聴き取る必要がある。

　たとえば慢性心不全の患者は、急性増悪で病院に来れば苦しい症状を取ってもらえるとばかり思って、日頃の生活習慣は見直さないこともある。たとえば80歳以上の慢性心不全療養者に日頃から水分・塩分制限と利尿薬の投与を続けていると、夏場になり食欲が落ち、当然水分摂取も自然と減少し、ついに脱水を起こして意識消失で救急搬送される例な

どもよく見かけられる。しかも家屋が階段しかない集合住宅の3階に住んでいるなど、心不全患者の日頃の生活環境を単なるデータの羅列ではなく、生きた情報として読み取り、本人に確かめる努力が必要である。

　日常生活の中での食事、服薬、排泄、入浴習慣、その環境など、訪問して環境を見ると一目瞭然のことも多く、このような場面を多く見てきている訪問看護師へつなぐことで、緊急入院の頻度を減らし、穏やかな経過をたどる状況を創り出すことが可能である。たとえ緊急入院したとしても、長い入院ではなく、再び在宅復帰できる在宅ネットワークが組める体制へとつながっていく。退院直後は手厚く訪問してもらい、その後安定したら、回数を減らし、介護体制をしっかり組めるようにしながら、訪問頻度が少なくても訪問看護にかかわってもらう効果がある。このような場合に、2012年の診療報酬改定で新設された退院直後の「特別指示書」による医療保険での訪問看護の活用も、効果的だと考える。

　入院後に身体状態はすぐ安定するが、認知機能が低下したり、廃用症候群が起きる状態で退院し、すぐまた入院する高齢者の事例を、各病棟で、また外来で、是非見直してもらいたいものである。

2. 看取りの時期を支える支援

（1）看取りの時期における訪問看護師の役割（療養支援）

●本人の意思決定支援

　訪問看護師が看取りの時期にかかわることは、それまでの在宅療養の最終章に立ち会うという大事な時期として重要である。

　「何が何でも在宅で看取り」というと、押しつけられた感がある場合もある。常に、きちんと意思決定支援を続ける必要がある。それには、療養者本人の意向をきちんと聴いていく必要がある。しかし、そのことがこの看取り時期になると難しいこともあり、家族の意向が最前線に示されることも多い。そのような意味でも、その前から本人の意向をきちんと確認しておくことが必要であり、意思表示が難しくなっていても、「日頃からどうしたいと言われていましたか？」と、常に本人に立ち返る促しを家族にする役目も、訪問看護師には託されている。アドボカシーという意味で本人の代弁者になるのである。権利擁護がなされないと、本人の望まない方向へ導かれてしまうこともある。

●家族へのケア

　急性期病院の中での看取りの経験しかない訪問看護師にとって、この看取りの時期にモニターがないことに不安を抱く人もいる。本人も含め、皆が納得して死にゆく人の最期の時間に声をかけながら、時には横で添い寝をしながら、体をさすったり、思い出話をしながら話しかけたりする家族の姿は、在宅ならではの看取りの風景である。ここにはモニターはいらない。訪問時についついバイタルサインばかりを計ってしまうことは、ベテランの訪問看護師にもありがちなことである。そっと脈を確認し、全体の視診をして、家族に看取るときのケアのポイントを一緒に示し、実際にやってみながら、家族の不安にも応えることが必要である。

　亡くなるときは必ずしも医療者がいる必要はなく、呼吸が止まってから知らせてもらえばよいことなどを伝えるとよい。ただし、心配が強ければいつでも電話してよいことなど

をきちんと伝えて、大事な家族の時間にできるようにする。

● **介護職との協働**

家族がいない状態で、介護職つまりヘルパーが巡回して看取りに参加する場合などもあり、訪問看護師は介護職の不安をとるような働きかけを心掛ける必要がある。経験豊富な介護職ばかりではない。経験が浅い介護職は初めてのことも多く、家族以上に不安を抱えながら仕事をしている場合も多い。看護師は、病院内で看護補助者に向かって命令口調で話すために、介護職に対してもついつい上から目線の口調になってしまい、この介護職のもつ不安に対応できていないこともある。看取りに参加した介護職にも、そのケアにかかわってよかったと思える看取りになるように、訪問看護師は配慮すべきである。

死亡診断が済み、エンゼルケアの実施時に家族にも参加してもらうことは、グリーフケアの一環としても大事であり、訪問看護の本領が発揮される場面でもある。

家族がいない場合には、かかわった介護職と共に行うこともある。亡くなった方への畏敬と感謝を込めて丁寧に声かけしながら行うことは、一緒にケアする家族の慰めにもなる。

看取りの後のグリーフケアも大切であるが、訪問看護ステーションの体制によってはなかなか訪問できないこともあるようである。カードやお手紙を出すなどの工夫、遺族会を催すなどの工夫など、遺族へのケアもこれからは是非、積極的に取り組んでいきたいものである。

(2) 看取りの時期からの移行支援

いよいよ臨死期と呼ばれる看取りが近づいた時期になって、家に帰りたいという希望をかなえるために退院支援が始まることがある。

これは最期の願いと受け止めて、スピーディに調整を行う必要がある。相談があった時点でなるべく速やかに病院へ訪問し、病院の中での調整がどのように進んでいるかを確認する。患者・家族の意向を聴きながら、在宅医の選択、介護保険の申請・認定調査の手配、ケアマネジャーの選択決定、訪問薬剤師との連携を調整する。もちろん大前提として、訪問看護師の確保が要る。

● **在宅主治医の確保**

訪問看護師が看取りにかかわるには、訪問診療に応じる医師の確保がまずは必要である。病院から連絡があった時点で、次の確認・調整をスピーディに行う。

①訪問診療を担当してくれる医師が既に決まっているか確認する。
②以前よりの主治医がいる場合は、その医師が最期まで診て死亡診断書を書いてくれるかどうかを確認する。
③②を最優先しながら、元の主治医が「何かあったら病院へ」と、看取りも含め在宅での緊急事態の対応は病院でという状況であれば、元の主治医には事情を話し、新しい在宅医を見つける調整をする。
④患者の意向や家族の状態をふまえて、その患者・家族に合う在宅主治医を紹介する。そのためには、常に近隣の医師の状況は情報収集しておき、病院の調整訪問時にその情報が使えるようにする。
⑤病院の主治医から在宅主治医への情報提供がスムーズに行われるように連携する。
⑥「訪問看護指示書」の交付をどこから受けるかを検討する。

外泊時の訪問看護を使う場合は病院主治医からもらう必要があり、退院後すぐに在宅

主治医が動けない場合には、病院主治医の「訪問看護指示書」で動くほうがスムーズである。

　がん終末期でない場合は、介護保険の「訪問看護指示書」に追加して、退院後2週間適応される医療保険での「訪問看護特別指示書」を発行してもらうとよい。退院直後の不安定な時期、ことに臨死期の場合には頻回訪問の可能性もあり、この制度をうまく活用する。

　ただし月半ばを過ぎての退院であれば、その月の介護保険を限度額まで使うことにより、訪問看護回数が多くてもその範囲内に収まることも考えられる。医療保険にすると負担額が大きくなる場合などを考慮して、検討することが望ましい。

⑦これらの医師との調整はケアマネジャーが行うこともあるが、医師へ訪問看護指示書の発行を依頼してすぐに、訪問看護の介入が必要な場合がある。ケアマネジャーに報告しながら、同時に動くことで対応できよう。このようなことは実際に多く、訪問看護がかかわる特徴的な場面とみてよい。

● **意向の確認**

これらの介入初期の医療面、ことに医師との連携・調整は、患者・家族が病院側から病状をどのように説明を受け、どのように理解しているかを含み、とても重要である。

　場合によっては顔合わせを兼ねて、患者から直接どのように生き抜くか、どこでそれを望んでいるかなども含めて、その思いをうかがうこともある。しかし、患者・家族は病院内ではなかなか本音の部分を話されないこともある。家に戻ってから早い時期に、ケアをしながら、このような話をうかがうことも、調整場面から引き続くこととして大事なこととなる。

　自分の居場所である自宅に帰ったときに、「ここはホームグラウンド、病院はあくまでもアウェイ」と表現した患者がいらした。そのホームグラウンドの自宅に訪ねていく訪問看護の姿勢は、逆に病院よりも心理面・スピリチュアルな面のニーズを引き出し対応しやすいのではないかと思う。

● **病院の看護師との連携**

訪問看護師は病院の看護師と共に予後を意識しながら、スピード感あふれる調整に努力し、顔の見える連携のもと、両者がしっかり手をつないでいるなかで送り送られる、そんな退院支援・移行支援が行われることを期待する。

　そして亡くなられた後、必ず病院の看護師にその後の経過も含めて報告し、共に同じ患者・家族に向き合った同志として、共感しながら振り返る関係をつくることで、その後の連携にも信頼感が増すと実感している。

　　　　　　　　　　　　　　　　　　　　　　　　　　　　　　　　（秋山正子）

第2章

がん患者への在宅療養移行支援

1. がん終末期患者への看取りにむけた在宅療養移行支援

2. 外来通院中のがん患者への在宅療養支援
   ―外来化学療法を中心に

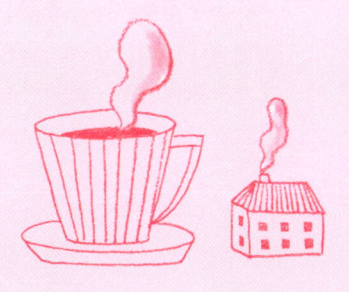

1 がん終末期患者への看取りにむけた在宅療養移行支援

がん終末期患者への看取りにむけた在宅療養移行支援の特徴

　在宅医療が推進されているものの、病院での死亡が9割を占める現代では、患者・家族が自宅での看取りを決意するのは並大抵のことではない。患者が「最期の時間を自宅で過ごしたい」と望んでいても、家族の不安が強く介護力が乏しい場合も多い。一方、厳しい病状の中で患者が治療を諦めきれず、入院継続を希望することも少なくない。また、そのような状況の中、がん終末期とはいえ入院期間が長引けば一旦退院を促さざるを得ない病院の事情もある。がん終末期の在宅療養への移行は、病状の不安定さや症状マネジメントの難しさ、患者・家族の病状や予後に関する認識のずれなどにより、看護師自身もさまざまなジレンマを感じる場面でもある。最期の時が迫るなか、患者・家族が療養場所・療養方法や看取りについての思いや不安を表出し、どこでどのように療養するか意思決定するための支援と、看取りまでのプロセスをふまえた医療・介護体制の調整が必要である。

患者・家族の思いを理解し、意思決定を支援する

　がん終末期の場合、患者・家族は非常に強い不安や困難感を感じ、危機的状況の中で、短期間での意思決定を求められる。生活の変化への不安、死を間近に感じた衝撃と落胆、望まない退院への憤りと諦めといった複雑な患者・家族の思いを理解するとともに、その価値観や希望を知ることが必要である。患者がこれまで何を大切にしてきたか、どこでどのように過ごしたいか、最も優先したいことは何か。病状について、どのように受け止め理解しているか、どのくらい知りたいか。また、家族がどのように支えたいと思っているか、などについて言語化を促し、把握する。人生観や死生観に触れる場面でもあり、患者・家族とのコミュニケーション技術はもちろん、信頼関係の構築が不可欠である。

　患者・家族は、「今後、病状がどうなっていくのか」「急変したら、どうしたらよいのか」など、予測できない、イメージできないことによる不安を抱えている。病状・ADLの変化の予測、選択肢となる療養場所・療養方法の情報やそれぞれのメリットとデメリット、具体的な生活のイメージと利用できるサポートについて伝える。特に、在宅医療や緩和ケアについての十分な情報を提供し、予後についての大まかな見通しを伝えることで、生活のイメージが共有でき、不安の軽減につながることもある。病状の変化を見越して決断までの期間を示し、必要な人や職種を巻き込み、家族間で意向のずれがある場合は話し合いの場の設定や気持ちの代弁などを行いながら、意思決定のプロセスに最後まで付き合う。

看取りまでのプロセスをふまえて、医療・介護体制を整える

　患者・家族の望む療養生活を送るためには、苦痛症状のマネジメントが重要であり、医療処置・管理は家族の身体的・精神的・経済的負担を少なくするよう入院中に調整する。また、無理のない範囲でセルフケアが行えるよう療養方法を検討し、多職種で支援する。

　自宅で安心して過ごし、穏やかな看取りを迎えるためには、病状の変化に対応できる在宅チームのサポートと、病院のバックアップが重要である。病状の悪化や急変時の対応方法について、あらかじめ患者・家族の意向を確認し、在宅チームと共有しておく。また、病院側の受け入れ体制を整えておくことが必要である。

支援の流れとポイント

病院の看護による支援

第1段階
患者が自宅退院を目指せる状態なのか、家族が受け入れることが可能かどうかの情報収集とアセスメントを、入院時だけでなく、入院中の治療経過の中で随時行う。患者・家族の病状認識と意向を把握するとともに、病状と予後、家族の状況と介護力について院内外の関係職種が得ている情報を集約する。

第2段階
患者が残された時間をどのように生きたいか、家族がどのように看たいかを軸に、療養場所・療養方法の意思決定を支える。生活の具体的なイメージができるよう、今後の病状・ADLの変化、予後の見通し、利用できる制度やサービスの説明を行い、家族間の調整を行う。QOLを保つため症状マネジメントを行い、医療管理・療養方法を調整する。

第3段階
病状の予測と患者・家族の希望をふまえて、療養環境と在宅でのサポート体制を整える。在宅チームのサポート内容を患者・家族とともに話し合い、病状変化時の対応方法や関係職種の役割分担を共有する。

訪問看護による支援

準備期
患者・家族が現状をどのように受け止め、今後、自宅でどのように過ごしたいと思っているのかを確認する。患者に残された時間は限られているため、患者の心身の状況、介護体制などを確認し、訪問スケジュールの調整、在宅での医療管理方法など環境調整を迅速に行う。

開始期
訪問看護の役割を伝えつつ、信頼関係の構築に努める。在宅療養開始にあたっての思いや今後の希望を尋ね、看取りを含めた自宅療養継続の意向について確認していく。苦痛の軽減に努めるとともに、ADLに応じた療養環境の調整、定期薬や臨時薬、医療処置に伴う物品や手技の確認、症状出現時や急変時の対応方法を整える。

安定期
仕事の整理や家族旅行、知人との面会など、病状や生活が安定している時期だからこそ療養者・家族がやりたいことを積極的に行えるようにサポートする。症状マネジメントを行いながら、少しずつ今後の身体や生活の変化を伝え、臨死期の過ごし方の意向を確認していく。

不安定・臨死期
療養者・家族の意思決定を支援し、在宅看取りにむけて訪問回数やケア内容を見直していく。療養者が最期の時間を自分らしく過ごせるように薬剤の投与ルート変更など症状マネジメントを行い、ケアのシンプル化を図りつつ療養環境を整えていく。家族に今後の身体の変化について説明しながら、家族の看取りへの覚悟を促していく。

病院の看護による支援

第1段階 退院支援が必要な患者の早期把握（入院後48時間以内）

　がん患者の場合、診断から抗がん治療を受けるプロセスにおいて入退院を繰り返していることが多い。抗がん治療や病状悪化に伴う症状マネジメント、ADL低下に伴う在宅療養への調整が入院目的となる。そのため、看取りにむけた移行支援が必要かどうかの判断は、入院時だけでなく、入院中の治療経過の中でも行う必要がある。

　患者が自宅退院を目指せる状態なのか、家族の受け入れが可能かどうかをアセスメントするための情報をできるだけ早期に得る。既に入院前からかかわっている訪問看護師やケアマネジャーがいれば連絡をとり、患者・家族の病状認識や意向、在宅での様子や問題と感じていたことについて共有する。

(1) 医療情報

入院前の医療管理状況

- これまでの治療経過、受診状況、医療者との関係について情報を得る
- 入院前の薬物治療、栄養療法、医療処置などに関する情報を得る

　がんと診断されてからの治療経過と、入院前の医療管理状況（専門医のいる病院に通院し抗がん治療や緩和医療を受けていたのか、病状が安定し診療所でフォローされていたのか、ADLが低下し訪問診療を受けていたのか、といった受診の状況）についての情報を得る。実際の受診行動に加えて、医療者とのかかわり方や信頼関係などの情報が得られれば、退院調整の場面で参考になる。患者・家族からだけでなく、かかわっていた医療者やケアマネジャーなどからも診療情報や看護・介護情報を得られるとよい。

　また、入院前に薬物治療や栄養療法、医療処置などを行っていたのであれば、それらがどのように行われていたのかを確認する。

病気の状態

- 入院目的と治療目標、予定入院期間について医師の方針を確認する
- 現在の病態を把握し、予後予測を行う
- 苦痛症状に関する情報を得る

　まず、今回入院となった理由（原因・目的）や治療目標、予定している入院期間に関する情報を得て、退院時の状態について予測する。がん終末期の場合、患者に残された時間の長さを推定することが重要である。余命の長さによって、退院支援のスピードや調整内容が変わってくる。入院までの治療経過をふまえて、現在の病態と今後の治療方針、医師が予測する今後の病状変化と余命などについて診療録などから正確に把握する。Palliative Prognostic Score（PPS）や Palliative Prognostic Index（PPI）などのスケールを用いてもよいし、食事量やADL、呼吸困難やせん妄の状態を観察することによっても推測できる。複数の疾患をもっている場合には、それらの状態や担当医の見解について情報を得る。

また、現在出現している苦痛症状を観察し、その病態や原因、症状マネジメントが可能なのかどうかを把握する。そして、今後予測される症状とどのような対応が必要かについてアセスメントする。

(2) 入院前の生活情報

入院前の生活状況

看取りにむけた支援の場合、一般的な退院支援に必要なADL・IADLといった項目だけではなく、患者がどのような人生を送ってきたのか、家庭や社会の中でどのような役割を担ってきたのか、何を大切にしてきたのかという患者の全体像や価値観をつかみたい。そして、病状の進行に伴い、どのような生活のしづらさがあったかについて聞き取り、患者・家族の受け止めかたを把握する。

経済的状況

看取りにむけた体制を構築するためには、医療・介護サービスの導入が必須であり、サービス利用に必要な経済的負担が可能であるか把握する必要がある。主な収入源や同居・別居家族の就業の有無などの情報を得ておく。

住居・療養環境

ADL低下は避けられない病状であり、要介護状態での退院を想定して、患者の動線に関する家屋状況について把握する。退院時や外出時に備えて、車いすやストレッチャーでの移送に必要な玄関の広さや段差、エレベーターの有無など、居室までの動線について確認しておく必要がある。また、排泄動作や入浴動作に伴う療養環境について、寝具の種類、居室とトイレまでの距離や段差、トイレの和洋式・手すり、浴室の場所・段差・手すりなどを確認する。

制度・サービスの利用状況

介護保険制度や身体障害者手帳、高額療養費制度などの申請・利用状況について確認する。利用までに時間がかかることが多いので、情報を得た段階で必要に応じて申請方法を説明し、早急に手続きをすすめる。また、実際に利用していたサービスについては、介護保険制度であれば、担当の居宅介護支援事業所とケアマネジャー、サービスの内容と頻度、福祉用具について確認する。そのほか、深くかかわっていた事業所や役所の担当者がいれば聞いておく。地域の関係者との情報共有については、患者・家族の同意を得て行う。

(3) 患者の思い

患者の思い

これまでの治療経過における患者の体験や思いについて聴く。また、現在の病状や治療方針について、どのように説明を受け、理解しているか、どのような状態で退院したいと考えているかなどを聴き、病状認識を把握する。

家族に関すること

ケアの対象としての家族：「看取り」という言葉の主語は患者の周囲の人々であり、看取りにむけた在宅移行支援を行う場面でのケアの対象にはもちろん「家族」が含まれる。この場合の「家族」は、家族成員の一人ひとりでもあり、患者も含めた家族全体でもある。家族に関する情報を得て、必要なケアや調整についてアセスメントする。

- 家族構成（家族成員の性、年齢、同居・別居、居住地）
- 職業、就労状況、経済的状態、生活パターン
- 健康状態（体力、疾患）、理解力
- 家族内の情緒的関係（愛着・反発、関心・無関心）
- コミュニケーション、相互理解、社会性
- 家族の価値観
- 家族内の役割、キーパーソン

介護力としての家族：がん終末期患者の場合、何らかの医療処置や介護を必要とすることが多く、家族には介護者としての能力や意欲・覚悟が求められる。介護力として対応可能なのは誰か、それぞれの介護ができる時間や内容について、情報を得る。

コラム

家族の覚悟と在宅チームのサポートで、在宅での看取りができた事例

Aさん　70歳代　男性　多発性骨髄腫

　Aさんは当院外来で治療継続中に自宅で転倒し、外傷性くも膜下出血を起こし開頭血腫除去術を受けた。術後に誤嚥性肺炎を発症し気管切開したが、肺炎のコントロールは難しく、原疾患による腎機能の悪化や栄養状態の悪化も認められた。低栄養に関しては経鼻経管栄養と末梢静脈点滴を行っていたが、下痢や喀痰量の増加があり、全身状態を改善することは難しい状況であった。

　Aさんは、妻と長女との3人暮らしで、入院当初は「家に帰りたい」としきりに言っていたが、弱っていくにつれて、その希望を表出することはなくなっていた。また、ストレスからか点滴の自己抜針や経鼻チューブの自己抜去、リハビリテーション時の暴力がみられるようになった。気管切開部からの頻回の吸引、経鼻栄養と末梢静脈点滴、おむつ交換など、多くの医療処置・ケアが必要であり、家族も今後どこで過ごすのが本人にとってよいのかを悩んでいた。

　医療チームでカンファレンスを行い、療養場所についての家族の意思決定支援と、自宅退院した場合の医療処置・ケアの簡素化について検討した。そして、主治医より家族に対して余命は数週間くらいであると伝え、家に帰るのであれば看取りも覚悟する必要があること、地域でのサポート体制を整える必要があることを説明した。長女は、「病院にいても寿命が延びるわけではないなら、家で看たい」と決心し、不安の強い妻を説得した。その後、妻が「お父さん、家に帰ろうか？」と尋ねると、Aさんは嬉しそうにうなずき、「お風呂に入りたい」と言った。

　長女は処置やケアを練習し、退院に合わせて介護休暇をとった。看取りへの対応が可能な在宅医、訪問看護ステーションへの依頼、処置内容の簡素化、吸引器や介護用品の準備などを早急に行い、家族が泊まり込んで夜間のケアを経験（院内外泊）した後、退院前カンファレンスを開催した。退院前カンファレンスでは、在宅医から「しっかりサポートするから安心して」と声をかけられ、涙ぐんだ家族は、翌日の退院を決めた。

　Aさんは、退院の翌日に訪問入浴サービスを受け、好きなお酒を飲み、穏やかに過ごされたとのことである。退院からちょうど2週間後に、自宅にて永眠された。

第2段階　医療・ケア継続のための院内チームのアプローチ
（入院3日目以降〜1週間以内に開始）

(1) 退院支援計画立案にむけた院内チームの情報共有

　がん終末期は病状が不安定で、退院が可能かどうかの判断や退院時期の見極めが難しい場合が多い。そのため患者の身体的状態だけでなく、家族の状況や社会的背景も含めた総合的なアセスメントが必要となる。患者にかかわっている各職種が得ている情報を共有し、患者・家族の全体像を把握する。それらをふまえて、今後必要な医療管理について医療者間で検討する。

- 病状（病態の変化、予後予測、症状マネジメントの状況など）
- ADLの変化、今後の予測
- 患者・家族の病状認識、思い、希望

(2) 院内チームによる在宅療養にむけた支援

意思決定支援のポイント

▶患者・家族の病状認識と意向を確認する

　患者・家族が病状をどのように捉えているかは、今後の療養場所の決定に大きく影響する。まず、これまでに患者・家族が病状・予後についてどのような説明を受け、どのように受け止め、理解しているのかを確認する。患者が余命などのバッドニュースを知らされていない場合には、「元気になってから帰りたい」「民間療法にかけたい」など病状認識が大きくずれていることもあるが、患者自身が病状についてどの程度知りたいかを確認することが重要である。

　また、患者・家族の価値観や思いについて把握する。患者がこれまで何を大切にしてきたか、どこでどのように過ごしたいか、最も優先したいことは何か、家族がどのように支えたいと思っているか、などについて言語化を促す。

▶今後の病状と療養場所に関する情報提供をする

　患者・家族が今後の病状の見通しについて理解していない場合、最期の過ごし方についての判断ができず、退院のタイミングを逃す可能性がある。「悪いことは伝えないでほしい」と希望する家族も少なくないが、伝えないことのデメリットを説明し、患者への説明やその後のフォローについて、家族や医療者間で十分検討する。

　また、退院後の生活について具体的なイメージをもってもらうために、今後の病状やADLの変化や選択肢となる療養場所・方法について情報提供する。病状については、「あと○カ月」という生命予後の告知ではなく、予後に関する大まかな見通しを伝えることで、不安の軽減や具体的なプランにつながる。病状の変化が月単位や週単位の状況であること（「この1週間は大丈夫でも、来週は病状がどのように変化するのかわからないような状況です」）や、将来起こりうるADL低下の予測（「身の回りのことを自分でできるのは、○月中かもしれません」）、医療・介護の提供内容などを伝えることで、限られた時間をどのように過ごすかを具体的に考えることができる。

　その際に、それぞれの選択肢について整理するためのツールとして、プロコンリスト（表

2-1）を作成してみるのもよいだろう。

▶意思決定のプロセスに最後まで付き合う

　患者の「家に帰りたい」気持ちをキャッチできたとしても、家族が死にゆく人と過ごすことへの不安や恐怖を訴えることも少なくない。ほとんどの人が自宅で看取られていた時代とは違い、病院での看取りが一般化している現代では、死にゆく人を家で看るという決断をすることは容易ではない。患者・家族が十分に理解できるよう説明を繰り返し、それぞれが思いを表出し受容できるよう支援する。患者本人の希望を軸に進めること、家族の悲嘆への影響もふまえて支援することが大切である。そして、病状の変化を見越して決断までの期間を示し、必要な人や職種を巻き込み、家族間で意向のずれがある場合には話し合いの場の設定や気持ちの代弁などを行いながら、意思決定のプロセスに最後まで付き合う。

　実際には、病状や介護力によっては、短期間の在宅療養を余儀なくされる場合もある。また、患者も家族も最期の看取りの場面についてイメージできないことが多く、「最期まで家で」と覚悟を決めて退院となるケースばかりではない。家族が介護休暇をとれる数日だけとか、予め1週間後の入院予約をとって、といった短期間の自宅退院も、病院の状況によって最期の時間の過ごし方として提案してもよいだろう。家族が、予後予測に基づく"期間限定"での介護であることを理解し、腹を括って看ていく覚悟ができれば、在宅への移行もスムーズである。

表 2-1　意思決定のためのプロコンリスト（療養場所・療養方法の選択）

療養場所・方法の選択肢（例）	メリット	デメリット
自宅		
療養型病床		
ホスピス		

◇目的：療養場所・療養方法について検討する際に、それぞれの選択肢のメリットとデメリットを整理するために使用する。
◇方法：①患者・家族とともに、もしくは、医療チーム内で、その患者の療養場所・療養方法（自宅・ホスピス、胃ろう・末梢点滴など）の選択肢を挙げ、それを選んだ場合の生活をイメージし、メリットとデメリットを列挙する。
　　　視点）・患者・家族の希望に沿っているか
　　　　　　・どのような医療・介護が提供されるか（日常のサポート、緊急時の対応など）
　　　　　　・患者・家族の身体的・精神的・経済的負担の内容
　　　　　　・患者・家族のQOL
　　　②それぞれの内容について、患者・家族がそれぞれにとっての重要度を考え、★印などをつけてみる。
　　　③整理した表を参考に検討する。

自立支援のポイント

◇医療管理上の課題

▶苦痛症状を、身体的な因子、精神的・社会的・スピリチュアルな面を含めて全人的に捉え、退院までの症状緩和の目標を設定する

▶薬物療法は在宅で可能な安全で簡便な方法を選択し、サポート体制を検討する

▶医療処置は家族の状況を考慮し、できるだけ身体的・精神的・経済的負担を軽減する

症状マネジメント

最期の時間を穏やかに過ごすためには、痛みや嘔気などの苦痛症状のマネジメントが非常に重要である。まず、現在出現している苦痛症状について、発生機序や悪化要因を理解する。身体的な因子だけでなく、精神的・社会的・スピリチュアルな側面を含めて、全人的に捉える。そして、患者自身の主観的な感覚や"どのように""どの程度"軽減したいと考えているのか、QOLに与えている影響を把握する。退院までの症状緩和の目標を設定し、多職種によるマネジメントを行うとともに、在宅での予防・対処方法について検討する。

薬物療法については医師や薬剤師、緩和ケアチームなどと相談し、在宅で可能な安全で簡便な管理方法を選択する。定期薬の確実な投与と苦痛症状増強時の頓用薬の使用、予防的な使用について、患者・家族への指導を行うと同時にサポート体制を検討する。また、薬物療法以外の予防・対処方法も伝え、生活の中に取り入れられるとよい。

医療処置

医療処置や創傷ケアが必要なケースも多い。長期間の在宅療養が予測される場合には、ある程度のセルフケア確立を目指さなければならないが、がん終末期の場合には、集中的に人的資源を投入し、家族の身体的・精神的負担を軽減するほうが望ましい場合もある。経済的負担を考慮しつつ、患者・家族には最小限必要な管理方法を伝え、複雑な処置は医療者が行うよう処置内容を調整しサポート体制を整えることも一つである。また、医療管理に伴う費用や医療器材・衛生材料の供給方法についても説明する。特に、医療保険の自己負担の割合によっては経済的負担が大きくなるので、配慮しなければならない。

❖生活・介護上の課題

▶苦痛症状やADL低下が日常生活に及ぼしている影響を把握する

▶1日の過ごし方やケア内容から、家族が無理なくできる介護方法を話し合う

▶食事の工夫や環境調整など、家族ができるケアについて説明する

▶食欲不振が出現している意味を十分説明する

▶患者の状態を考慮し、排泄行動・排泄ケアの目標を設定する

「自分のことは自分でしたい」と、誰もが最期までできるだけ自立して自分らしく生きることを願っている。苦痛症状やADL低下が日常生活にどのような影響を及ぼし、その人らしさを失わせているかを観察することが大切である。また、家族や友人との関係や社会とのつながりを維持できているかについても情報を得て、支援が必要な問題がないかアセスメントする。さまざまな症状やADL低下と折り合いをつけながら、最期の日々をどのように過ごしたいのかを患者・家族と話し合い、無理のない範囲でセルフケアが行えるよう工夫できるといいだろう。

また、家族は入院中には24時間付き添っていないことが多いので、療養生活のイメージができず漠然とした不安を抱えている。一日の過ごし方やケアの内容を具体的に伝え、家族でできることとできないことを考えてもらい、家族にとっても無理のない介護方法を話し合う。必要に応じて、試験外泊や院内外泊を経験してもらうことも一つの方法である。

患者の心身のつらさを伝え、互いにストレスの少ない療養生活が送れるよう支援する。

食事

「食べること」は生命の維持に必要な栄養補給という目的だけでなく、人との交流や楽しみにつながる大切な行為であり、終末期においても「食」への支援は重要である。

まず、食事や栄養に関する包括的アセスメントを行い、食べられない原因や必要な栄養管理、支援についてアセスメントする。食欲不振はがん終末期に非常に頻度の高い症状であり、死への恐怖につながり心理的ダメージを与える。適切な症状マネジメントや患者・家族双方への精神的ケアを行うとともに、在宅での食事の工夫や環境調整など家族ができるケアについて説明し、「何を食べさせたらよいかわからない」という家族には栄養士による栄養指導や調達方法などの情報提供を行う。

患者は身体症状に苦しんでいるだけでなく、食べたくても食べられない苛立ちや家族への気兼ねを感じていることも多い。「しっかり食べて、長生きしてほしい」という家族の気持ちが患者にとって負担になることも少なくない。食欲不振が出現している意味を十分説明し、好きなものを好きな時に食べてもらい、家族とのコミュニケーションを楽しむ時間となるとよいだろう。

排泄

排泄は自尊心にかかわる行為であり、「歩いてトイレに行きたい」と願う患者は多い。そのような患者の希望や、頻回のおむつ交換は難しいなどの家族の状況、衰弱のため歩行が不安定、骨転移があり骨折のリスクが高いといった患者の状態などを考慮し、在宅での排泄行動・排泄ケアの目標を設定する。そして、排泄動作のリハビリテーション、薬剤調整、環境調整、食事管理、用具の選択、家族へのケア方法の指導を行う。

清潔

がん終末期患者にとっても清潔を保つことは、感染防止や血液循環の促進、爽快感や快適さをもたらし、自信回復や積極性につながる。患者・家族の希望、病状、ADL、家屋状況、介護力、制度利用状況をふまえて、在宅での安全・安楽な入浴方法を検討する。医療管理・処置がある場合には、入浴時の処置方法を指導し、訪問看護の利用をすすめる。

移動

がん終末期患者が自宅退院を希望する理由の一つには、「自由に過ごしたい」「身辺整理をしたい」というものがある。衰弱や倦怠感、体動時の痛みや呼吸困難感、骨転移に伴う骨折リスクなどのあるなかで、自宅で安全に過ごす方法を検討する。

まず、患者の生活パターンや「自宅でどのように過ごしたいか」「何をしたいか」という希望を確認する。そして、病状や環境、介護力などに合わせた移動方法を検討し、患者・家族と関係職種で目標を設定・共有する。目標に合わせたリハビリテーションや試験外泊を行う。

(3) 主治医、院内チーム、患者・家族との合意形成のポイント：退院支援カンファレンス

看護師は患者・家族・関係職種の思いのずれに気づき、その気持ちや方向性を合わせ、退院にむけてチームとして力を合わせることができるよう調整するという役割がある。チーム全体を見渡し、かつ看取りまでを見通し、ICやカンファレンスの場の設定、患者・家族相互の意向の代弁などを行い、合意形成に向けた支援とマネジメントを行う。

第3段階　制度・社会資源との連携・調整

(1) 在宅チームへつなぐための支援

意思決定支援のポイント

患者・家族の意向の確認と情報提供
▶患者・家族の希望、不安を確認する
▶延命処置や看取りの場について、選択肢を提示し、意向を確認する
▶主介護者を支える家族の存在を確認する

　まず、患者・家族がどのように過ごしたいか、どのようなことに不安を感じているか、どのようなサポートを受けたいかについて意向を確認する。最期まで家で過ごしたい（看たい）のか、苦痛症状の出現やADLの低下があれば入院したいのか、在宅での点滴などをどうするのかといった治療や看取りの場の希望についても確認する。この段階で「家での看取り」を決定する必要はないが、選択肢の一つとして提示し、選択する可能性があるかどうかを確認することが必要である。面談の中で、「痛みなどのつらい症状がなく穏やかに過ごされていれば、ご自宅で最期を迎えることも考えていらっしゃいますか」と投げかけ、患者・家族の反応を確認する。「できれば、そうしたい」「それも考えている」という返答があれば、在宅での看取りが可能な体制を構築することが必要となる。『あなたの家に帰ろう』などのパンフレットを用いて説明すると、家族もイメージがしやすい。

　がん終末期の家族は近い将来家族の一員を失うという精神的負担を抱えていると同時に、病者中心の生活を余儀なくされ疲労感や危機感を感じていることが多い。家族が看取りという重大なライフイベントに適切に対処できるよう、家族全体や個々の家族員の価値観や生き方を尊重し、患者の介護との折り合いをつけつつ生活し、かつ悔いのない介護ができるよう支援する。また、主な介護者を支える人の存在も明確にしておく。

必要なサポートの検討と調整
▶必要な医療管理と生活支援を検討する
▶在宅チーム（在宅医、訪問看護ステーション、ケアマネジャーなど）を選定し、依頼する
▶在宅チームが協働できるよう調整する

　院内チームでも、患者の症状・ADLの変化や予後予測、第2段階で調整した医療管理方法や生活方法、患者・家族への指導状況などをふまえて、在宅において必要な医療管理や生活支援を検討する。がん終末期の場合は一日一日病状が変化するので、随時アセスメントを行う必要がある。患者・家族の意向と医療者側のアセスメントをすり合わせ、在宅でのサポート内容についての情報提供を行い、まずは在宅チーム（在宅医・訪問看護ステーション、ケアマネジャーなど）の選定を行う。在宅医については、紹介元の医療機関やかかりつけ医に移行するのが望ましいが、対応が困難な場合には新たに紹介する必要がある。

　がん終末期患者への支援において鍵となるのは「人」の調整である。在宅での医療者との信頼関係の構築は、最期まで安心して療養生活を送るための条件となる。症状マネジメントができ、患者・家族に安心感を与えられる在宅医、そして、病状のアセスメントができ、療養生活におけるケアと家族への教育、在宅医療の要となってマネジメントができる訪問看護ステーションを選定することがポイントである。在宅チームを新たに結成する際には、

在宅医と訪問看護師、ケアマネジャーが協働しやすいよう配慮する。麻薬処方が必要となる場合も多いので、処方が可能な調剤薬局との連携を調整する。また、ケアマネジャーが福祉職の場合は、終末期のマネジメントに不安を感じることも多いので、十分な情報提供を行い、しっかりと訪問看護師と連携できるようサポートする。利用できる制度や優先される制度は患者の年齢や診断名、病状、居住地などによって変わってくるので、MSWに相談し、必要時、地域の連絡窓口や調整担当者とも連携する。

自立支援のポイント

◇医療管理上の課題

▶ 継続が必要な医療管理・看護について情報提供を行う
▶ 在宅チームに依頼する内容を明確にして、すり合わせる
▶ 病院側が行うことを明確にする

在宅チームへの情報提供と、病院との役割分担

在宅チームに対して、患者・家族についての基本的な情報や継続が必要な医療・看護内容とともに、特に表2-2の点について情報提供を行う。

また、医療提供内容について、在宅チームと病院側の役割を明確にする（表2-3）。

患者・家族への情報提供

患者・家族に対して、退院後の在宅チームの医療提供内容や病院のフォロー体制について説明する。特に急変時の対応は、家族にとって最も不安に感じるところなので、予測される症状や対応、医療者へ報告が必要な状態について具体的に伝え、適切な対応ができるよう説明する。在宅医や訪問看護師がどのようにサポートしてくれるかを伝えると安心につながる。

表2-2　在宅チームへの情報提供内容（医療面）

- 患者・家族への病状説明の内容
- 患者・家族の病状理解、受け止め
- 患者・家族の希望：今後の療養方法、急変時の対応や看取りについての意向
- 現在の症状マネジメントの状況と今後の対応方法
- 継続する医療管理・処置・ケアの方法・頻度など

表2-3　在宅チームとの役割分担（医療面）

- 在宅療養指導管理料に関すること（算定、医療器材の準備、衛生材料の支給）
- 薬剤の処方、訪問薬剤指導
- 訪問看護指示書の作成、訪問看護への依頼内容
- 病院への外来受診
- 院内の相談・対応窓口と緊急時の受け入れ体制

❖生活・介護上の課題

▶ 患者・家族の生活パターンや介護力をもとに、具体的なケアプランを検討する

病状の変化やADLの低下が予測されるなかで、できるだけ最期まで自立し、安全に過ごすことができるようサポート体制を整える。まず、第2段階での支援内容をふまえて、患者・家族が必要な医療・ケアの内容と一日の流れについてイメージできるよう情報提供

する。そして、患者・家族の生活パターンや介護力をもとに、在宅チームとともに具体的なケアプランを検討する。がん終末期の場合は、ADL低下が必須であり、短期間の療養生活となる可能性が高いので、早急に調整することが必要である。

死期が迫った患者が退院することで、多かれ少なかれ家族は生活パターンの変化を余儀なくされる。患者へのケアを優先せざるを得ない状況の中で、家族の仕事、生活習慣が後回しになることもある。家族全体や個々の家族員の価値観や生き方を尊重しながら、患者の介護との折り合いをつけつつ生活できるよう、適切な社会資源の活用を調整することが必要である。

(2) 在宅チーム、患者・家族との合意形成のポイント：退院前カンファレンス

▶今後の病状変化や対応方法について、患者・家族とも方針を共有する

がん終末期の場合は、看取りまでのプロセスをふまえて、医療管理と生活支援について合意形成することが必要である。できるだけ、在宅医と訪問看護師、ケアマネジャーを含めての退院前カンファレンスを行うことが望ましい。特に、今後の病状変化の予測と症状出現時の対応方法、食べられなくなった時の対応などについては、家族とも方針を共有しておく。カンファレンスの場面では、患者・家族は不安を抱えストレスの大きい状況である。病棟看護師は必ずそばに座り、専門用語に戸惑っている場合には説明したり、気持ちを代弁したりとできるだけ患者・家族の不安が軽減するよう配慮する。

がん終末期の退院支援は、患者の退院とともに終了するというわけではない。移行期から在宅の支援体制が整うまでの療養状況を把握し、病状変化時の対応への準備が不可欠であり、再入院時に患者・家族の意向に沿えるよう、状況に合わせた病院の受け入れ体制を調整しておく。症状マネジメントなどの対応に不慣れな診療所や訪問看護ステーションに対しては、継続的にコンサルテーションを行うことが必要な場合もある。地域の関係機関の受け入れ体制に関する情報を収集し、日頃から信頼関係を構築しておくことが大切である。

（三輪恭子）

参考文献
- 長戸和子：がん終末期の家族の特徴．家族看護．2011；17，18-25．
- 渡辺裕子，鈴木和子：終末期患者の家族援助．家族看護学：理論と実践．日本看護協会出版会；1999．p.254-261．
- 田村恵子編：がん患者の症状マネジメント．学研；2002．
- 在宅医の早期参加による在宅緩和医療推進に関する研究班：在宅緩和ケアのための地域連携ガイド．厚生労働科学研究費補助金（がん臨床研究事業）．2008．
- 特定非営利活動法人日本緩和医療学会在宅緩和ケアの基本教育等に関する検討小委員会編：在宅緩和ケアのための実践ガイド．2009．
- 桜井隆，他；あなたの家に帰ろう．「おかえりなさい」プロジェクト．2008．

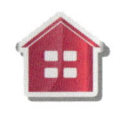

訪問看護による支援

> **準備期** 在宅療養開始にむけた情報収集

　準備期では、患者・家族の在宅療養に対する希望を確認し、継続される医療処置や家族関係・介護力についての情報を得ながら、退院後に必要なケアをアセスメントしていく。患者が在宅療養をどのようにイメージしているのか言語化を促し、在宅で行うことのできる支援内容について具体的に情報提供していく。このようなかかわりを通して、準備期から患者・家族と信頼関係を築いていく。

　病状悪化時は入院を希望する場合もみられるので、「まずは家に帰るお手伝いをしますが、ずっと家での療養をご希望ですか。病状が悪化したときはホスピスなどをお考えでしたら、準備を進める必要がありますから、早めに教えてください」などと確認する。がん患者に残された時間は限られているため、迅速に訪問スケジュールなどを調整し、退院してから療養環境を整えていく臨機応変さも必要となる。

(1) 患者・家族の意向

　患者が身体の変化をどのように受け止め、今後の療養生活をどこでどのように過ごしていきたいと思っているのかを確認する。また、患者の希望に対して家族がどのように支えていきたいと考えているのか、家族一人ひとりにも確認する。がんの進行に伴う病状の変化に応じて患者・家族の思いはさまざまに揺れ動くものである。在宅での過ごし方の希望や不安については、家族から訪問看護ステーションに直接連絡をいただくなど、相談を繰り返し、皆の思いが同じ方向に向くように、病院のチームとともに支援していく。

　今後の治療については、カテーテルの交換や薬物療法など在宅で可能なことと困難なことを具体的に伝え、患者・家族と医療関係者との間にずれがないようにする。

　在宅移行後のサービス導入には経済的事情も考慮に入れながら、今後のサービス体制を調整する。40歳以上のがん終末期であれば介護保険の利用が可能であるが、その他の場合は、ソーシャルワーカーを含め利用できる社会サービスを早めに検討していく。

未告知の場合：家族が告知に反対している理由や家族関係の理解に努める。患者は今後生じる症状に対して不信感を抱くであろうといったデメリットを家族に伝え、症状の説明をどうするかなど、未告知の場合に起こりうる状況を予測しながら対応策を話し合う機会をもつ。

(2) 疾病管理の情報

病気の経過：がんの告知内容と受け止め方、治療経過を含め、患者・家族がこれまでどのようにがんと向き合ってきたのか確認する。同様に他疾患についても確認する。
入院中の経過：入院に至った理由、入院中の治療内容・治療効果、検査データや日頃のバ

イタルサインを含め、現在の症状コントロールの状況を確認する。

今後の病状予測：予後、今後の外来通院も含めた治療方針、予測される症状、在宅での症状コントロールが困難な場合の対応方法などを確認する。

継続する医療処置：定期薬・頓服薬の使用状況（オピオイド使用時は患者への説明内容も含む）、医療処置の内容、医療器材・衛生材料の名称・サイズ、中心静脈や胃瘻・胃管、尿道カテーテルなどは挿入目的、カテーテルの種類、交換頻度・最終交換日、在宅で準備が必要となる衛生材料などを確認する。医療処置を在宅で誰がどのように行うことが可能か、退院指導の内容や状況、近所の薬局などで衛生材料や薬剤の調達が可能かなどを検討・確認する。衛生材料はトラブルの場合に備えて、予備を準備しておく。

外来通院：外来通院に対する患者の思い、予定されている通院頻度、通院のための移動手段や外来での待ち時間などが患者に及ぼす影響、外来と在宅の情報交換方法を確認する。

(3) 生活支援の情報

住環境：今後のADL低下に備えて寝室やトイレ、浴室の場所・環境、階段や段差の状況、車いす使用時などは間口の広さ、エレベーターの有無などを確認する。

ADL（食事、排泄、保清、移動）：一般的な動作の自立度だけでなく、患者の入院前の生活習慣と比較した変更点などを確認する。

介護体制：家族構成や家族関係、主な介護者・介護力・介護への協力者を把握する。

経済状況：患者の公的保険や年金などの経済基盤、家族の経済状況などと合わせて、患者の医療・介護に費やすことのできる経済状況を確認する。

社会資源の活用状況：障害者手帳の交付や生活保護制度の活用など社会保障制度の利用状況、介護保険の申請・利用状況、ケアマネジャーの有無、ヘルパーの利用やベッドなど福祉用具の活用状況を確認する。

(4) 病院との連携・調整のポイント

がん終末期の患者は状態の変化が早く、療養場所を調整している間に移行の時期を逸してしまうこともある。病院の担当者に患者・家族の思いや病状を確認しながら、早期から訪問看護の目的や訪問頻度について話し合い、訪問スケジュールを調整する。タイムリーな症状マネジメントが必要不可欠となってくるため、緩和ケアの経験がある在宅医の導入を検討・調整していく。

退院前カンファレンス

それぞれの職種の役割を確認し、連携強化に向けた一歩ともなるためできる限り参加する。病院と在宅で主治医が2人いる場合、お互いの役割について話し合っておく。病院と在宅チームで医療者の説明内容が異なると患者・家族の混乱につながるため、告知内容や予後、退院指導内容などをしっかりと共有する。

試験外泊

在宅療養を具体的にイメージし、患者・家族の不安へ対応していく一方法である。試験外泊中の症状コントロール不良などは、退院への否定的感情につながるため、試験外泊時から訪問看護を導入するなど、トラブルを防ぐためのきめ細やかな計画が必要になる。

開始期　療養生活が安定するための支援・ケア（退院後1〜2週間程度）

(1) 開始期の療養者・家族の状況

　この時期の療養者には「やっと住み慣れたわが家に帰ってこられた」という安堵感と、「これから先、家で大丈夫だろうか」といった不安の感情が入り乱れている。退院後の安堵感から羽目を外して「あれもしたい、これもしたい」と思うが、病状の進行や入院生活による体力の低下から疲労も著明で、自分が思い描いていた療養生活と現実とのギャップを感じやすい。できれば最初の1週間くらいは入院生活と大きく異なる活動は控え、徐々に生活リズムを整えていくとよい。食事内容や病院と異なる薬の服用時間など、ささいなことに不安を感じることも多いため、きめ細やかなケアマネジメントが必要となる。

(2) 安定するための支援・ケア

意思決定支援のポイント
▶自宅に帰り、あらためてどのような療養生活を送りたいか、生活のしづらさはないか聴く
▶病状を予測しながら、療養者・家族の希望をかなえる方法を検討する
▶在宅療養継続の意向（可能であれば看取りも含め）について尋ねる

　まず、在宅療養をスタートできたことについて、療養者・家族の労をねぎらい、家に帰っての感想や困っていることはないかを尋ねる。そして、あらためて自宅で何がしたいのか、どのような療養生活を送っていきたいと考えているのかを確認する。療養者と家族で考えが異なる場合は、それぞれの思いを確認し、すり合わせていく。

　また、予後や今後の病状を予測しながら、限られた時間の中で療養者の希望をかなえるための方法について話し合える環境をつくっていく。症状マネジメントや医療処置を行うだけでなく、療養生活についての相談相手として看護師が存在することを伝え、信頼関係の構築に努める。療養者・家族だけで悩むことがないよう、電話相談や緊急訪問などの利用方法について伝える。

　また、療養者が最期を含めこのまま家で過ごしていきたいと考えているのかを、家族の前で確認しておく。このことは、急変などで療養者の意向確認が困難になった場合にも役に立ち、家族の意思決定の助けとなる。ただし、療養者・家族の思いは状況に応じて揺れ動くものである。在宅での看取りを希望していても、やはり最期は病院でということもある。一度決定したらそれで確定ではなく、状況に応じて療養者・家族の思いを確認し、思いが変化したときは医療者に相談できる環境をつくっていく。

未告知の場合：未告知であっても、症状コントロール困難時や急変時はどうするかなど、開始期に療養者の意向を聞いておく。そのことをきっかけに「退院時はこのように言っていましたが、今の気持ちはいかがですか」と、意思の確認が必要な場面で話の展開がしやすくなる。

🔍 自立支援のポイント

◇疾病管理

▶ 療養生活開始に伴う苦痛は、最小限になるようコントロールする
▶ 医療処置は看護師とともに実施し、退院指導の方法が継続可能かを確認する
▶ 処置の負担が重い場合は処置方法を見直す、または医療者の実施を増やす

症状コントロール：まずは苦痛が最小限となるよう、症状マネジメントを行っていく。退院日の移動や在宅環境における体動の増加は、痛みを誘発する場合があるので、レスキュードーズなどの指示を確認し、必要に応じ予防的に投薬する。疼痛コントロールにオピオイドを使用している場合も多いので、使用状況・効果、取扱い調剤薬局の確認とともに、残数確認を行う。他の薬剤についても同様に確認を行う。発熱、嘔気、不眠、不穏、疼痛など症状出現時の予備薬も忘れず準備しておく。オピオイドは家族との併用や他者への譲渡はしないこと、廃棄方法を説明しておく。また、内服時間や点滴交換の時間は、入院時のままでなくともよい。自宅での生活リズムに合わせて調整していく。

病状確認：退院時サマリーや画像診断などの検査結果を参考に、がんの部位と症状の関係についてフィジカルアセスメントを行う。予測される症状（痛み、嘔気・嘔吐、全身倦怠感、呼吸困難、浮腫、皮膚トラブルなど）を観察し、生活に及ぼす影響とともに確認していく。病状の変化がわかるように、日頃のバイタルサインなど「経過一覧表」を作成するのもよい。

医療処置：医療器材などの動作確認、衛生材料などの保管場所、残数チェックを行う。医療処置を家族が実施する場合、最初は看護師とともに実施し、退院指導の方法で継続可能かどうか見極める。家族の理解度を確認しながら、開始期の1～2週間は重点的にフォローしていく。HPNやストーマ交換など手順や注意事項についてはパンフレットなどを渡して、いつでも療養者・家族が再確認できるようにしておく。医療処置に伴うごみなどの片付け方についても説明しておく。

アラームが鳴るなどトラブルが起こったときの対応は、必要に応じ、実際の場面を想定して行ってみる。また、紙面などに記し、自宅のよく見える場所に貼っておく。

がん終末期の患者に残され時間は限られているため、医療処置による家族の負担が重いようであれば、処置方法を見直したり、訪問看護で支援する部分を増やしていく。

※生活支援

▶ 家族の介護状況などから、介護に伴う負担を確認する
▶ ADL低下に備え、住居環境の整備・福祉用具の検討・提案をする

療養者・家族の一日の生活リズムを把握したうえで、訪問看護の時間や回数を相談していく。医療処置があったり、療養者・家族の不安が強い場合は、退院日をはじめ、開始期は比較的、こまめに訪問頻度を調整する。療養者がどのような人生、生活を送ってきたのかを知り、一度にすべてを変えるのではなく、これまでの生活習慣を大切にしながら、その中に医療処置や介護を療養者・家族と相談しながら組み込んでいく。

独居の場合などは、自宅に出入りするための鍵の管理なども話し合っておく。

家族の介護状況：家族の健康状態や介護体制、睡眠時間・場所、食事状況、気分転換方法なども確認し、家族に過度な負担がかかっていないか確認する。がんの終末期は数カ月の短期決戦であることも多く、介護休暇などを家族が取りたい場合は、取得時期なども相談する。

居住環境：今後のADL低下に備えて寝室やトイレ、浴室、リビングの場所など自宅の間

取り、階段や段差、ドアの広さなど、障害となりそうな環境についてアセスメントし、生活環境を整えていく。要支援など介護度が低い場合は、介護ベッドや車いすなどのレンタルは困難な場合が多く、主治医やケアマネジャーと相談し、適宜「軽度介護者の福祉用具貸与の申請」などを行う。

入浴方法・移動方法：入浴や移動動作に危険がないか確認する。また、点滴ルートやカテーテルがある場合、安全な移動方法、更衣が簡単にできる工夫、外出時の方法や入浴方法などを検討する。入浴前や移動前は、予防的な鎮痛薬や酸素の投与なども考慮する。

食事：がん性悪液質や治療の副作用、がんの消化器への浸潤、脳転移など、食に影響する病態のアセスメントを行う。そのうえで、療養者・家族の食事に対する思いを確認し、食事内容や留意点について情報提供していく。食を楽しめるような支援とともに、食事の準備に対する負担が大きい場合は、調理の工夫や栄養補助食品などの紹介も行っていく。

(3) 主治医（病院医師、在宅医）、在宅チーム内の連携のポイント

病院との連携

退院時看護サマリーの情報などから、病院で療養者に行われていた治療・ケアを把握し、バイタルサインの判断や疼痛時の投薬、排便コントロールを実施していく。不明な点に関しては、病院の看護師に連絡をとり、情報を提供してもらう。

退院後の療養生活について病院へ報告を行い、療養者の情報をつないでいく。退院後の療養者の表情や態度、思い、身体状況、退院指導内容の実施状況、食事状況、ヘルパーなどケアチームとの関係、同時に家族の様子などについて、電話やFAXなどによって伝える。

病院と在宅チームの連携

病院と在宅で主治医が2人いる場合は、病状説明や基本的な薬剤の処方などをどちらが行うのか明らかにしておき、情報共有をする。

緊急時の対応方法（病院・在宅の連携窓口も含めて）をお互いに確認する。

在宅チーム内の連携

がん患者の看取りの経験が少ないケアマネジャーやヘルパーがいる場合は、連絡を密にとり合い、疼痛部位や転移による骨折の可能性など病態から考えられる状況を伝え、具体的なケア方法を提示したり、多職種で対応策を検討していく。

がんの終末期は緊急時の対応や看取り時のために、緩和ケアの経験がある在宅医の導入が望ましい。がん終末期の患者はこれまで治療をともにしてきた病院医との信頼関係が強い場合が多いが、在宅での看取りを視野に入れた場合、早い段階から在宅医と患者の信頼関係が構築されるようサポートしていく。

訪問時の様子を医師・看護師・薬剤師、ケアマネジャー、ヘルパーなど在宅チームで共有し、療養者・家族への説明内容を統一する。困ったときに相談できるよう、それぞれの連絡先や連絡がとりやすい時間帯などを伝え合っておく。

| 安定期 | 療養生活を継続するための支援・ケア（1カ月～数カ月） |

(1) 安定期の療養者・家族の状況

　　開始期の慌ただしい時期を経て、安定期は少し在宅療養に慣れてきた時期でもある。どこまでなら自分でできるか、どこからだと辛いか、少し感覚がつかめてくるため、やりたいことが比較的やりやすい時期である。

　　療養者は、「できるだけ家族や他者に迷惑をかけたくない」という思いが強く、がんの進行とともに低下していく身体状況に、やりたいことがあっても断念しようとすることもある。また、このような生活がこのままずっと続くのではないかと安心し、羽目を外してしまうこともある。家族も安定期が長期化してくると「治るのでは…」と、さらなる治療を望むこともある。終末期がん患者の安定期は短いことも多く、病状の進行を見極めながら、時期を逸することなく、やりたいことができる環境を整えていく必要がある。

(2) 継続するための支援・ケア

意思決定支援のポイント

▶ 安定期だからこそ、療養者・家族がやりたいことは何か尋ね、サポートする
▶ 療養者・家族が在宅療養を継続できていること、在宅で見出している楽しみをともに喜ぶ
▶ 病気の進行・今後の変化をふまえ、急変時にはどうするかを療養者・家族に定期的に確認する

　　今後の治療や療養場所、生活、仕事のことなど、開始期とは異なる心配事も生じてくる。まずは療養者・家族の話に耳を傾け、在宅療養が継続できていることを労い、希望について意思決定ができる環境をつくっていく。予後告知の有無などによって療養者や家族同士が遠慮して本音を語り合えないこともあるため、調整を図っていく。

- 症状が安定している時期に、療養者がやり残した仕事の整理や旅行、知人との面会など「やりたい」と感じていることの表出を促し、サポートしていく。
- 家族にも、病状が安定しているこの時期だからこそ、療養者と一緒にやっておきたいこと、療養者のためにしてあげたいことがないかを確認し、サポートする。
- 在宅での看取りの場合は、最期の希望についても情報収集を始めておく。不安定・臨死期になると準備をする時間や余裕もなくなることが多いので、可能であれば少し落ち着いている時期に連絡をとりたい人や葬儀方法などの希望を尋ねておく。
- このまま在宅療養を継続してよいか、急変時はどうするかについて、定期的に確認する。
- 今後の身体や生活の変化について少しずつ説明していく。「これからの過ごし方」のパンフレットや看護師自身の経験などを用いて説明し、具体的イメージをもってもらう。

自立支援のポイント

◇ 疾病管理

▶ 症状コントロールができているかを確認する
▶ 症状変化に応じて追加された医療処置への指導を行い、適宜、手技や方法を確認する
▶ 緊急時の対応は繰り返し説明する

継続している治療の情報提供：化学療法継続の場合などは、治療の効果・副作用の確認を行っていく。骨髄抑制の時期など抗がん剤の副作用を考慮して、生活の注意点などを伝えていく。治療によるADLへの影響、治療継続の意向を確認し、医師に報告する。

症状コントロール：療養者の訴えや食事・排泄・入浴、活動状況などから、症状コントロールができているか確認する。症状を緩和していくためには、苦痛の程度や内容、部位・持続時間・服薬時間などを医療者に伝えることの大切さを説明する。ペインスケールやSTAS-Jなどを活用してもよい。オピオイド使用時はオピオイドの作用や副作用、服用方法などを説明しつつ、適切に薬物療法ができるよう支援する。薬が多く、療養者に混乱がみられる場合は、薬一覧表の作成や薬カレンダーの使用を試みる。予測される症状（発熱、嘔気嘔吐、疼痛、不穏時など）の対応について医師から事前指示をもらい、準備する。また、温罨法やマッサージなど非薬物療法で、家族も対応可能な方法を伝えておく。

医療処置：症状の変化に応じ、服薬管理、酸素、吸引、点滴、カテーテル挿入、創処置など医療処置が追加される場合があるため、療養者・家族に処置・管理方法の指導を行う。

- 衛生材料などの残数チェックを行い、不足することがないよう調整する。また、必要物品が適切に管理されているか、保管場所なども含め確認していく。
- 療養者・家族が医療処置を実施している場合は、適宜、技術の確認を行い、困っていることはないか尋ねて、不安の解消を図る。緊急連絡が必要な症状や状況について、繰り返し説明を行う。
- 介護力や介護体制、介護疲労などを確認しながら、医療処置を家族にどこまで担ってもらうか検討し、訪問回数やサポート体制を見直す。

❖生活支援

▶ 食事・入浴・排泄・更衣・移動といった生活動作に不便はないかを確認する
▶ 家族に疲労が蓄積していないか、介護上の悩みはないかを確認する

がんの治療を最優先に考え、外出や旅行などやりたいことを断念するのではなく、生活の中に楽しみを見出せるように、療養者・家族の希望の表出を促し、支援する。

療養者は医療者には見せないがんの進行に伴う不安や辛さを、家族にぶつけてしまうことがある。家族の疲労が蓄積していないか、介護上の悩みが生じていないか確認し、介護に関する問題がある場合は介護役割の変更など、一緒に対応策を考える。訪問看護時には介護者を労い、介護者の思いに耳を傾ける時間をつくる。介護者に休めるときに休んでおくことの大切さを伝え、必要に応じレスパイト入院やショートステイの適応について検討する。

- 食事内容や介助の方法について、困っていることがないか確認し、栄養補助食品や食事の工夫について情報提供する。体力をつけるために無理な栄養摂取を試みたり、点滴を希望することもあるが、無理な栄養補給はがんに栄養を与えることとなり反対に身体に負担を与えることを伝え、食事の意味について療養者・家族と考えていく。
- 下肢筋力の低下などで、入浴や移動動作などに不便が生じていないか確認し、必要に応じて介護・福祉用具、介護タクシーなどの提案や訪問看護、介護によるサポートを行う。

(3) 主治医（病院医師、在宅医）、在宅チーム内の連携のポイント

療養者・家族の在宅療養継続の意向や、症状コントロールの様子、日常生活の様子、支援体制について情報交換を行い、療養者・家族が良好な症状マネジメントのもと、自分ら

しい生活が送れるよう、各職種の視点で意見を出し合い検討していく。

在宅チーム内の連携
- 療養者・家族の意向や在宅療養の様子を電話やFAXなどを活用し、情報共有していく。
- 在宅療養継続についてチームで検討し、ケアの方向性や目標を共有する。
- ケア会議などを開催し、どのような人々がかかわっているのか把握し、各チームメンバーの役割を確認する。在宅酸素の導入や点滴など新しい医療処置が追加された場合は、できるだけ早く各職種へ状況を報告する。ヘルパーの中には医療処置が多く症状コントロール不良な療養者への対応に不安を抱く者もいるため、対応方法について細やかに伝えていく。
- 身体的苦痛は主治医と連携をとって、オピオイドの導入や増量、スイッチングをタイムリーに行っていく。在宅看取りの希望がありながら、まだ在宅医が導入されていない場合は、緩和ケアの経験があり、麻薬処方が可能な医師を導入する。
- 緊急時の対応や、医療処置など訪問看護と在宅医との間で、役割分担を話し合っておく。

病院と在宅チームの連携
急変の可能性は常にあるため、病院には状況を定期的に伝え、バックベッドの確保など緊急時の対応を相談する。病院・在宅で共通した治療方針でケアを行っていくため、外来通院時の治療内容や検査結果・病状説明の内容、患者の反応などは、病院側に情報提供を依頼する。

(4) 病院・外来との連携

外来受診が必要な場合
　高熱の持続、オピオイドの増量などでも緩和できない痛みや呼吸苦、頻回な嘔気嘔吐、在宅の介護体制では対応できないせん妄、麻痺の出現など、在宅でコントロール困難な症状が持続する場合は、外来受診をすすめる。骨転移による激痛などは放射線治療の適応、腸閉塞に対するイレウス管の処置、ポート感染によるポートの入れ替えなど、病院での医療処置によって症状の緩和が期待できる場合は、外来受診の必要性を療養者・家族に説明し、外来にて適切な処置が受けられるよう調整していく。
- 症状が落ち着かず、臨時薬の投与や度重なる電話相談、訪問対応にもかかわらず症状が改善しない場合、在宅チーム内だけで悩むのではなく、積極的に病院の主治医や緩和ケアチームなどにコンサルテーションを求める。

外来受診時の対応
　療養者・家族に外来受診が必要だと考える理由について説明し、病院までの交通手段、診察までの待機時間の付添なども含めて、受診方法について話し合う。外来には「診療情報提供書」「訪問看護サマリー」などを持参してもらい、在宅療養の経過を伝えていく。外来受診で入院をすすめられ、その後退院できないのではないかと考える療養者・家族もいるので、在宅療養継続への思いを確認し、外来の担当者に伝わるよう情報を提供する。
　提供情報：外来受診に至った経緯、療養者・家族の治療への思い、日頃のバイタルサイン、在宅での医療処置、治療方針と治療内容、症状コントロールの状況、内服状況、食事・清潔・排泄・移動状況、家族の身体的・精神的・社会的状況、介護体制、社会資源の活用状況など。

不安定・臨死期 看取りにむけた支援・ケア（数週間～死）

(1) 不安定・臨死期（数日）の療養者・家族の状況

　不安定・臨死期は、がん悪液質の進行などにより全身倦怠感や食欲不振が増強し、臥床時間が長くなる。がん終末期の場合、比較的ADLは保たれていることが多いものの、不安定・臨死期に入ると、急速に今までできていたことができなくなる。療養者・家族は病状の進行とともに、最期が近づいていることを感じざるを得ない状況となる。このような変化に、療養者・家族は戸惑い、どう対処してよいかわからない不安から「やはり自宅では無理」と訴え、入院したほうがよいか気持ちが揺れ動くことも多い。家族も療養者の身体症状に一喜一憂しながら、そばについて看病することが多くなり、疲労が蓄積しやすい状態となる。しかし、これまでの在宅療養を振り返り、療養者が自分らしく最期を迎えるためにどのような支援が可能か話し合っていくなかで、在宅看取りへの気持ちが固まることも多い。

(2) 看取りにむけた支援・ケア

🔍 意思決定支援のポイント

▶これまでの在宅療養を振り返り、最期をどこでどのように迎えたいか、療養者・家族に確認する
▶療養者が自分らしく最期を迎えるために、家族ができること、医療者が支援できることを伝える

　開始期の療養者の「家で過ごしたい」という思いや、これまで支えてきた家族の頑張りなど、在宅療養の経過について療養者・家族と振り返る。そして、最期をどこで迎えたいのか、それに対して家族はどのように看取っていきたいと考えるのか確認する。症状コントロールの状況や介護状況、家族のストレス状況などを考慮しながら、療養者・家族が入院を選択することも可能であることを伝えていく。この時期は今まで介護に登場していなかった親戚が介入してきて、意思決定に影響を及ぼすこともあるので、療養者・家族のこれまで大事にしてきた思いを守ることができるよう支援していく。

　療養者は急速にADLが低下し、「人に迷惑をかけてまで生きたくない」などといったスピリチュアルペインを感じやすい。療養者は一日うとうとしている状態で意思決定場面に参加しづらい状況かもしれないが、療養者の意思を尊重する姿勢を忘れず、折に触れ療養者の存在価値を伝えていくようにする。

- 今後起こりうる症状を伝え、自宅での支援体制など対応方法について説明することで、看取りに向けての具体的なイメージをもってもらう。週・日・時間単位で比較した変化を家族とともに振り返り、看取りへの家族の心の準備を促す。
- 「入院させれば助かるのでは」「もっとできることがあるのでは」といった思いを家族がもつこともある。この時期の積極的な治療のデメリットを伝えるとともに、病院でも在宅でも最後の医療処置内容に大きな変化はないことを伝えておく。
- 臨死期の死前喘鳴など身体症状に対し、何もできない無力感を家族が感じることがある。家族ができることを伝え、そばにいること、見守ることがケアにつながっていること、家族の存在の大切さを伝えていく。

🅟 自立支援のポイント

◇疾病管理

▶ 苦痛の緩和を優先に、不要な治療・処置を中止し、看取りの環境を整える
▶ 看取り時の体制について最終確認をする

　　現治療のメリット・デメリットを説明し、苦痛が増強する治療・処置は中止または処置内容を見直す。たとえば高カロリー輸液や水分補給の点滴、抗がん剤、定期的な外来通院や血液検査、創傷処置やカテーテル交換、痛みを伴うようなリハビリテーションなどがある。LCP（看取りのパス、日本語版 LCP ホームページ〈http://www.lcp.umin.jp〉）なども活用していくとよい。

- 内服が困難になるため、最低限必要な薬剤は何か検討し、オピオイドなどは坐薬や貼付剤、持続皮下注射などに投与経路を変更する。
- 腫瘍熱による高熱が持続する場合は、クーリングや定期的な解熱薬の投与を検討する。
- 肺転移などでは痰の増加がみられることがある。輸液量の見直しとともに、適宜、在宅酸素や吸引器の導入、排痰ケアなどを行う。呼吸困難に対しては、体位の工夫、楽な呼吸方法の指導、マウスケア、マッサージなどによる気分転換なども試みる。
- がん終末期には耐えがたい苦痛やせん妄が現れることがある。これらの症状は療養者・家族の疲労につながるため、鎮静の必要性についても検討をしていく。
- 食欲不振や全身倦怠感に対しては、ステロイドなどが投与されることもあるが、マッサージなど患者の心地よいと感じるケアを積極的に取り入れ、気分転換を図る。
- 家族が自宅でも看取りが可能と思えるように、点滴交換、投薬方法、体位交換やリハビリ内容の見直しなど、ケアのシンプル化を図り、調整していく。

緊急時の対応：看取り時の緊急連絡や臨死期の看護体制について、家族と話し合う。症状出現時やトラブル時は電話相談、緊急訪問が可能であり、いつでも連絡してよいことを伝えておく。医療者がすぐに駆けつけることができない場合もあるので、その間の家族の対応方法も伝える。死を前に家族がパニック状態に陥って救急車を呼んだ場合、人工呼吸器などの救命処置、警察の介入や解剖が行われる可能性もあることを説明し、ファーストコールをどこにするかしっかり確認しておく。

❋生活支援

▶ 身体の変化に合わせて看護・介護内容を見直し、家族を支援する

　　身体変化への対応方法についてパンフレットなどを活用し、具体的に説明する。がん患者の場合、亡くなる 2 週間ほど前から急速に ADL や意識レベルが低下するので、これまでの訪問頻度やケア内容を見直し、看取りをふまえたケア体制を整えていく。

　　臥床時間が長くなるため、家族に介護方法（排泄や保清の方法、口腔ケア、水分摂取方法、体位変換の方法など）を伝えるとともに、必要に応じヘルパーなどの導入を図る。

　　家族が安心して看取っていくためには、できるだけ療養者が療養者らしくいられるようケアを展開していく必要がある。たとえば、お気に入りの寝巻や音楽鑑賞、孫やペットのそばにいられるような工夫、お風呂好きの療養者であれば、療養者・家族のニーズを確認のうえ、入浴できる環境を整えていく工夫も必要となる。

食事：食は「生」への希望であることも多く、療養者の拒否が強い場合でも家族が頑張って食べさせようとすることがある。この時期の栄養補給が身体に及ぼす悪影響について説明し、食べたいものを少しでも食べられるよう支援していく。

排泄ケア：「人に下の世話にはなりたくない」と訴える療養者も多い。おむつが必要と枠

子定規に決めつけるのではなく、療養者の思いを尊重しながらトイレまでの導線や手すりの工夫、ポータブルトイレや尿器使用などの提案も考えてみる。尿の処理であれば、仰臥位で尿取りパッドの交換を行えばよいようなパッドの当て方なども説明していく。

(3) 主治医(病院医師、在宅医)、在宅チーム内の連携のポイント

病院との連携

療養者・家族の在宅での看取りの意向、患者の身体状況、家族の受け入れ状況、在宅での支援体制などの情報を病院に伝える。療養者・家族の思いはせん妄や痛みなど症状コントロールの状況に応じて変化することもあり、バックベッドなどについて病院と話し合っておく。

在宅チーム内の連携

- 療養者・家族の看取りの場所の希望についてチームで情報共有する。電話やFAX、連絡ノートなどで訪問時の様子を情報交換する。
- 緊急時の連絡方法、支援体制について最終確認をしておく。看取りの経験が少ない事業所もあるので、ケアスタッフの不安軽減を図り、チームアプローチを心がける。
- 今後の病状変化を共有しながら、排泄や清潔、移動、食事ケアなどの内容を見直し、看取りにむけたケア内容に変更していく。がん患者の場合、この時期まで生活も自立し要介護度も低いことが予想される。早めに介護保険の区分変更の申請をチームで検討する。

主治医との連携

- 不要な治療や検査の中止・見直しについて相談し、できるだけシンプルな形で症状コントロールが可能となるよう、薬剤の使用方法、医療機器の導入の是非などについて話し合う。
- 療養者・家族の在宅看取りの意向を伝え、訪問診療・訪問看護の体制について情報交換する。
- 死亡時の連絡のタイミング、連絡先、永眠時ケアの実施などについて、早めに確認する。

(田代真理)

コラム

医療・介護体制を整えたことによって、在宅移行がうまくできた事例

Bさん　80歳代　男性　妻と2人暮らし　肺がん末期

　Bさんは呼吸困難、咳嗽、喀痰の症状があり、在宅療養は困難と考えられていたが、意向を確認したところ、「妻に迷惑はかけたくないが、自宅でやり残したことがある」と退院を希望した。退院後は訪問診療を週1回、訪問看護は状況に応じて毎日など頻回の対応が可能なように予定を立て、緊急時の対処方法についてはあらかじめ説明をし、Bさんと妻の不安にすぐに対応できる体制を整えた。オピオイドの導入で症状コントロールを図るとともに、自宅で使用する吸引器を用いて、妻に入院中から繰り返し吸引指導が行われた。また、介護保険によるヘルパー導入で清潔・食事ケアなどのサポートを行い、介護ベッドなど福祉用具のレンタルによって介護しやすい環境を整えた。医療・介護体制を整えたことで、在宅療養に対する不安が軽減し、在宅移行が円滑に行えた。

ここに注目 編者のコメント

Comments

病院の看護による支援

　私は、医療機関で退院調整のシステム構築をアドバイスしたりサポートすることが多いが、常々、退院支援に必要な情報をどこに残しているか、という視点で患者の診療録やカルテを見直していく必要があると強く感じている。

　特にがん患者の治療は外来へシフトされており、病名告知や治療経過、病状変化（再発や転移等）の節目で、どのような説明が、いつ、誰に対して行われたのか、その時の患者・家族の反応や思いはどうだったのか、といった重要な記録が整理されていない。現場では、日々の診療録の記録に残されていることもあれば、残念ながら内容が残されていないことも少なくない。あちらこちらの記録を探さないと患者の全体像がみえない。

　ここでは、第1段階で必要な情報を（1）医療情報、（2）入院前の生活情報、（3）患者の思い、に整理している。（1）医療情報と（3）患者の思いには「意思決定支援」に関する情報、（2）入院前の生活情報には「生活のしづらさ」や「大事にしている時間・こと」を加えておき、治療開始の時期から、最期をどう生きるかを決めていく時期まで継続して見えるようにする工夫が必要である。この情報は在宅チームにバトンとして渡され、退院後も意思決定支援は続いていく。看護情報提供書として同様に活用できれば、書類作成の負担軽減にもなる。

　私自身も含め退院調整看護師は、がん患者の退院支援を通じて実に多くのことを学んできた。「辛いですね、病気をやっつけることはできないけど、貴方にはできることも大事なこともたくさんある。一緒に考えていきましょうね」と一歩寄り添う看護が、患者の生ききる力へとつながっていく。そして訪問看護から報告される最期の瞬間までの患者の様子を受けて、私たち看護師が生きる力を信じることへとつながっていく。

（宇都宮宏子）

訪問看護による支援

　がん終末期の場合、「今しか帰れないので急いで調整に来てください」と病院看護師から訪問看護ステーションに連絡が入ることがある。47頁で取り上げている退院後の「安定期」については、「1カ月～数カ月」としているが、家に戻ってその日に亡くなる方もいれば、1年以上過ごす方もいる（平均ではおよそ2週間といわれている）。がん終末期の移行支援は、個々の病状によって対応が異なることを前提として考えていくことが重要である。本項では一つの理想のプロセスを解説しようという意図で、比較的長期の安定期を挟んでいると考えていただきたい。

　特に病院の「第3段階」のサービス調整に時間をかけることができないくらい病状が切迫している、あるいは安定期がいつ不安定になるかわからないような場合、患者あるいはその家族は、介護保険導入の手続きや退院後の在宅チームメンバーとの顔合わせや契約の締結など、多くの新しい出会いと経験のない作業を短時間に強いられることとなる。このような場合は、必ずしも介護保険を介さずに、入院している病院が主に対応する手立てを整えるという選択肢もあることを、是非、覚えておいていただきたい。

　訪問看護は訪問看護ステーションの独占業務ではない。病院や診療所に勤務する看護師であれば、訪問看護を実践することができ、それに応じた診療報酬や介護報酬の請求も可能である。必ず介護保険を使わなければならないということではない。院内外の連携チームとするのか、院内のみのチームで対応するのかよく吟味してほしいと思う。福祉用具も自費でレンタルするということも可能である。短期間であれば、自費であっても多額の負担を求めるものではない。

（山田雅子）

2 外来通院中のがん患者への在宅療養支援
―外来化学療法を中心に

　近年、外来診療室に看護師を配置せず、看護外来による看護の対応が増えているが、病棟でインフォームド・コンセントに同席することから退院支援が始まるように、外来診療室での診療場面を知っていることから地域ケアにつながる外来看護もある。
　これからは、病院の看護による在宅療養支援の一つとして、病棟看護師は外来の看護を知り、院内の連携や地域連携を考えることも必要になってくるであろう。
　そこで、
①一般的な外来通院中の患者
②外来通院中のがん患者（外来化学療法を中心に）
の順に、外来看護による在宅療養支援（地域ケアにつなぐ支援）の特徴や流れをまとめる。

外来通院中の患者への在宅療養支援の特徴

　まずは、一般的な外来通院患者への在宅療養支援の特徴を述べる。
　外来での在宅療養支援は、入院中に行う退院支援とは異なり、次のような特徴がある。

●**外来通院時のスクリーニングは難しい**
・外来では、診察場面に必ず看護師が同席しているとは限らず、退院調整スクリーニングのように看護の視点でスクリーニングを行うことはタイミング的にも時間的にも難しい。患者の身なり、ADL（通院方法も含めて）、受診時に家族が付き添っているか否か、病状理解や医師から今後の治療方針の説明を受けた患者・家族の反応などから、支援の必要性をアセスメントする。
・外来受診では、患者・家族は処置や問診、検査説明や精神的支援など診察や検査が終わった後に帰宅するため、病棟とは違う煩雑さがある。また、医師からの治療や病状説明時に、看護師が必ず同席できるとは限らない。入院期間が短くなり、外来でも検査結果や治療方針、緩和ケアの提案などシビアな面談が日常的に行われている。外来診察の短い時間で、患者・家族に病状を十分理解してもらうことは難しい。そこで、患者への説明内容や患者・家族の反応などについて医師と情報共有を丁寧に行い、「診察後にすぐ帰宅」ではなく、看護師が相談・支援できる時間を工夫してつくり、意図的に看護の介入できるシステムづくりが必要である。
　また、セルフケアが難しい患者へは訪問看護を早めに導入し、看護相談・健康管理の視点で支援を行い、情報共有することも有効である。

●**患者とかかわれる時間は短いが、外来通院中の時間軸は長い**（図2-1）
　外来受診時は、次のような流れとなる。
①入院中のように常に患者が病室にいて、いつでもかかわれる環境ではない。そのため、外来受診時に「必要な情報収集を行うこと」と「在宅療養支援の必要性をアセスメントすること」を短時間に、かつ同時に行う必要がある。
②外来受診という限られた時間で、次回の受診時の病状やADLなどの予測をふまえ、在宅療養に必要な支援をアセスメントする。

③患者・家族に在宅療養支援の必要性を理解してもらい（動機づけ）、次回受診時までに患者・家族の意向や見解を患者・家族、医療者と共有する。
④患者の病状に合わせ、多職種（ソーシャルワーカーや専門看護師など）と情報共有し、次回受診時に合わせタイムリーに対応できるよう調整する。本来、院内多職種・地域の在宅チーム担当者とカンファレンスが望ましいが、院内・院外の関係者の時間調整が困難な場合が多い。病状や患者の社会的・経済的背景に合わせて対応する。

事例：すい臓がん　76歳　男性

診療の流れ	在宅療養支援の流れ	ポイント
初診時		
● 腰背部痛、食欲減退、体重減少あり。 ● すい臓がんであった友人と同じ症状だったので不安。 ● 一人で来院。 ＊検査結果の説明のため、1週間後に受診予約。	○病状が進んでいるかもしれない？家族と一緒ではないが大丈夫だろうか？　と気づき、本人の思いや自宅でのADLや家族背景など情報収集を行う。 ○ADLによって介護保険サービスの提案を検討する。	● 外来場面では、いかに「気づけるか」が重要。 ● 気づくための工夫が必要。
1週間後の再診（検査結果の説明）		
● 家族と一緒に受診。 ● 検査の結果、すい臓がん（肝臓、肺、リンパ節に転移あり）と診断された。 ● 経口抗がん剤とオピオイドが開始となる。 ＊2週間後に再診予約。	○経口抗がん剤の説明と合わせて、家族に自宅での様子をうかがう。 ○ADL低下が予測されるため、介護保険サービスの利用とともに病状観察と相談できるように訪問看護の利用を提案する。 ○患者の状態に合わせ、がん関連の認定看護師がいる場合は情報共有し、相談できる体制とする。	● 病状やADLを予測し、自宅療養が安定できるように、患者・家族へ情報提供を行い、院内で支援体制を整える。 ● 医療処置がある場合は、短期間でも訪問看護の利用を検討する。
2週間後の予約外来		
● 腰痛が増強。長距離歩行が難しく、車いすで来院。 ● 経口抗がん剤の有害事象はなく経過。経口抗がん剤は継続。 ● オピオイドは増量となる。 ＊2週間後に再診予約。	○今後さらに病状が進行した場合を想定して、受診前に医師と治療方針を共有し、本人・家族へ説明する。 ○本人・家族の意向（治療に対する期待や不安、今後の療養について）をうかがう。 ○訪問看護などの介護保険サービスを利用している場合は、ケアマネジャーや訪問看護師に受診時の様子を情報提供し、緊急時の対応を共有する。	● 病状の進行に伴い、本人・家族も動揺する。傾聴する。 ● 院内の多職種で支援しながら、地域の訪問看護などと連携し、安心して自宅療養が送れるように環境を整える。
前回受診から1週間後		
● 訪問看護から「疼痛コントロールがつかず、歩けない」と連絡あり。 ● 経口抗がん剤は内服していたが、食事が摂れていなかった。 　→経口抗がん剤の中止。 ● 本人の希望：好きな音楽を聞きながら自宅で過ごしたい。 ● 家族の意向：不安だが、本人の望むようにしたい。	○今後の療養先について情報提供を行い、本人家族の意向を確認する。 ○ケアマネジャーや訪問看護師に連絡し、現時点での病状や本人の意向を共有する。訪問診療の開始や自宅で療養が安定できるようサービスを協働して提供する。	● 病状やADL、家族背景によっては、初診時からすぐに自宅での療養環境を整えるために、地域の介護・医療サービスと連携する場合もある。

図2-1　外来における在宅療養支援の流れ：すい臓がん患者の事例

外来通院中の患者への外来看護による在宅療養支援の流れ

(1) 第1段階・第2段階　情報収集とアセスメント

　外来通院中は、前述したように外来看護師の感性やアセスメント能力が求められる。患者が待ち時間をどのように過ごしているか、一人で来院しているのか、家族・友人の付添いがあるのか、着ている服装や持ち物などから看護師の視点で患者の在宅での療養生活をイメージして、アセスメントすることが必要である。

　患者はあくまでも"受診＝治療"のために来院しているので、療養生活に支援が必要と思っていないこともある。反対に、「どうしたら在宅療養を続けられるか」「誰に相談したらよいかわからない」と困っている場合もある。「病院に療養生活で困っていることを話しても仕方がない」とあきらめて何も話さない患者もいれば、「食べられないから点滴してほしい」と困っていることを訴えてくる患者もいる。外来の診察場面で患者がすべてを語れる時間と余裕はない。そして、患者が医療者に必要な情報を要領よく自ら語ることは、きわめて難しい。診療中の患者の立場に立つと、「医師の機嫌を損ねたら…」と考えているうちに大事なことを聞き忘れてしまった、「いろいろ聞きたかったが、うまく話せなかった…」などはよくあることだろう。

　患者が疑問や不安について看護師に話せる場・聞ける場を設けることで、患者がどのように病状を理解しているか、考えているかなど、患者の意思や意向を知る機会になる。

　医師の診察場面で、今後の治療方針や今の病状を医師と共有し、かつ患者から情報収集しながら、今できる支援をアセスメントする必要がある。

◉意思決定支援のポイント
▶外来担当医と今後の治療方針や外来受診時の患者・家族の様子について情報共有を密にする
▶患者・家族に治療や療養に対する思いや考えを言語化できる場を設け、聴く

　外来診療場面に看護師が直接かかわる機会が少ないので、医師が患者・家族の様子の変化に気づいたとき、看護師に情報提供してもらえるような協力体制が必要である。患者・家族の様子の変化に医師が気づかないまま、あとになって患者・家族が病状や治療について誤解していることがわかることも多い。医師には聞けないことを話せるように、看護師が意図的に患者・家族へかかわる仕組みづくりが必要である。

　外来では看護師も慌ただしく業務にあたっているので、相談しづらいと思わせているかもしれない。患者・家族と積極的にコミュニケーションをとりながら、患者・家族が十分に思いを表現できるような雰囲気をつくる配慮も必要であろう。

◉自立支援のポイント
◇医療管理上の情報収集と症状マネジメント

　外来受診時には、患者が療養生活の中でどのように自己管理・セルフケアを継続していけるか状況を把握することが重要である。生活場面でどの程度医療者からの指導を遵守しなければならないか、どの程度の症状なら自宅で様子をみていてよいのか、患者自身も迷うことが多い。迷ったときには相談に乗ってもらえる家族がいるかなど、外来受診時に情報収集し、緊急で来院が必要な場合や生活上の工夫点について患者・家族とともに考え、医師と共有することが必要である。

主たる症状マネジメントだけではなく、便秘や栄養管理、睡眠などの症状も外来時に情報を得ながら対応できることが望ましい。

❖生活・介護上の情報収集とケアマネジメント

外来通院は生活の一部であり、外来通院中は患者の生活の様子が垣間見られる。通院の手段や付添いの有無からADLをアセスメントできるが、患者の家族背景を把握できているわけではない。検査説明も一人で聞いていたり、身なりが雑然としていたりする場合は、家族構成や社会資源の利用の有無を情報収集する必要がある。患者が外来に通院できているから問題はないであろうと思っていても、家族は徐々にできないことが多くなっていると不安に感じていたり、独居で家事がままならなくなっていたりなど、支援のきっかけになる情報も多い。

〇院内チームとの連携

▶院内の相談窓口を活用する。

外来で看護師が直接地域の相談窓口と連絡・調整することは時間的に難しい。患者・家族の意向を聴き、社会資源や制度の活用が必要な場合は、院内の相談窓口、がん相談や栄養相談などを紹介し、対応を引き継いでもらう。外来受診時の患者の様子や病状について、院内の相談窓口担当者と情報共有を密にすることが重要である。

(2) 第3段階　社会資源との連携・調整： 在宅チームへつなぐための支援

医療者が社会資源の活用を積極的に考えていても、患者・家族がどのように現状を認識しているのか聞き取る必要がある。社会資源を活用することは、患者・家族の立場からみると、誰かのお世話になることであり、家に他人が入ることによる新しい人間関係など心理的に影響することがある。患者の思いも鑑みながら、医療者のアセスメントを押し付けるのではなく、患者・家族が「生活の中でこんなことができたら、もっとよくなるだろう」という意向や希望を理解し、一緒に考える姿勢が大切である。

意思決定支援のポイント

▶治療などのターニングポイントを見極め、支援のタイミングを逃さない
▶患者の思いを解釈せずに聴き、寄り添う。

外来通院中の患者・家族は現在の状況や困っている症状について話すことはスムーズだが、これからどのように過ごしたい、こんなことができるとうれしいなど先を見据えた話をすることは難しいことが多い。

患者・家族は先々を見据えることが不安であったり、考えたくないと避けたり、その時に考えればよいと思っていたりとさまざまである。当然、外来通院で投薬内容の検討や現在の症状は重要だが、今後予想される疾病の増悪、進行、がん再発時など、治療方針を大きく変更せざるを得ないときなどのターニングポイントを、看護師はしっかりと見極めて支援することがもっとも重要である。

患者は、その時の身体症状や家族の言動などで気持ちが揺らぐ。時には患者が何度も同じことを繰り返し尋ねるので、「わかってない」「また言っている」と思うこともあるかもしれない。そんなときこそ看護師は気持ちや考えの揺らぎを理解し、患者自身が語り、患

者が自分自身の思いに気づくように寄り添うことが重要である。さまざまな社会的・経済的な課題に対しては、適切な支援が受けられるようにソーシャルワーカーをはじめ、認定・専門看護師など多職種で協働し患者に情報提供をしていく。こうした支援の中で、患者自らが疾病と向き合い、さまざまな課題を整理して必要な選択していけると考える。

自立支援のポイント

◇医療管理上の課題
▶患者の生活スタイルを聞きながら、管理の糸口を見つける
▶短期間でも訪問看護の利用を提案・検討する

　投薬管理や生活習慣での改善など、疾病により内容はさまざまである。生活の中で、どのように管理する必要があるのか、外来診療で問診するには限界がある。
　まず、患者・家族が簡単な日誌など、外来受診時に自宅の様子がわかるような記録をつけることも一つの方法であろう。場合によっては投薬を自己中断したり、処置方法が適切ではなかったりなど、実際の生活場面で実行できない要因を、医師と一緒に分析する。投薬などの医療管理を習慣化できるように、短期間でも訪問看護を利用して、生活の中での工夫をいっしょに考えてセルケア能力の向上を図ることを理解してもらうことが必要である。

❖生活・介護上の課題
▶病状経過を見据えたアセスメントをもとに具体的な介護の提案する

　外来受診の間隔が数週間から数カ月に及ぶため、病状経過を見据えて、社会資源の利用を提案しておく必要がある。急に具合が悪くなってからでは対応が遅れる場合が多く、外来受診のタイミングで今後の病状経過を見据えたアセスメントをもとに、患者・家族がどう過ごしたいかを考え相談し決めていけるよう、院内の相談窓口を紹介する。ただ相談できる場を紹介するのではなく、看護の視点でこれから介護上必要になると予測していることや排泄・食事の問題を伝え、介護についてわかりやすく具体的に患者に提案することが大事なポイントである。

○在宅チームとの連携

　病状をうまく他者に伝えられない高齢者も多く、また外来通院中に物忘れがひどくなったり、今までできていたケアができなくなっていたりすることがある。すでに介護保険など社会資源を活用している場合は、ケアマネジャーや訪問看護師から外来看護師に在宅での様子を情報提供をしてもらい、受診時のかかわり方を具体的に教えてもらうとよい。また逆に、前回の受診時と患者の様子が異なっていた場合は、外来看護師からケアマネジャーや訪問看護師に連絡し、自宅での様子について情報提供してもらうとよい。
　在宅チームと療養生活についてタイムリーに情報共有し、外来受診のタイミングで適切にかかわることで、病状の悪化を未然に防ぎ安定した療養生活を送れるように支援することが必要である。

外来通院中のがん患者への支援の必要性

　一般的な外来通院中の患者への支援をもとに、次に、がん患者への支援をまとめる。

　外来通院中のがん患者は、外科的手術後に創傷ケアやストマなどの医療処置を在宅で自立して行いながら、抗がん剤の内服や化学療法などの治療を継続している。これらの外来通院中のがん患者の中には、始めは自立していた医療処置や療養生活が何らかの理由により不安定になり、療養生活を継続するために地域のサポートが必要になる場合も多い。また、外来受診でがん告知をすることが多く、患者の精神的支援も不可欠である。

　このような状況の患者を支えるために、外来看護には病棟における退院支援・退院調整や訪問看護における看護展開とは異なる、「外来独自の看護展開」が必要である。抗がん剤の副作用や医療処置などの医療的な支援にとどまらず、就労や子育ての不安などに対する相談支援などさまざまな角度から支援が必要である。長い時間軸の中で支援のタイミングを逃さず、患者の QOL が維持・向上できるよう支援することが重要である。

外来通院中のがん患者への支援の流れとポイント

病院の外来看護による支援

第1段階 / 第2段階　受診時に患者の身体的・精神的変化をとらえ、積極的に患者にかかわり、生活状況を把握しながら病状理解やセルフケアの継続をアセスメントする。再発時など治療方針が変更されるときには医師と情報共有し、支援のタイミングを見極める。これから起こり得る病状変化に対して、積極的に治療に参加できるように生活の中での工夫を支援し、社会資源の活用を、患者・家族、院内多職種と検討する。

第3段階　起こり得る病状変化を予測し、患者・家族の意向を聴きながら、在宅での療養環境を整える。化学療法中は抗がん剤の副作用の出現や患者・家族の不安に対し、短期間でも訪問看護を積極的に利用することを検討する。訪問看護師との連携を密に図るため、院内の連絡窓口を明確にする。

訪問看護による支援

準備期 / 開始期　病院の医師・看護師やケアマネジャーから基本的情報を得ることは必須であるが、その時々で気持ちの変化が起こることがあるため、患者・家族の治療に対する思いや今後の生活の希望を聴き、セルフケアができるようにサポートする。生活を支えるために、化学療法の副作用による心身の状態や治療の継続の意思を他の職種と共有する。

安定期　セルフケアができている場合は、訪問回数を減らしながら徐々に一旦中止することを看護計画に入れていく。中止の際は、いつでも再開できることを説明し、状況に合わせて電話などで連絡を入れる。一連の経過は病院看護師やケアマネジャーに伝え、連携を図る。

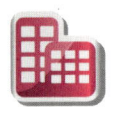

病院の外来看護による支援

第1段階 第2段階 情報収集とアセスメント

(1) 外来での情報収集

▶病棟と外来の連携を強化し、患者情報を共有する
▶患者の生活スタイルを考慮し、適切な治療・支援が受けられる体制を構築する

　入退院を繰り返しながらがん治療を行うことも多く、入院中に治療や生活上の不安などをすべて解決できない。退院調整スクリーニングに該当しない患者や入院治療が順調に経過した場合は、病棟から外来に看護サマリーとして患者情報を伝えることは少ない。短い在院日数の中で、外来で必要としている患者情報を病棟と協働して収集するなど、病棟・外来間の連携を深めることが必要である。

　がん治療を行ううえで、検査結果は重要な意味をもつ。副作用の出現やがんの再発など、患者は検査を行うたびに患者・家族は不安と期待とのはざまで葛藤している。検査結果がよければ問題ないが、検査結果で病状の進行が認められても、自覚症状がなければ検査結果の説明は時間経過とともに曖昧になっていることがしばしば見受けられる。高齢者の場合は特に、検査結果を説明するときにできる限り家族に付き添ってもらい、これからどのように過ごしたいか聴くことも必要である。

　女性特有のがんの場合、子育て中であったり、治療後に妊娠を希望していたり、今後の生活に不安を強くもっている患者も多い。子育て支援や妊孕性の温存など、がん治療と生殖医療についても医師と協働しながら患者に情報提供し、適切な治療が受けられるよう支援体制を構築していくことも求められている。

　がん治療中であれば副作用の出現や再発への不安、経済的な不安など支援の必要性は高齢者に限らない。通院しながらの生活をどのように考えているか、傾聴しながら精神的支援していくことも外来看護師の役割である。

(2) 支援の必要性をアセスメント

意思決定支援のポイント

▶患者が積極的に治療に参加できるように、生活の中での工夫を見出すよう支援する
▶必要な医療・介護について患者・家族と共有認識をもつ

　患者が積極的に治療に参加できるように、患者とともに生活の中で工夫することを見出していけるよう支援する。外来通院中は、特にアドヒアランス*を高める支援が必要となる。

　＊アドヒアランス：患者が主体的となり、自身の病態を理解し、積極的に治療方針の決定に参加し、服薬、食事療法、そして生活習慣の改善を行うこと。

がん治療を受けている患者は受診のたびに、がんが縮小していないかという期待と、いつ治療ができなくなるか、検査結果が悪いのではないかなどの不安が混在している。こうした複雑な心境の患者・家族は、受診のタイミングだけで意思決定をすることはかなり困難である。患者の意思決定を促すときの参考として「悪い知らせを伝える6段階プロトコール：SPIKES」（表2-4）を示す。

社会資源の活用については、医療者が積極的に考えていても、患者・家族がどう現状を認識しているのか聴き取る必要がある（表2-5）。社会資源の活用は、患者・家族の立場からみると誰かのお世話になることであり、家に他人が入ることによる新しい人間関係などが心理的に影響することがある。患者の思いも鑑みながら、医療者のアセスメントを押

表2-4 悪い知らせを伝える6段階プロトコール：SPIKES（要約）

> S：setting（場の設定）
> 　環境を整える。タイミングを図る　患者の話を聞く技術
> P：perception（患者の病状認識を知る段階）
> 　患者の言葉で病状をどのように理解しているか、どのような気持ちでいるか語ってもらう
> I：invitation（患者からの招待）
> 　患者がどの程度の情報開示を求めているか、心の準備ができているか確認する
> K：knowledge（患者に知識と情報を提供）
> 　患者の病状認識・理解度に応じて始める
> 　情報を少しずつ、患者の理解度を何度も確認する
> E：emotion（患者が抱く感情に共感を込めて対応する）
> 　思いやり、共感をもって対応する。きわめて重要な段階
> S：STRATEGY/SUMMARY（方針とまとめ）

（東京大学病院ホームページ <http://www.h.u-tokyo.ac.jp/vcms_lf/pailiative5.pdf> より筆者作成）

表2-5 外来通院中のがん患者へ在宅療養支援の介入をするタイミング

タイミング	支援内容
医療処置を伴う場合	在宅酸素やHPN（在宅中心静脈栄養法）、ストマケアなどが該当する。 自宅環境の情報収集を行いながら、医療処置がシンプルに安全に行われるよう工夫する。医療処置がある場合、患者・家族も戸惑うことも多いので、訪問看護の利用をすすめる。
ADL低下が予測される場合	骨転移からADLの低下が予測される場合など、病状そのものにより日常生活に不都合なことが生じていないか観察する。 自宅環境の情報収集を行い、特にトイレへの動線など排泄や、買い物を含めた食事に関する工夫やサポートの必要性を、患者・家族と検討する。
抗がん剤治療ができなくbest supportive careになった場合	患者・家族の意向や思いを傾聴する。今後の療養のイメージを共有し、患者がどのように過ごしたいと考えているかを一緒に考える。 病状によっては短期間に検討しなければならないこともあるので、病状経過を予測しながら対応することが必要である。
その他（経済面や養育の支援など）	経済的支援として利用できる社会保障制度を紹介したり、養育については子育て支援などを紹介するなど、ソーシャルワーカーと協働し、患者が安心して療養できるよう支援する。

しつけるのではなく、「生活の中でこんなことができたらもっとよくなるだろう」という患者・家族の意向や希望を理解し、一緒に考える姿勢が大切である。

自立支援のポイント

◇医療管理上の情報収集と症状マネジメント
▶治療方針の理解状況を確認し、副作用や病状変化時の対応を説明する

　患者・家族にがん治療や症状に対する思いを傾聴し、治療方針をどのように理解しているか聴きながら、投薬の副作用や副作用出現時の対応について説明する。心理的・社会的な問題が治療や副作用対策などに影響していることもある。患者・家族とのコミュニケーションを良好に保ち、安心・安全に治療が継続できるよう支援する。主な症状マネジメントだけではなく、便秘や栄養管理、睡眠などの症状も、受診時に情報を得ながら対応できることが望ましい。（がん終末期については、前項の詳細を参照。）

抗がん剤治療：経口抗がん剤を服用している場合は、正しく服薬しているか情報収集することが重要である。自己中断しないよう、休薬期間が守れるように指導するとともに、指示された服薬方法が実行できない場合はその要因を見極め、その意味を患者とともに考え、患者が自分なりの工夫を見出せるよう支援することが必要である。診察前後に休薬期間を正しく理解し自己管理できているか、内服状況を確認したり、受診時に感染や手足症候群を予防する工夫ができているか確認することが必要である。抗がん剤治療のパンフレットや内服日誌を利用してみることもよい。また、患者・家族は抗がん剤の副作用出現に強い不安をもつことも多い。受診時以外でも相談できる体制を化学療法室と協働して整えておくことが重要である。

❖生活・介護上の情報収集とケアマネジメント
▶患者の身なり・反応などから生活上の変化をいち早く察知する

　前回の外来通院時と比較して、患者の身なりや外見から体重の増減や皮膚の変化（湿潤状態や落屑の増加）などを観察し、自宅での生活を予測し、情報収集する。がんの場合、今後の治療方針を医師に確認しながら、再発や転移などのターニングポイントに今後予測される状態（ADLやIADL）を検討し、社会資源について患者・家族に情報提供する。

(3) 院内チームとの連携

　がん治療を継続していくなかで、患者・家族が治療の継続を迷ったり、ほかの治療法がないかと考えたりする場面がある。また、診察時に治療に対する思い伝えすべて納得できるわけではない。当院にはがん専門の相談窓口があり、がん専門看護師や緩和ケア認定看護師、ソーシャルワーカーなど多職種で構成され、さまざまながん治療に関する相談を受けている。患者・家族が納得して治療を受けられるよう、このようながん専門の相談窓口を提案することも必要である。

　また、抗がん剤治療中の患者支援として、化学療法認定看護師と協働して「投薬管理のパンフレット」や「マニュアル」などを作成し、副作用出現時の対応について共有する。リンパ浮腫や乳がん患者の精神的支援などについて、関連する認定・専門看護師と情報共有しながら対応を相談できる体制づくりも必要である。

コラム

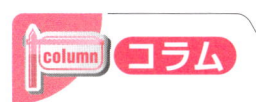

肺がん骨転移で病的骨折が予測された患者へ支援した事例

Aさん　60歳代　女性　肺がん　独居

　Aさんは、肺がんで経口抗がん剤治療を受けていた。外資系会社に勤め、定年後ボランティアなど活動的に生活されていた。

　呼吸器科受診時に、本人より「右腕の痛みが徐々に強くなり、物が持てないので、ボランティア活動にも支障がある。腕も診てもらいたい」と希望があった。呼吸器内科受診後、整形外科へ併診となり、レントゲンの結果、骨転移と診断された。オピオイドが処方され、骨折しないように強い力を加えないことを指導され、骨折予防のため上腕部の装具を着用することとなった。整形外科外来看護師は、Aさんが独居なので買い物や入浴介助など介護サービスなどの利用を提案した。Aさんは、「今はサービスを受けるより介護保険申請だけを行い、買い物などは近くに住んでいる弟夫婦を頼ることにする」との意向であった。そこで退院調整部署のMSWに連絡し、MSWから介護保険申請について説明を行い、居住地区担当の地域包括支援センターを紹介した。

　1カ月後、呼吸器科の予約受診時、内科外来看護師が苦悶の表情ですわっているAさんに気づき声をかけると、「昨日浴槽で足を滑らせ、腕で体を支えたら激痛が走った、腕も形が変わって折れているかも…」とのこと。そばに義妹が付き添っていたので、介護保険申請について確認すると、「申請に行ったが、ADLが自立しているので要介護認定が下りないかもしれない」と言われ申請しなかったこと、また、義妹はAさんと相談して同居することも考えていた矢先であったことがわかった。

　呼吸器科受診と併せて整形外科に再度受診した。整形外科医より骨転移部が病的骨折を起こし、手術が必要と説明された。Aさんは「自分のことは自分でやれるようにしたい」と手術を希望した。手術の準備を説明しながら、退院後の療養先についてAさんに尋ねると、「弟夫婦に迷惑をかけるけれど、一人で暮らせなくなったときは同居させてもらうつもりだった。だからこそ、できることは自分でやれるようになりたい」と話した。義妹も「いつも心配していたので、一緒に暮らしてもらいます」と笑顔で話されていた。Aさんと義妹に、退院までに介護サービスが利用できるよう調整する必要があることを説明し同意を得た。

　整形外科で即日入院手術となり、整形外科外来看護師から、退院調整部門に入院後の継続相談を依頼した。後日、退院調整部門担当者より、弟夫婦が地域包括支援センターと連携し住環境を整え、予定通り術後1週間で退院すると連絡があった。

　退院1週間後、整形外科に抜糸のため受診。受診時に、整形外科外来看護師が自宅の様子を尋ねると、「訪問看護の利用も開始した。病気のことやこれからの治療のことを相談にのってもらい、心強い」と話された。その後、外来看護師と訪問看護師間でAさんの手帳を連絡ノートのように使って情報を共有している。

第3段階 社会資源との連携・調整

(1) 在宅チームへつなぐための支援

意思決定支援のポイント
▶ 患者・家族の生活状況やニーズを丁寧に聴き取り、ニーズに合わせた支援を検討する

　　患者に在宅での過ごし方の意向を聴き、あらたな通院手段や福祉用具の利用によりで療養生活を維持していけるのか、介護サービスも利用したほうがよいのか、ADLの状況や家族の支援の有無を確認しながら検討する。若年層の患者も多くなっているので、患者・家族のニーズを丁寧に聴き取り、ニーズに合わせて検討する。

　　すぐに社会資源を活用しない場合でも、地域にある相談窓口を紹介しておく。患者・家族の承諾を得て、相談窓口に情報提供することも必要である。

自立支援のポイント
◇ **医療管理上の課題**
▶ 患者の病状や患者のニーズに合わせた訪問看護の利用を検討する
▶ 訪問看護との役割分担を明確にする

　　抗がん剤治療：治療が安全に行われるように、副作用への対応や患者・家族の不安が強い場合は、治療開始直後から短期間でも訪問看護との連携を検討する。また、皮膚埋め込み型ポートから抗がん剤の注入を行い自宅で抜針する治療方法の場合は抜針の介助や治療終了後の病状観察を、一時的に中心静脈栄養法を導入しながら化学療法を併用する場合は中心静脈栄養法の管理を含め、訪問看護を積極的に利用することを提案する。訪問看護と連携することで自宅での様子もわかり、患者・家族の心理的支援も可能となる。

　　医療処置：ストマケアや創傷処置がある場合、退院後、自宅で安全に簡便に行われているか、訪問看護と一緒に工夫しながらセルフケアを高めることも可能である。
　　ソーシャルワーカーなど院内専門部署から患者・家族へ、訪問看護ステーションについて情報提供してもらう必要がある。特に、がん末期ではないので、訪問看護の利用は注意が必要である。

◈ **生活・介護上の課題**

　　食事：高齢患者の場合は体力がなく、また抗がん剤の副作用による手のしびれなどにより買い物に行きづらくなり、十分な食事がとれていない場合もある。特に上部消化管のがんの場合、退院後の栄養管理は重要である。入院中の栄養指導が退院後に実践できているか、買い物や食事の準備を含めて対応できているか、情報収集する。医師と相談の上、栄養補助食品の提案や、ADL低下のため買い物などが難しければ配食サービスの利用を検討する。また、院内にNSTチームが活動している場合は、退院後の栄養管理について相談できる体制を整えることも必要である。

　　移動：通院方法や自宅での環境について確認し、支援の必要性について患者・家族と共有する必要がある。たとえば、歩行安定のために歩行補助具の提案などもよい。若年層の患者は介護保険の利用が「がん末期」に限られるため、一時的に車いすや歩行補助具が必要な場合、自費でのレンタルを提案する。

経済的負担等：がん治療を行いながら仕事をしている場合は、経済的な負担感や就労の問題を抱えている患者も少なくない。高額療養費制度や限度額認定証、就労支援などについては、ソーシャルワーカーに相談できることを情報提供する。

(2) 在宅チームとの連携

　外来化学療法中は訪問看護を中心に在宅チームと連携し、症状マネジメントを図ることが望ましい。症状マネジメントは継続的に相談・連絡が取れる体制が必要である。特に高齢者の場合は、ADLの低下や介護状況の変化に合わせて介護保険により訪問看護を利用する。訪問看護師やケアマネジャーから院内への連絡窓口を明確にして、連携しやすい体制をつくる。

　今後の治療方針や予測される症状に合わせて、在宅で安定した療養生活が送れるように在宅チームと連携して支援する必要がある。

（山内真恵）

コラム

療養について近親者と相談せずに受診する患者を、地域包括支援センターにつないだ事例

Bさん　85歳　女性　直腸がん　一人暮らし

　直腸がんに対し経口抗がん剤治療を行っていたが、奏功せず、がん末期と医師から説明された。今後の療養について家族と相談するよう伝えられた。本人は「近親者は姪で、よく面倒みてくれる」と話す。医師から今後の病状を考え、どのように過ごしたいか、姪と相談するようにと、ホスピスや在宅療養などについて具体的に説明された。しかし、外来受診のたび、姪とはまだ相談していないという状況が数カ月続いた。

　毎回、Bさんに尋ねると「次回の外来までに、姪と相談する」と答える。また、自覚症状が乏しいためがん末期と理解しがたく、ADLも自立していたため、介護保険サービスの必要性も感じていなかった。さらに詳しく生活状況を尋ねると、体力低下のため買い物が難しい状況であることがうかがえた。そこで、生活支援を切り口に、ヘルパーの利用を提案した。担当の地域包括支援センターには当方からも連絡することを了解していただき、地域包括支援センターの担当者に介入を依頼した。

　数日後、地域包括支援センター担当者から連絡があった。自宅での生活状況からヘルパーの支援を受けること、さらに、姪はまめに電話連絡しておりBさんのことを気にかけていること、姪にBさんのこれからの療養生活をどう考えるか相談できたこと、姪は病状が心配なので一緒に受診する方向で検討しているという内容であった。

　次の外来受診日に、姪が付き添って来院し、今後の療養について経済面も含めてBさんと一緒に考えてもらうことができた。病状が安定しているため数カ月ごとの受診であるが、現在も地域包括支援センターをとおして生活状況を把握しながら支援している。

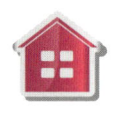

訪問看護による支援

準備期 開始期 在宅療養開始にむけた情報収集と療養生活が安定するための支援・ケア

(1) 外来でがん治療中の療養者への訪問看護による支援と情報収集

訪問看護による支援の必要性

　外来化学療法など、外来でがん治療継続中の療養者には、在宅で自分の健康管理を行うセルフケア能力が十分に発揮できるような支援が必要である。身体的・精神的・社会的に苦痛を伴う侵襲性の高い化学療法中に、療養生活のどのようなときに困っているのかを、外来の医師・看護師のかかわりだけで十分にサポートできるとは限らない。

　次の外来まで身体症状が出現しても、どこに連絡をしたらよいかわからなかったり、病院へ連絡することを躊躇する療養者や家族もいる。また、抗がん剤の副作用で食欲不振に陥り、体力の回復が経口摂取のみでは困難なときに在宅中心静脈栄養（以下、HPN）を行う場合や、これまでは療養者自身でストーマの交換ができていたが、副作用で一時的にセルフケア能力が低下し交換する家族もいない場合など、医療的な処置を自宅で行う際に医療者の介入は必須である。

　PD（progressive disease）と診断され治療困難になり、自宅を看取りの場所として選択した療養者に訪問看護を導入するだけはなく、通院治療中から病院の医療者と訪問看護師が連携し、療養者がセルフケアができるよう支援し、QOLを高める支援が必要である。

地域ケアにむけた情報収集と在宅療養支援

　外来で化学療養を受けているなど、通院治療中の療養者の患者情報を得ることは、やや困難がある。入院患者の場合、患者情報は退院時に看護サマリーなどで得るなど機会は多くある。しかし、通院中の患者に訪問看護が導入されたとき、現在どのような状況で抗がん剤治療を受けているのかという情報は、口頭や文書として入手しにくい状況である。もちろん医師からの訪問看護指示書により、疾患名・内服状況・化学療法などの大まかな情報や検査データは事前に得られる。しかし、本人の生活状況や家族状況は外来で把握できないまま、少ない情報で訪問看護を開始することがある。そのため、訪問看護の開始と並行して情報収集を行うことがある。

　また、通院中の療養者への訪問看護の依頼は病院からのみでない。家で看ていくことに不安を感じる家族やケアマネジャーからの直接依頼もある。訪問看護を開始して、療養者とかかわりながら、必要な情報を得て行くことも必要となる。

(2) 療養者・家族の情報と安定するための支援

🅿 療養者・家族の意向と意思決定支援のポイント
▶在宅でのセルフケア能力のアセスメントし、訪問看護の必要性を明確にする
▶治療に関する理解と不安などについて把握する

▶治療を行いながら、どのように今後生活をしていきたいのか聴く

　外来通院中の療養者・家族は、治療が継続することに希望をもち、つらい治療を受けることで将来に期待する一方、抗がん剤の副作用で今までの生活がどのように変わっていくのか、また効果がなかった場合はどのようになるのか、不安を抱えている。しかし、医療者が先を見越して健康管理上のサポートが必要だからと訪問看護の調整を行うと、「なぜ治療を受けて元気になる自分に、訪問看護が必要なのか」と療養者・家族ともに在宅サービスの受け入れを拒否することがある。

　医療者の考えている予測と療養者・家族が考えている今後の経過とのずれが生じないように、どのような目的で訪問看護を導入するか、訪問看護師の役割をまず外来で丁寧に説明していく必要がある。その際に、まず療養者と家族ががん治療を継続しながらどのような生活をしているのか、またはしていきたいのか、その生活を送るために何が必要なのかを一緒に考える必要がある。

　たとえば、仕事している療養者や体力が回復した後に職場復帰をするなどの希望がある療養者には、職場との調整は必要であるが、その目標に対してHPNが必要な場合は夜間に1日必要摂取量を投与し昼に活動できるように調整するなど、無理なく、より本人の意向に添えるような支援が大切である。そして、療養者・家族の意思の伝達能力や理解度によっても意思決定に変化が生じるため、その意向を明確にしておく必要がある。

　化学療法は治療費が高額であり、また仕事も休まなければならないなど、治療を行う際にかかる金銭的負担に療養者・家族は不安を感じていることがある。高額医療費の助成制度などは訪問看護も対象になるため、情報を得ているか確認し、必要に応じて行政への連絡や病院内のMSWとの連携により解決できるような不安因子をできるだけ少なくしていくなど、訪問看護の導入時からかかわる必要がある。

療養者・家族の情報と自立支援のポイント
◇疾病管理上の情報と疾病管理
▶がん治療の経過：
　・手術式により、日常生活の管理の必要性を予測する
　・副作用の状況、身体的所見、骨髄抑制の時期、検査データなどを把握する
　・今後の治療計画から、今後の通院状況・予後の予測をする
▶高血圧、糖尿病などの生活習慣病や精神疾患の既往歴の有無などを確認する
▶医療処置が必要な場合（HPN針交換など）は、セルフケアの状況や医療材料の配給ルートを確認する

　がん治療の経過：治療の経過や現在の治療状況の情報を得ることが必要である。たとえば術式を知ることで、ダンピング症候群や逆流性食道などさまざまな症状が引き起こされる可能を予測する。手術後の化学療法により体力低下が著しい場合などは、食事や生活習慣に対して助言を行うことが重要なかかわりになってくる。また、抗がん剤の種類によっても骨髄抑制や感染リスクが高くなる時期が異なるため、治療スケジュールを把握して、何クール目であるのか、今後どのような治療計画なのかを知る必要がある。患者・家族が自立し治療について理解しているときは、本人から情報を聞き、その内容を病院側の医療者に確認をとる方がスムーズな場合もある。

　既往歴：治療中の血圧や血糖値への影響にも注意する。抗がん剤によっては血圧を上昇させるものがあり、また副作用のためにステロイド剤などを使用する場合やさらには免疫抑制剤（インターフェロンなど）を使用する場合などは血糖の上昇が考えられる。高血

圧や糖尿病の生活習慣病がある療養者には、特にその管理が必要になる。そのため、血圧・発熱などの経過記録を患者や家族に付けてもらい、訪問看護師が訪問しない日の状況が経時的にわかるようにしてセルフケアを行っていくことが必要である。

うつなどの精神疾患がある療養者は、HPNをしながら摂食状況の改善をしている際に介入が困難になることがある。また、治療中に精神的に不安定な状況に陥ることがあるため、既往歴を理解する必要がある。

医療処置（HPN）：HPNを導入する際には、ポンプ・量・薬剤は保険適応か確認が必要である。医療材料や衛生材料の配給ルートや針交換の頻度も確認する。また、薬液や針交換を在宅で誰が行うのか、療養者・家族でどの程度できているか確認し、訪問看護による支援の頻度を検討する。

※生活・介護上の情報と生活支援

▶家族構成：
・家族の介護力や理解力→医療的処置を誰が行うか、緊急時に対応が可能か確認する
・感染源になる家族がいるのか→子どもとの同居の有無

▶日々の生活パターンや1週間の生活状況から訪問による支援や医療処置の時期などを検討する

▶化学療法中の患者は介護保険（優先となる）と医療保険の確認を行う

家族の状況：すでに介護保険が申請されている場合はケアマネジャーから、家族状況やその他の手帳・生活保護なども含めた情報を得ておく。しかし実際に治療が始まり医療処置が開始されると状況が異なることがあるため、訪問しながら家族のアセスメントを行う必要がある。また、1日や1週間のスケジュールを知ることで、生活習慣や今後の介護の体制をアセスメントすることができ、訪問による支援や医療処置の時期などを検討する。

介護保険：化学療法中の療養者に訪問看護が導入される場合は、がん末期ではないので介護保険による導入になるため、介護保険の対象とのなる療養者には申請してもらうことになる。おおむね外来化学療法中で自宅にいる人には介護保険の認定がおりることが少ないので、まずは医療保険で入り、介護が必要になってきたときに介護保険をタイミングよく申請する場合が多い。

独居や高齢者夫婦などで食事の準備ができない場合など生活面でサポートが必要な場合は、介護保険の申請を早期に行い、ヘルパーなどの利用を検討する。

緊急時の対応：緊急時の対応を決めることは最も必要なことである。緊急で何か起こるのではないかという不安が生活の乱れとなり、在宅療養が継続できなくなることがある。緊急時の最初の連絡先など細かく決めておく必要がある。また、訪問したときに誰も出てこない場合や災害時なども想定して、連絡方法や対応を決めておくとよい。訪問看護の緊急連絡先を目立つところに貼ってもらうなどの工夫も必要である。

日常生活の支援：感染予防や食事、排泄についてのケアが必要である。感染を予防するために、手洗いの奨励や人ごみなどへの外出を制限していく。しかし、療養生活をしていると療養者の価値観や家族の理解などにもより、特に外出の制限は困難になる。常に感染予防の必要性と起こりうる可能性の説明をする必要がある。また、口腔ケアはとても大切なケアとなる。環境調整として、室温の調整がどの程度できているかを感染予防の面でも確認することは、四季の生活を支えるために必要である。

(3) 病院との連携のポイント

▶ 地域との連携を図る病院側の窓口を決める
▶ 外来受診時に同行し、医師や外来看護師と顔の見える関係作りをする
▶ 状態変化があったときや夜間の緊急時の連絡先・方法を確認する

　外来で化学療法中の療養者の情報を細やかに収集することは困難である。また、医療的な処置（HPNなど）で緊急に病院のサポートが必要なときもある。事前に得られた少ない情報で初回訪問前に療養者の部分的な見立てを行い、実際にかかわりながら立体的にアセスメントを行い、今後の見通しを検討しケアを行っていく必要がある。

　訪問看護導入時に、まず、病院で誰が窓口となり訪問看護と連携を取るのかをあらかじめ決めておく。病院側から訪問看護の依頼があった場合は、地域連携室などの看護師が窓口になることが多い。しかし、療養者や家族から依頼を受けたときは、訪問看護指示書を医師に依頼する際に、誰が病院の窓口になるのか確認する。

　治療説明書や検査データでは情報が足りない場合は、外来受診時に同行し、主治医から副作用の状況や今後の治療などについて早めに聞いておくと、病院と在宅チームとの連携がしやすくなる。外来同行の際にはあらかじめ文書などで医師へ連絡し、同行目的を医師に伝えておくと、短い診察時間の中で必要な情報が得られる。また、今後のことについて患者・家族にどのように説明をしているのか、予後についても確認していくことが大切である。そして、骨髄抑制の時期を知ることや強い副作用が出た場合の受診・入院のタイミングなど検討していくことも必要となる。

　また、外来受診時の連絡ノートを作成し、状態などの情報提供や、薬剤の変更や検査データなどの情報交換に利用し連携するとよい。状態変化があった場合の医師への連絡方法緊急時の連絡方法を決め、夜間でも対応ができるような体制づくりが必要となる。

コラム

ケアマネジャーから通院中療養者への訪問看護の依頼を受けたときのポイント

　ケアマネジャーからの情報を得た後に、訪問看護指示書を依頼する際には看護師から行い、病院側の医療者から病状など療養者の情報の把握を行うとよい。その後は必ずケアマネジャーへ連絡を行い、連携を図ることが必要である。

療養者・家族からの直接依頼を受けたときのポイント

　まず療養者の状態の把握のために訪問し、心身のアセスメントを行う。訪問看護の必要性があると判断した場合は、療養者や家族も希望していることも主治医に伝え、訪問看護指示書を依頼する。治療中なので訪問看護が必要でないと判断する医師もいる。そのときは受診時に同行して、在宅で医療者がかかわることで療養者のセルフケアの向上が図れることを説明し、必要性を説明する。

| 安定期 | 療養生活を継続・自立するための支援・ケア |

(1) 安定期の療養者・家族の状況

　安定期に入ると、医療的なケアが持続的に必要となり、そのことが生活の一部になってくる。そのため、医療ケアの指導という観点での訪問看護の必要性が低くなっていく。しかし、安定期であっても抗がん剤で治療中の患者は身体的な変化が起こることがあるので、緊急時に連絡がとれ対応できる訪問看護師の役割は重要である。また、常に説明されてはいても、変化が起きたときに療養者・家族は動揺し、在宅での生活を継続することがストレスになることがある。また、このような療養者には、在宅療養で安定期になると新たな治療が開始されることがあるため、治療に向けての継続した健康管理支援が必要となる。

(2) 継続・自立するための支援・ケア

🅿 意思決定支援のポイント
▶化学療法に関する理解、継続・中止などの意思決定支援を行う

　HPNの管理や医療的ケアに療養者・家族が慣れ、落ち着いてきたときは、訪問看護からの自立を視野に入れながら訪問回数を減らしていき、どこまで自立してできるのかを確認して行く。また、仕事などの再開時期も医師と連携し検討して行く。
　化学療法を継続している療養者や、術後HPNが必要で落ち着いてから化学療法や放射線治療を受ける療養者には新しい治療が開始されることがあるため、継続して訪問看護が必要な場合もある。どのような生活をおくりたいのかを、再度この時期に聴く必要がある。
　予後に関する話を早めに行い、治療は必要だが辛い治療に耐え今後の生活に希望をもっている療養者に対しては執拗に聞かず、どのように生活したいのか、どのように自分の疾患を考えているのか、また化学療法についてどのように考えているのかなど、本人が話したいときに聴く必要がある。その内容は家族や主治医、病院看護師とも共有し、本人の意思に沿って治療が進められるように支援する。

🅿 自立支援のポイント
◇**疾病管理**
▶訪問看護の継続・一時中止などを検討する

　治療が開始される場合は、開始状況や開始されての変調について観察していく。また、検査データや身体症状のアセスメントを行ない、状況に応じて医師に確認する。
　セルフケア能力が高まり自立していくと、徐々に自己流の体調管理や医療的ケアになる。HPNなどの方法についても定期的に処置の確認をし、感染や皮膚トラブルにならないようにし、病院看護師と連携し、外来での継続看護を依頼する。

❖**生活支援**

　生活が整っており自立ができているのであれば、訪問看護の回数を減らしていきながら経過をみる。病院の窓口の看護師やケアマネジャーとの連携を図り、訪問看護が必要でないと判断した場合は、一旦、中断に向けて検討を行う。

(3) 主治医、在宅チーム内の連携のポイント

▶訪問看護を終了する際には連携先に相談・報告し、終了後も定期的に病院とケアマネジャーと連携を図る
▶訪問看護再開がいつでも可能であることを伝える

　療養者・家族の医療処置が自立し、訪問看護の役割が目標に達したので終了する場合、医師と連携し、必要なときは再開できることを伝える。また、ケアマネジャーには現状と訪問看護が一旦中断すること、症状の変化に応じて再度訪問看護が入ることも伝える。

　終了後も、療養者・家族へ定期的に連絡して状況を確認する。特に高齢者世代や独居の場合は、訪問最終日にいつ頃連絡をするか療養者・家族と検討する。必要ないとなったときは、病院の連携先にも連絡し、一時中止または終了となったことを伝える。

(4) 病院・外来との連携

▶予測される症状を患者に伝え、緊急時の対応を決めておく

　安定期入り化学療法の副作用も改善されてくると、医療的処置のセルフケアもできるようになり、訪問看護の頻度は少なくなっていく。しかし、下記のような状態がみられたら、緊急受診をすすめる。受診時には緊急連絡先に連絡し、症状を伝える。また、訪問看護記録も持参してもらい、日頃の状態を医療者へ理解してもらう。

感染兆候：発熱、呼吸困難、疼痛、急激な体重変化、食欲低下
がんの進行：疼痛、浮腫、食欲低下、意識の状況、排尿状況、骨転移・脳転移などの症状
身体症状の変化：脱水、筋力低下、褥瘡、貧血症状

（福田裕子）

コラム

外来看護師の判断で訪問看護が導入された事例

Cさん　60歳代　女性　胃がん末期

　外来化学療法を継続していたが、体重の著しい減少に外来看護師が気づき、訪問看護が必要と判断し、ステーションに依頼があった。外来看護師が今までの病状サマリーを送ってくれたので、依頼の翌日、スムーズに初回訪問できた。訪問時に訪問診療が必要と判断し、すぐ病院へ診療情報提供書の記載を依頼し、その日から訪問診療が開始できた。その5日後にCさんは自宅で亡くなった。もう少し早めに調整できたらと思う事例である。

家族の相談から訪問看護が導入された事例

Dさん　70歳代　男性　肺がん末期

　外来通院で、主治医から「これ以上治療がない。これからは在宅療養か緩和ケア病棟か決めてください」と言われた。「どうしたらよいか詳しい説明がなかった」と、妻が直接ステーションに相談に来た。状態がわからないので、病院の退院調整部門に連絡を入れ、今後についての説明を次回受診時に行ってもらうよう依頼し、当日、外来に同行した。主治医の説明後、Dさんは在宅に最期までいたいと希望、在宅サービスの調整を行った。

> ここに注目　編者のコメント

Comments

病院の外来看護による支援

　外来通院中の患者は地域で暮らしている生活者である。自宅での暮らしぶりや、生活の場である介護施設などの生活場面で変化はないか、悪化予防の視点でサポートを入れる必要はないか。今の暮らしを継続するための「在宅療養支援」を外来看護で強化することが、「入院回避」へとつながる。「入院」という環境は、高齢者にとって生活を根こそぎ変える危険性があることを、もっと意識してほしい。提供される医療は、「入院医療」が安全で効果的か、それとも「在宅医療」や「外来で提供される医療」が患者の生活を変えることなくQOLの維持につながるか、この判断を外来で行うことが、「地域居住の継続」になっていく。

　積極的な治療法がなくなっているにもかかわらず外来通院を続け、自宅で痛みや辛い症状をこらえ、「次に入院したら、もう帰れない」と覚悟をしているがん患者。その患者の様子を見ながら不安でつぶされそうな家族。緊急で外来受診してそのまま入院となり、病院で最期を迎えたがん患者。このような患者や家族がとても多かった。しかし一方で、外来看護師とともに「望む場所で暮らし続ける方法」を一緒に考えることで、訪問看護師のサポートを受けながら安心して在宅療養が送られることを知り、在宅医へ主治医も移行し、最期まで在宅療養を送れた患者も多かった。

　がん患者に限らず、「家での暮らしを組み立てる必要のある患者」を外来の医師と早期に共有して、必要な療養支援につなぐ仕組みを外来で構築していこう。外来での在宅療養支援も「3段階プロセス」で整理できる。

　「在宅療養支援を目的にした外来支援」と、「計画（予定）入院患者への退院支援アセスメントと退院時状態像の共有を外来で行う支援」の2つを、是非、これからの外来看護の取り組みとして行っていただきたい。

（宇都宮宏子）

訪問看護による支援

　「外来患者とかかわれる時間は短いが、外来通院中の時間軸は長い」とは、重要な視点だ。こうした患者にかかわっているからこその発見であろう。

　長い療養の経過中に療養者の状態も環境も変化してくるなかで、タイムリーなかかわりを短時間で行う必要があるという大変高度な看護介入が展開されている。漫然と外来患者を診るのではなく、ある程度経過の先を予想してメリハリのあるかかわりをしているということが表2-5を見てよくわかる。そのタイミングを見計らうために、日頃からのその療養者をよく知るということを行っているのであろう。

　外来看護師がこうした機能を発揮すれば、訪問看護師は手探りで療養者とのかかわりを始めなくてもよいのではないかと思った。「準備期・開始期」の「(1) 外来でがん治療中の療養者への訪問看護による支援と情報収集」（66頁）には、『本人の生活状況や家族状況は外来で把握できないまま、少ない情報で訪問看護を開始することがある』と書かれているが、本来は、外来看護の継続として訪問看護があってよいと思う。

　がん患者の場合は長い経過の中で、病院医療と在宅医療の両方を活用しながら療養する人も多いと思われる。病院の看護と訪問看護が普通につながっていけることを期待する。

（山田雅子）

第3章

疾病管理が必要な患者への在宅療養移行支援

1. 糖尿病患者への在宅療養移行支援
   ①血糖コントロール不良でインスリン導入の高齢者への在宅療養移行支援
   ②糖尿病腎症を併せもつ高齢者への在宅療養移行支援

2. 高齢の慢性心不全患者への在宅療養移行支援

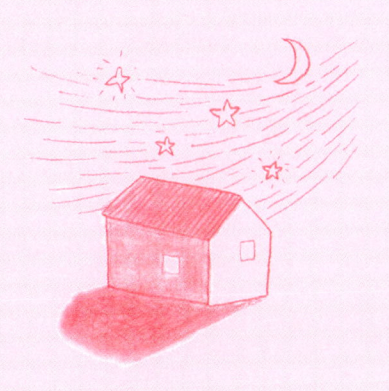

1 糖尿病患者への在宅療養移行支援

① 血糖コントロール不良でインスリン導入の高齢者への在宅療養移行支援

インスリンを導入する高齢者への在宅療養移行支援の特徴

　高齢者や、さらに医療者にとっても「インスリン導入」イコール「死ぬまで続けていかなければならない」「食事が制限される」というイメージが強い。その思いを抱え「なぜ、インスリン治療が必要なのか」を理解できないまま退院にむけてインスリン治療をすすめてしまうことは、今後の治療を継続できない大きな誘因となる。

食の楽しみを続けながら治療を継続する

　患者がインスリン治療を継続できるためには、インスリン注射を行うための手指の巧緻性や視力・理解度とともに、インスリン治療に欠かせない"食事を準備し食べる"という行動が、ある程度規則正しくできることが重要な鍵となる。普段あたり前のように食事という行動をとっているが、特に高齢の独居者にとっては、自由な生活の中で"規則正しく食べる"という習慣がないことがある。その上、食事内容は手軽な弁当や惣菜に傾き、高カロリー・高脂肪の食事であったり、身体機能の低下から買い物も困難で食事が思うようにできなかったり、経済的な問題を抱え食事が十分に摂れない患者もいる。高齢者に限らず、食事や間食には、友人や近所の人と会話を弾ませ、生きる楽しみとしての大きな役割も担っている。その楽しみも続けながら、インスリン治療を継続できるようにすることが必要となる。

　そのためには、糖尿病の合併症の程度、糖尿病以外の疾患や加齢による身体機能の低下、そして認知度の状況により、介護者や協力者が必要である。インスリン治療の継続とともに今までの人生の価値観を大切にしながら、必要に応じ社会的なサポートを整えられるように、入院中に身体面や精神面と共に生活状況を早期にアセスメントする。

今できている療養行動に焦点をあてる

　何よりも看護師は、セルフケアに結びつけずに負担が多いだけの血糖値の測定や食事の制限を課すのではなく、患者のインスリン治療に対する思いやイメージ、そして生活を知ったうえで、長年の生活を否定することなく、できている療養行動を見つけ、生活の中で工夫しながら、できていることを伸ばすことが求められる。

　インスリン治療は、手技やタイミングの違い、量の間違いにより、容易に生命の危機的な状況を招くが、うまく取り扱えば、不足したインスリンを補充することで身体に負担なく血糖値を安定させることができる。その治療効果が十分に発揮できるよう、在宅での生活状況を知り、その生活に合わせ、安全に継続できるようにすることが重要である。

支援の流れとポイント

病院の看護による支援

第1段階
外来初診時もしくは病棟入院時において、糖尿病の治療にインスリン治療が開始され継続する可能性があるかどうか、把握が必要である。
その時点で初めて糖尿病を診断された患者もいるので、糖尿病に対する思いや受け止め、今の思いを聴きながら、なぜインスリン治療が必要な状況であるのかを説明し、同時にインスリン自己注射手技習得のための身体的な状況を確認し、サポートが必要な状況かどうか判断する。

第2段階
自己注射手技習得のための指導は、患者が習得しやすい工夫などを加えながら、同時にインスリン治療に伴う知識が得られるようにチームで情報共有し、繰り返し重なるような指導をする。
また、同居の家族や協力者のいる場合は日程の調整をして指導を行い、サポートを必要とする場合はその調整を図る。

第3段階
在宅でのインスリン治療継続のための食事体制を確認もしくは整え、インスリン注射を安全に行えるように、社会資源との連携を図る。
医療機関は、高血糖や低血糖時の対応を明確にし、在宅チームが判断に迷うときの具体策を提示する。

訪問看護による支援

準備期
患者や家族の思いや意向などとともに、インスリン手技が獲得されているかを確認する。
また、食事などのセルフケア状況や社会資源がうまく患者の生活に合ったものであるか、情報を得ながら人間関係をつくる。

開始期
実際の生活の中で血糖値がどのように変化するのか、低血糖がないかなどをみながら、食事や間食などがインスリン治療に影響を与えていないかをアセスメントし、より安全な生活リズムが整うように支援する。

安定期
インスリン治療の安全な継続に向けて医療機関との情報を交換し、併発する疾患との兼ね合いとインスリンの量やタイミングが生活に合っているかを評価する。
また、今後の療養生活継続のために、認知機能や心理状況などの情報を共有しながら評価していく。

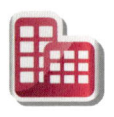

病院の看護による支援

第1段階　退院支援が必要な患者の早期把握（入院後48時間以内）

(1) 医療情報

糖尿病の程度
- 糖尿病の成因分類、診断までの経過（罹病期間）や誘因
- 血糖値および糖尿病のコントロール状況（HbA1c・グリコアルブミンなど）
- インスリンの分泌能（空腹時血中Cペプチドなど）
- 合併症の有無と程度（細小血管合併症：糖尿病神経障害・糖尿病網膜症・糖尿病腎症、動脈硬化性疾患：冠動脈疾患・脳血管障害・末梢動脈疾患）
- 血圧、身長、体重・BMI（体重歴）
- 足病変

　現在の糖尿病の程度がどの程度であるのか、その誘因がどこにあるのか、入院経過や検査データなどから現在の状況や影響している疾患の情報を得る。

　1型糖尿病のようにすでにインスリンが枯渇、もしくは2型糖尿病であっても著しく分泌能が低下している状況で、すぐにインスリン治療が必要な病態であるのかを判断する。空腹時の血中Cペプチドが0.5ng/mL以下であればインスリン依存状態と考えられ、インスリン治療が必須となる。

他疾患との関連
- 糖尿病が主病変なのか併発された疾患なのか
- 精神や心理機能（認知機能、うつ状態、意欲など）

　高齢者の糖尿病は、他疾患の治療時などに診断されることもあり、患者にとっては優先順位が低くなってしまう。また、がんや肝臓疾患、感染性疾患、腎障害などやステロイド使用など、それらの疾患や治療は血糖値へ大きく影響する。

　治療継続にあたり、疾患を理解するために必要な認知機能や日常の意思決定を行うための認知能力・意欲などの精神状態は、セルフケアの確立に欠かせない。

疾病管理（食生活）
- 摂取状況・量・内容、嗜好食品、飲酒、間食、外食、健康食品、買い物
- 咀嚼状況（噛み合わせ・義歯）

　インスリン治療において、食事や栄養摂取の手段により容易に血糖値が上下する。

　食事量（回数・時間・内容）とともに、噛み合わせや義歯などによる咀嚼状況が摂取時間・量・種類に関係し、体調不良を補おうと多くの栄養剤や健康補助食品を愛用している患者も多い。特に食後血糖を大きく変動させる炭水化物の摂取量は、簡便で安価な弁当や菓子パンやジュース類などにより影響を受けている。

(2) 入院前の生活情報（表3-1）

生活状況・身体機能

1日の生活のリズムを聞きながら、食事回数や食事時間・内容、日頃の活動範囲、同時にインスリン手技取得のための手指の動きや巧緻性、視力なども確認しながら情報を得る。

表3-1　生活情報の収集項目

生活状況	・生活リズム（食事回数・時間） ・活動量・運動習慣
身体機能	・入院前のADL・IADL ・視力 ・手指の巧緻性
社会・経済機能	・家族構成・経済状況・介護体制 ・かかりつけ医の有無

社会・経済機能

家族や介護者、介護支援の有無とともに支援が必要な状況かアセスメントする。そして、家族には疾患を理解し、よき支援者になってもらうために、介護が必要な状況の有無にかかわらず入院時から同時に介入を図り、両者に指導を行っていく。

(3) 患者・家族の思い

糖尿病に関する知識

- インスリン治療の必要性への理解
- 糖尿病に対する経験（本人・知人・家族）

心理状況

- 診断からどれくらいたっているのか。初めて診断されたのか
- 糖尿病をどのような病気と捉えているか
- インスリン治療へのイメージ
- 今後どうしたいのか

診断された時期や治療法の強化、合併症の発症、コントロール悪化などにより治療変更を伴う場合には特に考慮しながら、糖尿病やインスリン治療に対するイメージや知識を確認していく。たとえば、「急に糖尿病（インスリン）と言われ、驚かれたのではないですか」と問いかけ、「糖尿病（インスリン）と聞いて、まず何が難しいと感じましたか」と、糖尿病についての思いとともに、糖尿病に対するイメージを互いに確認しながら、根底にある原因などを会話をしながら明らかにしていく。そして、問題に気づけるように会話しながら、「血糖値が落ち着いてだるさがとれてきたら、どんなことをしますか」などと、今後の目標を確認する。

また、現在、患者の身体に現われている症状は、インスリンの不足や作用不足により引き起こされた高血糖であり、それがどのような原因や機序で出現しているのかなど、患者の状態に合わせて説明しながら情報を得る。体調不良の原因がはっきりすることや、どのような治療や行動が身体によい影響を与え、改善に向かっていくのかも伝える。その際、今までの人生で大切にしていることや生活などを聴きながら、信頼関係を築いていく。

第2段階 医療・ケア継続のための院内チームのアプローチ
（入院3日目〜1週間以内に開始）

(1) 退院支援計画立案にむけた院内チームの情報共有

- インスリン手技獲得するための身体的・精神的な問題の有無
- インスリン注射への思い（まずは、治療上の必要性の理解の有無）
- 家族や協力者の有無
- インスリン治療継続のための生活状況（食事や生活が規則正しいか、活動や職業上の問題がないか）

　手指の感覚が鈍かったり、震えや麻痺などの手先の動きや視力の衰えがみられるなど、インスリン手技獲得のための身体上の問題はないか、認知症や健忘症・精神疾患・脳血管障害の後遺症など精神面においての問題はないか。そして、それを支える家族や協力者（介護者）がいるのか。治療上必要な食生活や活動上の問題はないか。これらの項目について専門職がそれぞれの視点でアセスメントし、入院初期にカンファレンスで情報交換を行う。心理面に考慮しながら、できるだけ早期にインスリン手技獲得のための指導を開始する。

(2) 院内チームによる在宅療養にむけた支援

◉意思決定支援のポイント
▶患者・家族の意向（治療・療養生活の希望、ニーズ・不安の明確化）を聴く
▶意思決定・自立に向けた情報を集団指導（糖尿病教室への参加）や個別指導により提供する
▶意思決定のサポート・心のケアを行う

　糖尿病教室などを活用することで、インスリン治療への情報提供をそれぞれの専門職種が重なり合って行うことが知識習得へつながる。そして、同じ疾患をもつ患者間で交流し、経験や思い・悩みなどを共有することができる。また、個別にそれぞれの職種が指導を行うことで、個々の生活や状況に合った指導を提供しながら、患者や家族の意向や思いなどを聴くことができる。

◉自立支援のポイント
◇医療管理上の課題
インスリン手技確立
▶インスリン注射の練習は、患者本人のみで可能か、協力者が必要な状況か判断する
▶インスリンのデバイスや注入圧を、患者に合ったものに検討・調整する
▶メーカーごとの補助具（持ち手・拡大鏡）などの工夫により、実行可能か判断する

　注射の準備から注射まで自力でできるか、もしくは見守りがあればできる身体能力があるのか。協力者がいれば、準備はできないが注射は可能な状況か、全てを協力者に依頼しなければならない状況か。これらの判断を、デバイスや補助具を検討しながら行う。

　協力者が必要な場合：協力者がインスリン手技の獲得が可能かどうか判断をし、介護や社会資源の活用が必要な場合は、経済面などの把握とともにその支援を受け入れる思いなども聴き、検討していく。

インスリン治療上の教育

▶インスリン治療、インスリン注射の関する管理（保管〜注射〜廃棄）、低血糖対応への理解状況を確認する
▶食事とインスリンとの関連（日常生活のリズムや食事内容などに問題はないか）について指導する
▶併用薬とインスリンとの相互作用や服用と注射時間の違いについて指導する
▶必要時、自己血糖測定器の使い方を指導する

　　患者や協力者のインスリン治療に対する理解の状況はどうか、インスリンの保管から量・時間、手技・部位、廃棄などの注射に関する管理と低血糖対応などが可能かどうかを見極めながら、食事や併用薬の教育を進めていく。

　　インスリン手技獲得で精一杯な場合もあるので、自己血糖測定を導入するかは、インスリン手技獲得後にチームでの検討のもとに行った方がより安全である。

　　チーム全体で、患者の気持ちを「できるかな」から「できるかも」につなげ、さらに「自分でもできる」という自信につながるように支援する。患者の意欲を大切にしながら、何を工夫すれば実施可能であるのかを情報からアセスメントする。それを院内チームで共有し、安全に行うためにまず何が必要なのかを優先させ、できていることを強化しながら教育をすすめていく。

　　指導などに困難が予測される場合や専門病棟でない場合などは、専門性の高い外来や病棟・看護師などと連携し、より安全で確実にできるような指導体制を整える。

在宅チームがトラブル時や判断に迷うときのアクションプラン

▶高血糖・低血糖時の判断と対応

　　パンフレットに沿ったインスリン注射手技指導は行えても、インスリンの作用発現時間・最大作用時間・作用持続時間などを考慮しながら、生活に合わせた指導は難しい。そこで、この時点で予測される退院後の在宅でのトラブルに対して、在宅チームの判断基準や行動を具体的に決めることが望ましい。

　　たとえば内因性のインスリンの分泌量（空腹時血中Cペプチド）が低下している場合や肝障害・ステロイド使用・感染症がある場合は、高血糖になりやすいので、血糖値の上下が激しい。医師は、高齢の患者には低血糖をおこさない量のインスリン指示を出していることが多いので、「患者が目指している血糖値の具体的な数値」を在宅チームに提示し、共通理解しておくと、在宅の療養生活で血糖値に一喜一憂することなく、不安を少なくできる。

❊生活・介護上の課題

▶経済的な悩みや困難があるかを聴く
▶ADLをアセスメントし、独居・高齢者世帯・介護状況などに合わせ、在宅の療養環境の調整を行う
▶感染症予防・足病変予防などのために、清潔の保持指導を行う

　　70歳未満の患者は医療費が3割負担のため、インスリン導入により在宅指導管理料などの算定やインスリンの処方に対し月々の支払いが3,000〜4,000円程度（注射回数により異なる）増える。自己血糖測定を同時に導入した場合は、さらに倍程度、医療費の負担が増える。経済的な負担は増加するが、社会資源を利用できないこともある。糖尿病患者は軽度な認知機能の低下や身体の衰えがあってもADLが自立していることの多いため、介護保険申請を行っても認定されないことがある。

　　食事を準備するための買い物や移動、感染症や足病変などの予防的な活動ができるのか、これらをアセスメントし、インスリン注射手技の確立とともに生活を整える。そして、経済面や保険申請など早期にMSWなどと連携し、退院後の治療が継続できるようにする。

(3) 院内チームと患者・家族の合意形成のポイント：
　　退院支援カンファレンス

▶MSW など社会資源とつなぐスタッフが、チームやカンファレンスメンバーにいることが望ましい
▶退院後の患者・家族の思いや意向を聴く
▶具体的な食事時間や内容、インスリン注射手技の工夫点、退院後の在宅チームに介入を依頼したい部分を明確にする

　　各職種が日頃から相互に連携しながら指導を行い、情報を共有し、問題の提起・解決に向けてカンファレンスを行う。各職種と患者とをつなぎ、早期に問題を発見できる病棟看護師が調整の役割を担う。カンファレンスは、退院後に通院する外来看護師、退院調整看護師、社会資源の知識を有する MSW など、地域や社会と連携しているスタッフに参加してもらうと、より有効なものになる。

　　病棟看護師は、①インスリンの自己注射手技の習得状況、②食事時間や内容などのインスリン治療を在宅で安全に行うための最低限必要な医学的な情報、③患者や家族の思い・意向を、カンファレンスに提起する。また、在宅で社会資源を必要とする場合は、この時点からケアマネジャーや訪問看護師など導入するサービスの在宅チームメンバーと家族の話し合いを開始するために、日程を調整する。

　　カンファレンスでは、具体的なインスリン注射手技上の工夫点や、食事の時間や内容など在宅チームに介入を依頼したい支援や、残りの入院期間における準備なども明確にする。

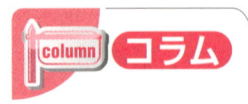

コラム

「高齢者＝物忘れ」と単純に捉え、認知機能上の問題を見逃した事例
A さん　70 歳代　男性　認知症の妻と二人暮らし　軽度の認知症

　　A さんは軽度の認知症を抱えながら、中等度以上の認知症の妻と二人暮らしであった。息子たちは近隣の県に在住し、食事や家事などのすべてを A さんが行っていた。

　　A さんは手先が器用でインスリンの手技は繰り返し練習することで自立したことと、介護を要する妻が心配で入院 1 週間で退院となった。入院中、インスリン注射の忘れなどがみられたため、A さんや在宅チームとの話し合いの上、家事の軽減のためヘルパーを利用し、注射などの管理のため訪問看護を導入した。

　　しかし、退院すると頻繁に、ヘルパーや訪問看護師から低血糖をおこしたと連絡が入った。そのとき初めて、A さんはインスリン注射の手技は習得できても、食事準備から摂取の前や直後に新たにインスリン注射をすることが、認知機能上の問題で習得できないことが理解できた。「高齢者＝物忘れ」と捉え、その状況を十分にアセスメントせずに、短絡的に「生活の中に新たなリズムを入れる＝社会資源の活用」としていたことに気づかされた。その後在宅チームと協働して、A さんに合った治療へ変更することができた。

コラム

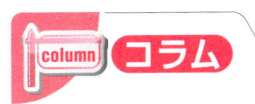

飲酒がやめられず、インスリン中断による高血糖を繰り返したが、再調整により安定した事例
Bさん　70歳代　男性　独居

　Bさんは、娘さんも巣立ち大手電機会社を65歳で退職後は一人で生活していた。元来、お酒が大好きで40年間以上ほぼ毎日のように晩酌を楽しんでいた。退職後は痩せて身体の調子も悪くなり、自宅でごろごろすることが増え、昼間から飲酒の機会が増えていた。

　70歳近くになり高血糖で搬送され、入院によるインスリン導入や教育を行い退院したが、インスリンの中断により高血糖で搬送されることを何度も繰り返していた。内因性のインスリン分泌も少なく、容易に高血糖に陥る状況であったが、入院中も間食などが多く、また病院中を動き回り落ちついて治療ができない状況であった。そこで訪問看護を導入し、特別訪問看護指示書を活用して退院後14日間毎日、訪問看護師はとても熱心に看護を行った。訪問看護時の随時血糖が400台、朝のBさん測定の血糖値が300台と高値であることが多く、大量飲酒もやめられず、ヘルパーや訪問看護師から毎日、主治医へ状態を報告をしてもらった。その後も同じ状態が続いたため、再度入院し調整を図ることとなった。しかしBさんは、「俺は、飲んでも飲んでも肝臓が元気なんだ。だから大丈夫。やめられないな」といつもにこやかに笑いながら話していた。

　訪問看護にて飲酒も減らせるように説明をしながら、高血糖の原因であったインスリン注射の中断防止を中心に看護を行った。まず、それまでは朝に訪問看護師が介入したが、食事を整え生活リズムを作るため訪問看護よりもヘルパーの介護の時間を多くし、朝に60分間、調理やインスリンの見守りとした。そしてその時に、指示の4回のインスリン注射のうち2回（超速効型と眠前の持効型のインスリン）の注射を行うこととした。最低限それだけ行えば、高血糖昏睡の危険性が劇的に減ると考えた計画である。さらに夜は宅配のお弁当を利用することにしたので、定期的に食事をすることで自然と飲酒量も減ってきた。

　お酒も飲みながら自由な生活を継続し、たまに訪問看護で訪れる筆者に、「入院しなくなっただろう」と笑顔で冗談交じりに話すBさんを見ながら、入院中の在宅に向けての支援がいかに患者の生活に合っていなかったかを痛感した。また、退院後の指導を訪問看護にすべてを任せ、何とかしてくれるのではと思いがちな病棟での看護、お互いが何を調整すればよかったかと反省するきっかけになった。

　HbA1c（NGSP）は8.3%と一般的にはコントロール良好とはいえないが、変動の少ないやや高めの血糖値を維持し、お酒も生命の危機的な状況にならない程度に多量（？）に楽しみながらBさんは過ごしている。この生活が維持できるように、看護を継続している。

第3段階　制度・社会資源との連携・調整

(1) 在宅チームへつなぐための支援

🔍 意思決定支援のポイント

▶ 意思決定・自立にむけ、社会資源・サービスなどの情報を提供する
▶ 医療費にかかわる経済面の意向を確認する

　　入院中に習得したインスリン注射手技と低血糖対応などの知識や行動が伴うのか、自信をもってできる部分と不安な部分を再度確認したうえで、検討した在宅サービスがその時間や内容で継続できるのか、患者・家族の意思を聴く。また、その在宅サービスの利用にあたり、どの程度の経済的負担が増えるのかも情報提供する。入院に伴う経済的な負担と月々の医療費の負担や通院に伴う負担、また栄養指導や療養指導に伴う負担などの情報を事前に準備し、患者・家族の状況を配慮しながら提示し、その受け入れの意向を聴く。

🔍 自立支援のポイント

◇**医療管理上の課題**

▶ トラブル時や判断に迷うときのアクションプランを、在宅チームとすり合わせる
▶ 目安の血糖値を確認する（空腹時血糖〇〇 mg/dL 前後、食後血糖値なら〇〇〜〇〇 mg/dL など）

　　高血糖時・低血糖時の対応：「例）高血糖時は、食後〇時間で 350mg/dL 以上なら医師へ報告、時効型インスリン〇〇は、〇単位注射する。超速効型インスリン〇〇は、〇単位注射する」など、医療チームと在宅チームで在宅療養開始の時点から対応方針を明確にする。表 3-2 の事項を確認をしながら患者や家族とその原因を考えるようにし、トラブル発生を予防する。

◇**生活・介護上の課題**

▶ 高血糖・低血糖を避けるために、規則正しい食事時間を整える援助を検討する

　　生死につながるような高血糖や低血糖を避けるために、生活とインスリンの作用時間から高血糖や低血糖の誘因を予測しながら、できるだけ規則正しい食事時間を整える援助を在宅チームと検討する。

　　ヘルパーなど直接的に接する介護系在宅メンバーにも、どのような状況の時に医師への報告や受診が必要なのかを明確にする。

表 3-2　トラブル時の確認事項

高血糖時の確認事項(例)	・インスリン注射の有無（打ち忘れたインスリンの種類・いつから） ・意識状態、高血糖症状（口渇、多飲、多尿、夜間尿や尿や便の失禁） ・食後何時間の血糖値か、または空腹時の血糖値か ・インスリンの残量
低血糖時の確認事項(例)	・意識状態、自覚症状（冷汗、震え、動悸など） ・薬やインスリンの過剰投与 ・糖質の摂取不足（食事を食べていない、量が少ない、食事が遅れた） ・活動量の変化

表 3-3　退院後のインスリン調整表（例）

○○さんの場合　　＊主食とは、炭水化物（ご飯類・麺類・イモ類・果物類）

	使用インスリン	単位	主食がいつもの 半分の時（単位）	主食がいつもの 半分未満の時（単位）
朝	○○（超速効型）	6	3	0
昼	○○（超速効型）	7	4	0
夕	○○（超速効型）	6	3	0
眠前 （○時）	△△（持効型溶解）	12	10	8
その他 訪問時間： △時 曜日： ☆☆ △△	訪問時（食後○時間） の随時血糖	・高血糖の原因がなく、○○mg/dL以上が2～3回続くようであれば、朝の○○インスリン○単位増やす。 ・低血糖の原因がなく○○mg/dL以下か、症状があるのであれば、朝の○○インスリン○単位減らす。		

(2) 在宅チーム、患者・家族との合意形成のポイント：退院前カンファレンス

▶食事やインスリン注射の時間に合わせ、効果的な在宅支援の時間を確認する
▶インスリンの調整や病院の受診・相談が必要な状況を書面に残す

　　入院前の生活を生かしながら、その中でどの時間帯に食事やインスリン注射を行うのか、効果的なインスリン治療のために、どの時間帯に在宅支援を導入するのかを再確認する。
　　また、どのようなときにインスリン量を変更するのか、受診や病院への相談などが必要なときはいつかなどを、書面に残す（**表 3-3**）。
　　眠前の持効型インスリン注射は、就寝時間がまちまちである場合、毎日、注射時間が変わってしまったり、「病院と同じ時間の 21 時でなくてはいけない」と思い、就寝後に起きて打つような不自然な生活になってしまう患者もいる。持効型インスリンは 24 時間ほぼ一日にわたり持続的に効果のあるので、患者の生活に合わせて朝食時・昼食時・夕食時や、もしくは毎日夜 7 時など時間を決めて注射をすると、より継続して行うことができる。
　　また、急に退院が早まったために注射手技などの自立準備が整わない場合は、特別看護指示書などを利用し、無理をしないで訪問看護師による指導に引き継ぎながら生活を整えることも検討するとよい。
　　退院後、かかりつけ医に医療管理を引き継ぐかどうかも早期に決め、かかりつけ医に戻る患者には、指示した内容などの申し送りを口頭ではなく書面にて確実に伝える。

訪問看護による支援

準備期　在宅療養開始にむけた情報収集

(1) 患者・家族の意向

- インスリン治療を継続することに対しての思い・負担
- 患者が望む家族や医療者からの支援
- 家族が望む患者への支援

　患者が自宅でのインスリン治療を継続するにあたり、自分一人ではできないセルフケアの部分を家族に協力して欲しいと思っているのか。心配な部分があるので、そのほかの部分もできれば手伝って欲しいと思っているのか。また、家族への遠慮や負担を考え、そのことを言い出すことができないのか。家族以外の支援者を望んでいるのか。それとも、なるべく誰かの力を借りたくないと強く思っているのか。支援そのものが必要ではないと思っているのかなど、患者の在宅療養への意向を聴く。

　同居の家族や離れて暮らす家族は、インスリン治療を在宅で自己管理することに対してどのように理解をし、セルフケアを行う患者の負担を感じているのか。家族の協力が必要な部分をサポートする必要性への理解や、サポート体制の有無、希望する社会資源の活用などを確認する。

　医療者が訪問看護や社会資源の活用を必要と考えていても、経済的理由や家族への遠慮、長年の人生観や価値観から、独居や老老介護であっても誰かのサポートは望まない場合や、認知症などから必要性を理解できない場合もある。患者の思いや意向を入院中から知り得る努力をしながら、「どうしたいのか」を大切にして聴いていく。

(2) 疾病管理の情報

- インスリン治療が必要である身体状況を、患者がどのように理解しているか
- 生活リズム、行動範囲、社会的な役割
- 糖尿病の分類、合併症の有無や程度、その他疾患の有無や程度
- 医学的にインスリン治療が必要とされる身体状況（糖尿病のコントロール状況、インスリン分泌能、インスリン抵抗性など）
- インスリン注射のセルフケア状況
- 看護介入がどの部分に必要なのか

糖尿病や治療の理解

　インスリン注射が導入され、その治療をどのように理解し、自宅で行いたいと思っているのか、インスリン注射が始まったことにより、どのような生活上の負担や行動制限を感じているのか、精神的な負担があるのかなどを知ることが、治療継続につながる大きな一歩である。

特に、直接的に血糖値に大きな影響を及ぼす「食べること」が、その患者とってどのような意味をもっているのか、日常生活リズムや行動範囲がどの程度であり、どのような役割を社会や家庭で担い、その患者にとって意味をもっているのか、これらの情報を得ることが、インスリンを効果的に補充することへの支援につながる。

また、血糖値は行動と密接な関係にあり、社会での付き合いの自粛や制限を感じる患者も多い。そのうえ、治療の継続にあたり、今までは加齢による身体活動や認知力の低下があっても行えていた日常生活が、インスリン注射が加わることで、社会資源など、誰かの手を借りなければならない状況になってしまうこともある。

インスリン治療

患者にとって、どの程度インスリン注射が必要な身体的状況であるのか把握することが重要である。インスリンが絶対的に欠乏しているために必要（1型糖尿病）、2型糖尿病や合併症進行に伴い必要、その他の疾患（膵臓疾患や肝臓疾患、感染症やステロイド治療など）に加齢なども加わったため、インスリン分泌の低下（空腹時の血中Cペプチドなどの検査で判定）やインスリン抵抗性から必要など、その必要性は患者により大きく異なる。特に2型糖尿病であってもインスリンの分泌が高度に低下している状況では、1型糖尿病に準じた支援が必要である。

それらの身体状況や生活状況とともに、インスリン注射手技そのものを家族や介護者が実行可能かを見極め、どの部分に訪問看護の介入が必要なのかを明らかにしていく（**表3-4**）。

(3) 生活支援の情報

食事などにかかわる生活状況
- 長年の生活状況（ADL・IADLなど）、認知度
- 食生活

表3-4　インスリン治療における在宅での指導・観察ポイント

在宅での注射指導のポイント
□ 食事はいつも通りに食べられるか 　食べられないときなど体調の変化のある場合は、インスリン注射をどうしたらよいかわかる（シックディ対応ができる）。
□ 決められた時間に注射しているか 　寝坊したときや外出や旅行するときなどいつもと違う場合は、インスリン注射をどうしたらよいかわかる。
□ 目標とする血糖コントロールを知っているか
□ 低血糖対応ができるか 　基本的には、低血糖・高血糖をおこさないコントロールを目指す。その患者に合わせ、医療者・患者・家族とコントロール目標を共通認識し、どのような時や時間帯に低血糖や高血糖がおこる可能性があるのか、その対応を明確にする。その患者にあった低血糖対応（粉末ブドウ糖、錠剤ブドウ糖、飲料、軽食など）がわかる。
□ 定期受診以外に受診が必要なときがわかるか 　どのような場合、病院に受診が必要なのかわかる。
手技上の観察ポイント（最低限、家族や介護者に以下の確認を依頼する）
□ インスリンの指示量にきちんと目盛りを合わせているか
□ 確実に皮膚に注射されているか
□ インスリンの注入ボタンが押しきれているか
□ 毎回、同じ部位に打っていないか（部位を変えているか）

血糖値と直接関係する食事や日常生活への支援が重要であり、そのための情報を収集し、その状況に合わせた指導・支援が求められる。

長年の生活リズム、ADL・IADL、認知度の状況を確認し、退院後に必要なセルフケアが自宅においてどこまで可能であるのか情報を得る。入院中とは違う時間帯での起床や食事時間や活動範囲、活動内容やそれに伴う間食、就寝時間などの習慣が、インスリン注射にどのような影響があるのかをアセスメントし、生活に合わせた指導を行う。

また、食事を作るための準備が入院前はどのようにできていたのか、買い物や調理がどの程度できていたのか、まめに調理をしていたのか、買い物には行けるが総菜や弁当などが中心なのか、買い物にはどんな手段で行くのかなど、食事に関係した行動についての情報を確認する。同時に、食事時間や内容・量・食事間隔や健康のため摂っている栄養剤や健康食品・乳酸菌飲料などの情報も得ると、健康への思いや血糖値に影響する食品などの情報を得ることができる。患者や家族は、健康のために摂っている食品や健康食品・乳酸菌飲料は身体によく血糖値には影響のないものと思っていたり、複数組み合わせることで安心感を得ていたり、糖尿病がよくなるように摂取していることも多い。そのことを否定せずに、成分などを医師と相談しながら今後の摂取や量を検討していく。

社会・経済機能
- 経済状況
- 社会資源の活用状況

　介護保険の申請状況、社会資源の使用状況、生活の基盤となる経済的な問題はないか、治療に伴う医療費や通院に伴う経済的な負担と介護を利用するための負担を確認する。

(4) 病院との連携・調整のポイント

　インスリン治療を安全に継続するためには、使用するインスリン製剤の作用時間や持続時間などの特徴を理解したうえで生活と合わせ、判断に迷う場合や体調の変化時に生命の危機的な状況を招かない安全な行動がとれるように支援することが重要である。そのためには、病院と在宅チームの両者間で対応を決めておくことが必要である。

インスリンの種類による生活リズムとの調整

　使用するインスリンの種類により、作用発現〜最大作用発現時間〜作用持続時間が異なる。たとえば、超速効型インスリンは作用の持続時間が3〜5時間程度であり、朝遅く起きると2〜3時間で昼食や昼のインスリン注射をすると朝のインスリンの作用が持続している時間であるため、昼食中にもかかわらず急激に低血糖をおこしてしまうこともある。

　そのようなトラブルを避けるために、入院前の生活時間を確認し、生活に合わせた注射時間を事前に打ち合わせておく。そして、トラブル時の対応とともに、食事間隔がない場合や朝に町内会などの集まりや受診があるため食事が遅くなってしまう場合などは、「食事の間隔は、最低○○時間あける」「食事の間隔が○○時間未満の場合は、○単位に減量」「朝と昼の間隔が2時間以内の場合は、朝のみにする」など、患者個々に合わせたわかりやすい表現で、対応策を病院と決めておくとよい。ただし退院当初は、手技の確認や日常生活の中にインスリン治療を取り込むことを中心となる。

| 開始期 | **療養生活が安定するための支援・ケア**（退院後2週間〜1カ月程度） |

(1) 開始期の療養者・家族の状況

　「病院と同じように頑張らないと…」と、とても真面目に熱心に病院で習ったことをやり遂げようとする療養者や家族も多い。毎日同じ食品を食べ続けたり、今までの生活時間ではなく、病院の食事とインスリンの時間に生活を合わせるように努力することもある。「この時間に食べなくてはいけない」「眠りたいけど、寝る前のインスリンの時間まで起きていないといけない」「この時間は食事やインスリンがあるから、外出ができない」と、自ら制限を課してしまうこともある。また、その縛りから抜け出そうと、インスリン注射を休みがちになったり、中止してしまう療養者もいる。

　その反対に、非日常的な入院生活から即座に、入院前には当たり前だった飲酒や間食などが、入院前の頻度や量に戻ってしまう療養者もいる。

　また、入院中の指導や体験、友人や知人・家族や他の入院患者の話から低血糖への恐怖がすり込まれたため、病院から離れた在宅での療養生活が不安になり、低血糖防止のために食事を多めに摂ってしまう療養者もいる。

　住み慣れた自宅に戻り、入院中からの緊張感から生活を取り戻す期間は療養者によって大きく異なるが、就寝時間が入院前の時間に戻り、食生活が規則正しく整うことで生活が安定する事例が多い。睡眠の確保で朝の目覚めもよくなり、活動や食事などの生活が整うと、インスリン注射も落ち着いて行うことができ、自分の生活に溶け込ませるように自ら行動をおこすことができる。

　大切なことは、基盤である生活を整え、インスリン注射に日常生活を合わせるのではなく、日常生活にいかにインスリン注射を合わせ、それをどのように安全に療養者の生活と折り合いをつけるかが、看護師の役割である。

(2) 安定するための支援・ケア

意思決定支援のポイント

▶ 自宅でのインスリン治療に対する意向を確認する
▶ 楽しみである間食や嗜好食品と治療上の制約との折り合いについて、情報提供・提案をする
▶ 大切にしている社会活動や趣味などと治療との折り合いについて、情報提供・提案をする

　インスリン治療の開始に伴い、治療に影響する食事や行動も含め、どのようにインスリン治療を理解して、どのように自宅での生活を送っていきたいかなど、意向を聴く。医療者と思いの違いが生じると、強い制限や負担感、中断につながることがある。

　楽しみである間食や嗜好食品があるのか、その食品を摂取することで血糖値への影響がどの程度あるのか、量や内容、食べる時間を工夫することでその影響を少なくできるかなどについて情報提供し、楽しみの部分をいかし治療と折り合いがつけられるようにする。それは、地域や社会の活動における会食の機会や飲酒、喫煙、趣味など、さまざまな大切にしている生活すべてにおいて同様であり、思いを尊重しながらどのように生活していくのか自己決定できるように支援していく。

自立支援のポイント

◇疾病管理

▶生活の中での血糖値の変化をアセスメントする
▶高齢者の低血糖の特徴をおさえて、疾病管理を繰り返し伝える
▶処方された内服薬の管理を確認する

血糖値の変動：入院中のコントロールされた食事とは異なる内容や時間帯、活動量・ストレスなど、さまざまな要因により血糖値に多少なりとも変動する。また、入院中から退院後にかけて高血糖のための糖毒性が解除され、急激に血糖値が低下する場合もある。療養者の入院までの生活を知ることで、入院中に血糖値の変動を予測することも可能であるが、入院中はインスリン手技習得や食事などのセルフケア行動を短期間に指導することで精一杯であり、生活を捉えることが不十分なこともある。訪問時には、血糖値の変動がないか自己血糖測定や症状についての確認や、生活リズムや食事内容・活動状況の情報を得ながら、血糖値に影響する生活をアセスメントし、指導や経過をみる。

低血糖対処：高齢者は、症状のないまま低血糖をおこしてしまうことや低血糖に気づかず転倒などを繰り返していたりすることもある。インスリンを注射した時間・部位、食事内容、活動量をみながら、在宅における血糖値が目標にあるのかアセスメントしていくことが重要である。同時に低血糖時の症状を理解し対処ができるかも確認し、理解が不足している部分は繰り返し伝えて指導を行う。

服薬：インスリンとともに処方されている血糖降下薬・降圧薬・その他の薬剤の管理状況を確認する。あわせて、経口血糖降下薬など食事内容に影響して血糖値を左右する薬剤がある場合は、インスリンと同様に体調などの変化時の服薬状況を確認しておき、対応できるようにする。

❖生活支援

▶食生活や活動の情報収集と支援を行う
▶糖尿病に必要なセルフケアの確認と支援を行う

食生活：実際に元の在宅での生活に戻ると、最初は指導された食事を守ろうとするが、徐々に「これくらいの間食ならいいかな」「飽きたから好きな食べ物で」と食生活に変化が出てきたり、入院前の生活に戻ってしまったりすることもある。また、「こんな時は、どうしたらよいだろう。食べた方がよいのかな」「どんな時もインスリンしているから、食べなくてはいけない」「運動したから、たくさん食べてもいい」など、体調の変化時や通常と違う行動をしたときに迷ったり、自己判断したりすることが多い。食生活や活動状況を聞きながら、その状況にあった無理のない指導や工夫を提案する。自己血糖測定を行っている療養者には、血糖値の変動などを具体的に見ながら指導すると、より身近な指導として伝わりやすい。

セルフケア：インスリン治療が必要な療養者は、何らかの血糖値を上昇させる病態があるうえに、加齢に伴いその他の疾患や合併症を併せもっていることも多い。そのため、運動・口腔ケア・フットケアなど、多くのセルフケアも必要となる。それらのケアも血糖値の上下に影響するので、インスリン治療とともに確認と支援が必要である。特に運動は糖尿病の治療の1つでもあるが、加齢による転倒や骨折予防にも有効である。

独居者や介護を行いながらなどの場合、セルフケアがどこまでできるのか、どの部分に介入が必要なのかも、自宅での生活状況などから、再度、検討が必要となる。

(3) 主治医、在宅チーム内の連携のポイント

▶実際の療養生活に合わせ、インスリン量や体調変化時の対応などの変更が必要か検討する

　　本来は入院中に生活上の情報を得て、インスリン手技とともに治療に伴う指導も行うが、高齢者はインスリン手技習得に時間を要し、入院の短期間では、他の指導を理解するまでに至らない場合がある。そのため、在宅において再度、指導を要する事例もある。

　　在宅チームは、療養者のインスリン手技を確認するとともに、インスリン治療に伴う指導（低血糖対応、インスリンの保管や廃棄など）や、生活や体調に合わせた対応（食べられないとき、指示の時間にインスリンが打てないときなど）を、実際の生活に合わせて変更できるかを把握し、主治医へ情報提供する。さらにその情報をもとに、インスリン指示量や体調変化時の対応は、退院時の取り決めのままでよいのか、主治医に再確認する。

> **コラム**
>
> **インスリン手技習得が優先され、生活の中での高血糖の原因検討が遅れた事例**
> Cさん　88歳　女性　家族と同居　軽度認知症・歩行障害
>
> 　Cさんは、膝の痛みが改善しないために整形外科病院を受診し、採血にてHbA1c（NGSP）12.9％、随時血糖386mg/dLと高血糖を指摘され、糖尿病内科に入院となった。軽度の認知症と歩行障害を抱えており、インスリンの手技練習は90歳の夫が熱心に努力して行った。
>
> 　Cさんは詩吟の師範で多くのお弟子さんがいるため10日ほどで退院し、訪問看護で見守りを行うことになった。朝8時30分の訪問看護時の空腹時血糖は180〜220mg/dLと安定していき、その後落ち着いたので、訪問は週に3回から1回、さらに月に2回と減らしていった。
>
> 　ところが1カ月後の糖尿病内科受診時は、HbA1c12.1％、随時血糖（15時受診）420mg/dLと改善なく、むしろ上昇している印象を受けた。ある日、朝ではなく午後3時頃訪問すると、Cさんが自宅隣のスーパーで大量のお菓子を購入し自宅に戻ってきた。「お弟子さんがたくさんいるからね。」と嬉しそうに砂糖菓子の山を部屋に並べていた。糖尿病が不安定な原因を検討するため話を聞くと、インスリンは早起きした日だけ注射し、遅くまで寝ていた日はお休みにしているということであった。砂糖菓子を食べながらテレビを見ているCさんの周りで、夫が食事を準備したりインスリン注射を行ったり、整形外科や眼科などの受診の送迎や段取りなどすべて行っていた。さらにCさんたちには障害をもつ子どももおり、その介護も夫が行っていた。
>
> 　高齢であり習熟度が低かったので、短期間の入院ではインスリンの手技の確立が中心となった。そこで病棟看護師は訪問看護師へ手技の確認依頼を申し送りし、在宅では30分間の訪問看護で依頼された手技確認や指導で時間は終了となっていた。
>
> 　入院中は優先される医療上の問題が中心であり、決められたカンファレンスがない場合は、Cさんのような背景や生活などの問題をチームで捉える時間がないまま退院となる。在宅でも療養者との人間関係を築きながら、依頼された医療処置を継続することが優先される。
>
> 　Cさんも家族もインスリン治療が増えた生活となったが、Cさんの生活上、高血糖を招いている原因を医療者も考える機会のないままとなり、再度血糖値の上昇となってしまった。病棟チームや在宅チームの両者において、血糖値に影響を与える生活上の何を観察して、目標とする血糖値がどの程度であるかなど、共通認識が必要であったと反省する事例であった。

> **安定期** 療養生活を継続するための支援・ケア

(1) 安定期の療養者・家族の状況

　　生活のリズムが整った療養者は血糖値も変動が少なくなり、自力もしくは家族や社会的な支援を受けてインスリン注射という新たなことが継続できていることに自信をもち、人生の励みとなる事例もある。また、高齢となり定年後などに自由な生活で不規則になっていた毎日が、インスリン注射の開始に伴い食事を規則正しく食べるということから、健康への関心が増し、独居で社会ともつながりのなかった療養者が、医療者というサポートを受けて入院前よりも活動的になった例もある。

　　反面、療養生活の安定に伴い受診間隔の延長や、インスリン手技の獲得により訪問看護などの在宅支援の間隔延長・終了により、入院前の生活に戻ってしまう療養者もいる。

　　糖尿病にインスリン治療が加わり、医療者が期待する生活行動も増えると、「できない」ことを探して指導することが中心になる傾向がある。しかし、インスリンを継続できるように療養者ごとに合った支援を考えるためには、その療養者の生活を知ることが何より大切である。「できた」や「できていること」を見つけ、焦点をあて尊重することで、高齢であっても新たなインスリン治療を継続できる鍵の1つになる。

(2) 継続するための支援・ケア

🅿 意思決定支援のポイント
▶継続する治療に対しての思いを聴く
▶継続を阻害する要因をどう捉えており、どのように折り合いをつけているのか聴く
▶折り合いがつかない場合、解決にむけ医療者と協働できるか意思を聴く

　　このまま長期にわたりインスリン治療を継続していくことへの思いや、今後、治療の継続を阻害すると思われる血糖値の大きな変動の要因をどう捉えているのか。その要因として多い食行動について、どのような工夫で折り合いをつけることができているのか。その折り合いがどのような場面でバランスがとれなくなってしまうと理解しているのか。その場合、その困っていることを解決するために医療者に話すことができるか。これらの思いを聴き、療養者の次の行動への情報提供や生活調整などの意思決定につなげる。

　　継続にあたり、療養者が獲得したインスリン手技や規則正しい生活、間食や飲酒を減らした生活など、言動・行動の変化を少しでも医療者や介護者が気づき、療養者に伝えるなど意欲が継続するように支援する。

🅿 自立支援のポイント
◇疾病管理
▶体調・イベント・ライフステージの変化による血糖値の変動に対応できるよう、繰り返し伝える
▶他疾患や合併症の管理も支援する

　　　血糖値：生活の中にインスリン治療が溶け込んでくると、活動範囲も広がり、急な体調の変化や周囲でのイベント、ライフステージの変化などにより、容易に血糖値が不安定に

なりやすい。どのように判断して行動に移すことができるのかを確認する。在宅での訪問時や受診時に具体的な例を挙げて説明し、適切な行動に移せるように繰り返し確認し指導を行う。

合併症：高齢者でインスリンを導入する場合、すでに動脈硬化性疾患を合併していたり、脳梗塞や心筋梗塞の発症時に糖尿病が発見されることもある。糖尿病の代表的な細小血管障害である神経障害は、足病変を起こしたり、しびれなどから歩行に影響を及ぼしたり、網膜症は視力低下や失明といった日常生活への高度な障害をきたす。また、認知機能の低下やうつ状態など、併せもつ疾患・状態が複数となることもある。それらの優先される疾患と糖尿病の両者のセルフケアができているか、できない部分はどの部分であるかを見極め、支援する。

❖**生活支援**
▶長年の食生活や生活リズムとの折り合いをつける
▶社会資源の活用状況の確認・調整を行う

　基本的な生活が成り立ち、特に食事や生活リズムが整っていることが、今後の安定した療養生活の継続につながっていく。そのための生活上の調整や社会資源などの活用が、うまく機能しているのかを確認・調整する。

食生活：退院後1カ月を過ぎて血糖値が安定していることを確認すると、利用していた宅配の糖尿病食などをやめたり、控えていた食品を再開したり、「大丈夫かな」と入院前の長年の食生活に戻ってしまう療養者も多い。

　高齢者は咀嚼能力の低下から軟らかい食品が増え、主食であるご飯（お粥）やうどん、かぼちゃや芋類などの炭水化物主体の食事に偏りやすく、血糖値の上昇に直接影響する糖質の比重が高い食事になったり、味覚の低下から塩分過剰や甘味の強い高カロリーの食品を好む傾向がある。これらのことは、加齢に伴い運動量が低下し、体脂肪増加によりインスリン抵抗性も増し、インスリンの初期分泌が低下してくる高齢糖尿病の特徴から、食後血糖の上昇をさらに招きやすい状況となる。

　食事内容は長年の生活上のことなので変更も困難であるが、その情報を得て工夫できる点などをみつけ、無理のないように少しずつ支援していく。また、食事内容は経済状況に影響されるので、その確認も行う。

(3) 主治医、在宅チーム内の連携のポイント

▶身体状況の変化を情報共有し、対処の役割を明確にする
▶定期受診の間隔や処方間隔を確認する
▶「できていること」を認める

　療養生活の継続が、精神的問題や認知機能・身体機能の低下などにより困難となる場合があるので、その情報をなるべく早期に把握し主治医などと連携をとる。また、症状などは顕著にでにくいため、その他の疾患の合併の可能性などにも注意する。

　複数の在宅サービスが導入されている場合、その職種間をつなぐためにカンファレンスや連絡ノートなどを活用し、療養者の変化について情報を共有する。また、夜間・休日などに急な変化があった場合の行動について、病院と主治医がどのように連携をとるのか役割を明確にする。

　安定期に入ると徐々に受診間隔が延長し、長期処方となる場合もある。医療者と接する

間隔が開くことで、インスリンの中断や中止につながることもあるので、受診状況や残薬などを確認する。

(4) 病院・外来との連携

生命に危機的な状況になる低血糖昏睡や高血糖昏睡は、直ちに医療機関での処置を有する。

低血糖昏睡

表3-5 の要因や初期症状（冷汗・手指振戦・顔面蒼白・動悸など）がある場合、早期の対処が必要となる。

夜間の低血糖時では、身に覚えのない汗で衣類を交換することになったとか、布団までの汗もしくは玉のような多量の汗に家族にが驚いて発見・搬送されることもある。緊急時に対応や受診が必要な場合やその対処方法を具体的に指示し、内容が理解できているか受診時などに確認する。

高血糖昏睡

糖尿病ケトアシドーシスと高浸透圧高血糖症候群の2種類がある。

高血糖昏睡は高度な脱水に起因したものが多いが、自覚症状や明確な症状が出ないこともある。発症初期に適切な治療ができるか否かが予後を決める。高齢者の場合、インスリン注射の忘れや感染症などが原因でおこることがある。

（髙木あけみ）

表3-5 低血糖昏睡の原因

糖質不足	・食事を摂らなかった、摂れなかった、食事の時間が遅れた ・通常に比べ、糖質の少ない食事であった ・シックディ（下痢や食欲低下などの胃腸障害がある）
インスリンの過剰投与	・誤って重複して注射してしまった ・投与量を多くした（自己判断などにより変更した） ・腎不全（腎障害）などによるインスリン必要量が減少している
作用時間とのずれ	・入浴後や運動後でインスリンの吸収が促進された ・指示された注射のタイミングより早い時間に注射した ・皮下注射ではなく静脈注射になった ・いつもと注射部位が違い、吸収速度が変わった
血糖降下薬の過剰投与	・併用している血糖降下薬を重複して服用した ・服用量を多くした（自己判断などにより変更した）
インスリン抵抗性の改善	・糖毒性解除　　　　・ステロイド剤の減量 ・感染症の改善　　　・肥満の改善
肝臓での糖新生低下	・アルコール多飲
糖質の利用増大	・運動中・運動後、空腹時に運動したとき ・激しい運動後（6時間以上経過して遅発性の低血糖をおこすことがある）
その他	・インスリン作用や分泌を増強する薬剤の使用（β遮断薬、サリチル酸系薬剤など） ・SU薬（スルホニル尿素薬）使用（遷延性の低血糖をきたし、一度回復したかのようにみえても再度意識低下を伴う重篤な低血糖をおこしてしまう危険性がある）

ここに注目 編者のコメント

Comments

病院の看護による支援

　生活習慣病の代表疾患である糖尿病患者の在宅療養移行のポイントは何であろうか。入院する前の生活・暮らしの中で、患者が糖尿病をどう理解し、どのように向き合ってきたか、患者の語りを聴き、患者自身が今回の入院というイベントをどう捉えているかを傾聴すること。医師からの治療方針とどう折り合いをつけながら、退院後の生活の組み立てをするかを患者が主体的に考えていくための支援、そして退院後に伴走してくれる訪問看護や外来看護師、ケアマネジャーなど在宅チームへつなぐことであろう。入院前は自院の外来患者だったのか、かかりつけ医がいたのか。かかりつけ医がいた場合は、治療方針を決める段階でかかりつけ医との連携・協働が必要である。

　視力が低下したり介護が必要な状態になると、フットチェックができなくなる。糖尿病性足病変の予防という視点から入浴習慣を聞き取り、フットケアや保清のサポート体制を整えることや、さらに受診の中断を予防するために、通院継続の費用や通院方法も考慮したい。

　独居高齢者や高齢夫婦では、以前はできていたインスリン自己注射や内服管理が加齢や家族のサポート力低下により難しくなり、在宅チームから危険信号が発信されることも多い。外来でそのような在宅チームからの信号に多職種でかかわる仕組みはあるだろうか。

　糖尿病を患いながらも、望む場所で暮らし最期まで生きたいと望む患者に対しては、時として医療を断念することや、必要な療養方法を緩めていく考え方も必要だ。検査データの安定や生命維持を求めるだけではない QOL、そしてその射程にある QOD を保証し支える視点をもち、「どう生きるか」を患者と一緒に考えていこう。

（宇都宮宏子）

訪問看護による支援

　糖尿病患者に訪問看護を入れることを見極めるにはどうしたらよいだろうか。自立支援のポイントとして書かれているように、血糖コントロールが悪くインスリン自己注射のオーダーが出ている場合、その注射の手技のチェックだけが訪問看護の役割ではない。たとえば高齢者であればさまざまな基礎疾患をもち、糖尿病に関連した合併症も併発しやすいといった複雑な状況にある。説明したとしても退院後自宅でうまくやっていくことは至難の業だ。こうした療養者のセルフケアをどのように促していくのかということが、訪問看護の腕の見せどころだろう。

　病院を退院して家に帰ると、その時からさまざまな日常生活上必要なことが降りかかってくる。食材を調達しなければ、口に入る食事がない場合もある。また、食習慣によっては入院中の食事とはケタ違いの塩分やカロリー、糖質を摂ってしまう場合もあるだろう。退院前にそうした状況をある程度見込んでおくことは重要だが、やはり帰ってみないとそれぞれの生活の実態はわからないものである。宅配された食材が箱を開けることができないために山積みになっている状況もあるかもしれない。糖尿病とは生活様式がそのまま病状に影響する疾患であるから、さまざまな側面からアセスメントし、セルフケア能力が低下している状態の療養者に対しては退院後早い時期に訪問看護を入れることで、安定期につなげることが可能になるであろう。

（山田雅子）

② 糖尿病腎症を併せもつ高齢者への在宅療養移行支援

糖尿病腎症における在宅療養移行支援の特徴

　糖尿病も腎症における腎機能の悪化も、高度に進行した状況に陥るまで何の症状もなく、しかも診断もされていない場合もある。そのため、高齢者にとってその治療の一つである食事療法を行うことは、長年の食生活や生活環境との兼ね合いから容易なことではない。また、患者が大切にしてきた人生や価値観を尊重しながら、生活の楽しみを奪わないように、できることをみつけ支援することが重要である。

　高齢者の食事は一般的に脂質や硬めの食品（繊維質）の摂取が減り、炭水化物中心の食事や食物繊維の摂取不足になりやすい。そのうえ、年齢に伴う耐糖能異常に加え、甘い物などの間食により容易に食後の高血糖を招きやすい。

食事のセルフケア（塩分・たんぱく質）の支援

　セルフケアに望まれることは、通常の糖尿病の治療に加え、特に血圧管理が重要になる。そのための食塩の制限や腎臓の負担軽減のためのたんぱく質制限など、習得することが複雑で難しい内容である。何よりも困難感を抱くのが、副食の中心となるたんぱく質の制限であり、その制限に伴う不足分のエネルギーを脂質や炭水化物により確保をするため、今までの食事療法との考え方の切り替えが求められる。そのうえ、悪化に伴い、さらにカリウムや水分などの制限も必要となる。

　また、糖尿病の診断基準や長期のコントロールの指標として用いられるHbA1cは、腎機能の悪化などによる貧血や肝硬変を呈している場合、必然的に低めに出てしまうことがある。その結果、糖尿病のコントロールだけみていると腎症などの検索が遅れてしまうこともある。各腎症期における食事内容がそのまま治療と密に結びついているため、腎症のどの時期にあるのか医療者も患者も理解し、尿中アルブミンが増加する腎症2期（早期腎症期）の時点から教育や食事療法が必要である。

腎臓を守る血圧管理・服薬継続への支援

　血圧管理では、「血圧の薬は一生飲まなくてはいけないので、飲みたくない」と思っている患者もいるため、降圧の目的と代表的な降圧薬であるアンジオテンシンⅡ変換酵素阻害薬（ACEI）やアンジオテンシンⅡ受容体拮抗薬（ARB）の腎保護作用なども説明し、服薬継続への支援が必要である。

腎症各期に合ったセルフケア実行の支援

　腎症期の進行とともに、透析療法へ心の準備が整わないままシャント作成や透析療法開始の状況になることもある。できるだけ腎症の状態を早期に把握し、今までの生活も大切にしながら療養生活を送れるように、その生活状況に合ったセルフケアを実行できる知識や技術を身につけることを支援する。それには、自覚症状がないことがあるため、意識していない身体症状とのギャップを見極め、現在の身体がどのような状態であるのかをわかりやすく情報提供していくことが、長期にわたる療養生活を支えるポイントである。

支援の流れとポイント

病院の看護による支援

第1段階 糖尿病腎症は病院では、糖尿病以外の疾患の治療時などに、糖尿病とともに診断されることの多い合併症であり、腎症の病期に合わせた支援が必要となる。自覚症状が乏しいため、身体状況を正しく判断し、糖尿病や腎症をどのように理解しているのかを把握する。糖尿病や腎症のためのセルフケアと他の疾患で求められるセルフケアは何か、入院前の生活状況や習慣、家族状況などの情報を得る。

第2段階 治療上必要な降圧薬などの内服の遵守や、塩分やたんぱく質制限などの食事療法を行うためには、身体状況や今までの生活状況に合わせて、実行可能になるように工夫点を見つける。介護が必要な場合は早期に調整を行う。腎症を発症することで抱く後悔や自己嫌悪などさまざまな思いに、患者の語りを大切にしながら寄り添う。人生観や価値観、社会的な役割に理解を示し、その人らしい生活を継続できるようにチーム全体で支援する。

第3段階 食事療法や内服管理のセルフケアがどの程度獲得でき、身体活動制限や治療の必要性などの理解を確認し、自宅にて継続できるように、在宅チームと具体的な調整を図る。また、治療継続のための経済状況を把握し、透析導入の可能性のある場合は、自宅で安全に療養できるように体制を整える。

訪問看護による支援

準備期 自宅で必要なセルフケアがどのようなものか、自宅で実行可能か、生活状況の情報を得ながら工夫できる点を確認する。また、家族の思いや意向を聴きながら、在宅で利用できる社会資源が状況にあったものか再検討する。

開始期 自宅での生活のリズムを整えながら、入院生活で獲得した食事療法や薬物療法のセルフケアをどの程度実行できているか、無理なく実行できるように工夫し溶け込ませるようにする。他疾患などを有するため、同時に複数のセルフケアが求められる場合は、治療上の優先度が高いもの（内服遵守やインスリン注射など）から整える。環境や活動量の変化による、血圧や血糖値の変動もみながら、安定した生活が送れるようにする。

安定期 セルフケアが継続できるように支援していく。高齢者は腎機能低下に伴う低血糖の典型的な症状を欠くこともあり、認知機能の低下やうつ状態などにより、発見の遅れ、転倒などの可能性もあるので注意する。緊急に受診が必要な症状、夜間や休日時の対応を理解できているか確認する。家族などの協力を得ながら、病状に合わせた薬剤の調整を医療機関と在宅チームが情報交換し、安全に療養生活が送れるようにする。

病院の看護による支援

第1段階 退院支援が必要な患者の早期把握（入院後48時間以内）

(1) 医療情報

糖尿病歴・糖尿病の状態・外来での経過・腎症の有無と程度（病期）・病状理解

　糖尿病のコントロール状況とともに、糖尿病歴も重要である。今回、高齢で初めて糖尿病と診断されたが、若い頃に発症し長年経過していたり、若い頃に糖尿病を指摘され未治療のまま、すでに多くの合併症を抱えている患者も少なくない。また、無症状のまま動脈硬化性疾患や腎症が進行している場合もある。

　腎症の病期は第1期から第5期に分類され、尿中アルブミン排泄量や尿蛋白、糸球体濾過量（GFR）により、腎症の有無や病期が診断される。病期がどの段階であるかで、治療となるセルフケアが異なるため、正確に身体状況の情報を得る。長い経過をたどり、他疾患とともにある日突然に糖尿病とともに診断されることもあるため、どのようにこの状況を理解しているか把握する。

その他の合併症の有無や程度・認知機能・身体上の障害

　腎症を発症している時点で、すでに糖尿病細小血管障害である糖尿病網膜症や神経障害を有していることが多い。それらが生活に複雑に絡み合っていくため、網膜症による視力低下や、神経障害に伴う足病変、無自覚性低血糖や起立性低血圧などの自律神経障害の有無や程度、生活への障害の情報を得る。

　また、セルフケアを行うための疾患の理解や認知症の有無、麻痺などの身体上の障害の有無、それらに伴う生活上や行動上の障害などの情報は、セルフケア行動の確立には欠かせない。

糖尿病や他疾患で求められる治療上のセルフケア

　治療に伴う服薬の遵守やインスリン治療、清潔行動、眼科や歯科なども含めた定期的な受診手段や行動などを確認する。また、他疾患により求められるセルフケアについても情報を得る。

◇**疾病管理（食生活）**

- 歯科疾患の有無や歯の本数、噛み合わせ、嚥下状態
- 食事内容・時間・味付け・量・回数、嗜好食品、思い、嚥下状況、義歯、味覚変化など

　歯周病などの炎症は血糖値の上昇につながることがある。普段の食事内容や量・味付け、嗜好食品などの情報を得るとともに、口腔内の状況を知ることで、固いものなどの摂取ができず軟らかい食品に偏り、食事内容が規制されていないかなどを確認する。

　食べやすい炭水化物に偏ったり、卵かけご飯など特定の食事を繰り返したり、年齢に伴った味覚低下により濃い味付けとなり、それが習慣化して塩分摂取過剰となり、血圧管理に影響していることもある。また、楽しみである間食などの嗜好食品やアルコールの種類や量・内容・頻度などの情報も、血糖値や血圧・脂質管理に重要である。

(2) 入院前の生活情報

生活状況

- 家族状況、介護の有無、協力体制、生活リズム、習慣、喫煙、趣味、ペットなど

　介護などにより自分の身体管理ができない場合や家族の協力体制など、自宅での生活を安定し、継続するための生活環境の情報を得る。また、長年の生活リズムや習慣や大切にしている楽しみである趣味、身体に影響のある喫煙なども、継続への意欲でもあり、阻害因子でもあるので、それらをふまえた支援が求められる。活動量や生活リズムはペットなどの有無によっても違い、早期の退院希望の一つともなる。

経済状況・活動状況・社会での役割

　生活の基盤でもあり、食事療法を行うための買い物や調理、食事を摂ることができる身体活動や経済状況であるか、またはその支援を受けているか、受けられる状況であるのかを確認する。また、社会活動など地域とのつながりのある患者ほど意欲が高く、活動範囲が広い傾向があり、外食の機会も多い。

(3) 患者・家族の思い

　今回入院が必要となった糖尿病や合併症である腎症をどのように捉えているのか、また、退院後の生活をどのようにイメージしているのか、どのようになりたいと感じているのか。これらの思いや意向を徐々に聴き、その思いを活かしながら今後の支援を検討する。

コラム

患者の病識や生活状況の問題点を在宅の看護へつなぐことができなかった事例

Aさん　70歳代　男性　独居　腎不全

　Aさんは健康に自信があり、これまで定期的受診もなく過ごしていた。1カ月前からめまいや疲労感を感じていたが、年のせいだと思っていた。ある日、畑仕事中に倒れて救急搬送された。

　搬送後、軽度な右半身不全麻痺を伴う脳梗塞と高血糖・腎不全と診断され、数カ月程度で透析が必要な状況と判断された。ADLは自立し、インスリン自己注射手技は獲得できたため、宅配食と週1回の訪問看護の利用を開始し、シャント造設を1カ月後に控え退院となった。

　しかし3週間後、手術前の検査にて再び高血糖や高度な蛋白尿を指摘された。インスリン注射は定時に行っていたが、栄養が足りないと思い、数々の栄養食品や乳酸飲料などを「健康のため」と摂取していた。また、趣味が魚釣りのため、たんぱく質の摂取も多かった。

　入院中はインスリン自己注射可能な状態で日常生活にも支障がなかったため、糖尿病そのものや腎機能障害の受け入れや理解などを把握せず、インスリン導入を優先し宅配食の利用のみで退院となっていた。多くの医療者が入院中にかかわりつつも、腎機能障害への理解不足や低たんぱく食へのセルフケア不足を捉えきれず、情報共有のみになってしまった。縦割りの指導の中、患者の背景や生活状況を把握しないで問題点に気づくことができず、Aさんの意思決定を促すこともないまま退院となり、在宅の看護へつなぐことができなかった事例である。

第2段階　医療・ケア継続のための院内チームのアプローチ
（入院3日目〜1週間以内に開始）

(1) 退院支援計画立案にむけた院内チームの情報共有

- 腎症の病期に合わせた必要なセルフケアは何か確認する
- 入院前の生活に合わせた実行可能なセルフケアへの工夫
- 経済や介護上の問題はないか確認する
- どのような価値観、人生観をもって生活しているか知る

　腎症の病期に合わせた治療上、必要なセルフケアは何なのか。塩分制限や食事制限のセルフケアを行うための身体状況、疾病理解、心理状態、社会的な背景を考慮し、どのような工夫をすれば、今までの生活と折り合いをつけながらそのセルフケアが可能となるのか、チームで目標を共有し指導を行う。また、今後の継続治療や通院などに経済的な問題はないか、介護や社会的な資源の活用が必要な状況ではないか、情報の共有が必要である。

　何よりも、今までの長い人生で培われた人生観や価値観を大切にし、その人らしい生活が過ごせるように、その思いをチーム全体で共有する。

(2) 院内チームによる在宅療養にむけた支援

🔍 意思決定支援のポイント

▶ 現在に影響を与えている過去と現在の心理状態を理解する
▶ 現在の身体状況、疾病理解を知り、その理解に合わせた情報提供を行う
▶ 病期に応じ、透析導入への情報提供や心理的サポートを行う
▶ 治療に必要なセルフケアが、実行可能か確認する

　糖尿病が進行して腎症を合併したことで、過去の治療や行動への後悔や、わかっていても望ましい糖尿病治療を実行できない自己嫌悪などさまざまな思いを抱えている患者も多い。その思いや過去の行動を語ってくれた患者に寄り添い、現在の身体状況や疾患の理解からセルフケア行動に結びつけられるように、腎保護に向けた情報を提供する。

　また、透析の可能性が高い場合、負のイメージをもっている患者や家族も多い。そのイメージや身体状態への理解に合わせ、医師の説明をわかりやすく付け加え、チームで同じ方向で情報提供や心理的なサポートを行う。

　入院により体験した食事内容や指導をどのように継続していきたいと思っているのか、必要なセルフケアでできることは何か、実行が難しいと思うことは何かが明確になるように支援していく。

🔍 自立支援のポイント

◇ **医療管理上の課題（血圧と食事の管理）**

▶ 長年の食生活との折り合いがつけられるように、指導内容を工夫する
▶ 食事指導内容はチームで共有し、患者が実行可能なものを検討する
▶ 食事を行うための咀嚼や嚥下の問題を確認する

　今までの長年の生活で大切にしてきた食事内容・嗜好・友人との食事の機会などと折り合いを

つけながら、大きな変化や負担が伴わないように、医療チームで工夫を図る。各専門職は専門性を発揮し、自宅で実行可能な内容を検討しながら指導を行い、得た情報や、指導内容を互いに提供し合う。使用薬剤や指導が患者の生活に合っているか、チームでアセスメントし調整を図る。

治療上、食事のもつ意味が大きいため、医療者が思う好ましくない食事内容と、患者のとらえるものとずれはないのかを確認しながら、患者の背景などから理解を深め、今までの人生や価値観を活かしつつ無理なく療養生活が送れるように指導を行う。また、コンビニやスーパーでの弁当の購入が多い患者には、その内容を含めた外食指導も必要である。

<食事指導の例>

- 主食であるご飯を治療用の「たんぱく調整食品」を利用することで、たんぱく質が制限でき、エネルギーが確保しやすい。副食は今までと大きく変更せずに、魚一切れなどの量、もしくは、手のひら（指含まず）大の肉や魚で可能となる。
- うどんやそばなどの麺類はつけ麺にし、汁は飲まないようにする。
- 味噌汁は具だくさんにし、一日に1杯までにする。
- お浸しなどは醤油を直接かけないで小皿に醤油をたらし、そこに軽くつける。
- かまぼこやソーセージなどの加工食品には塩分が多いので、できるだけ控える。
- たんぱく質が制限された食事の宅配などを利用する。

❖生活・介護上の課題

▶経済的な問題や通院に伴う負担を確認する
▶食事療法を行うための行動や認知能力の問題を確認し、退院後の支援体制の調整

治療を継続するための経済的な不安を抱えている患者も少なくない。通院のための交通手段、金銭面、移動に伴う身体や心理的負担、治療用たんぱく調整食品などの購入や宅配利用による経済的負担はないか、確認する。

食事療法を行うために、移動が必要な買い物や調理などの食事に関する行動や、食材選択・金銭管理を行う認知能力、生活の基盤である生活リズムに問題はないか、確認する。

また、入院前からの介護の有無、退院後の必要となる支援がどのようなものかを患者や家族とともに話し合い、必要に応じ、早期に社会資源の活用を検討し、整える。

(3) 院内チームと患者・家族の合意形成のポイント：退院支援カンファレンス

▶患者・家族のこれまでの生活を否定しない援助を行う
▶患者の認知機能の情報を共有し、支援を行う

何よりも患者や家族が今まで大切にしてきた生活（特に食生活）や習慣を否定しないで、周囲とのかかわりを保ちながら、時にはその周囲との関係を活用して、病気の進行を少しでも抑制できるように援助する。

また、患者の認知機能にかかわる情報共有はチームで行い、必要に応じ、専門医などの診察を受ける。たとえば、服薬が困難な理由が単なる忘れなのか、食事のたびに飲むことを理解できないのか、理解しているが食事との関係に結びつけることができないのか、今までの服用時間と異なるためか、服用が新たに加わったのか、さまざまな理由によっても遵守状況が変わってくる。単に認知機能低下と決めつけず、多方面から検討する。

疾患への理解や認知機能、患者の大切にしている思いや生活情報を的確に捉えたうえで、カンファレンスではチームと患者や家族が一緒に行えることが望ましい。

第3段階 制度・社会資源との連携・調整

(1) 在宅チームへつなぐための支援

🅿 意思決定支援のポイント

▶ 糖尿病や腎症、その他合併症について、セルフケアの状況を確認する
▶ 食事について大切にしたいことを聴き、患者自らが食事の工夫を考え決定できるように支える
▶ 患者のできている部分に目をむけ、実行可能なセルフケアを導く

　　入院前からのセルフケアと、入院中に指導を受けた糖尿病腎症や糖尿病、その他の合併症や疾患に関連した食事療法や薬物療法などのセルフケアの習得状況の確認と、退院後の療養上の意思や望む支援などを確認する。
　　患者・家族が食生活において大切にしたい食事機会や飲酒、嗜好などを再確認し、患者自らが実行可能な食事への工夫を考えられるように支援を進めると、在宅療養への移行がスムーズである。そのためには、現在の病状を理解したうえで、入院前の生活やそれがどのように影響しているかを考え、自宅で実行できる範囲への行動に導くことが重要である。そして、すべてを入院中の短い期間で習得しようと焦らず、優先される指導を中心とし、できていることやできることを一緒に探し、在宅チームにその継続を引き継ぐ。

🅿 自立支援のポイント

◇ **医療管理上の課題**

▶ 認知機能を確認し、血糖管理への影響を検討する
▶ 塩分・たんぱく質制限の指導内容や食事バランスの注意を確認する

　　認知機能：高齢糖尿病患者は認知症のリスクが2〜4倍といわれている。認知症は腎症の治療である食事や服薬などに求められるセルフケアを困難にし、腎症の進行に伴う浮腫や息切れ、食欲不振などの症状は、血糖値の変動によりコントロールを悪化させる。また、低血糖時には典型的な自覚症状が欠けたり、認知機能の低下やうつ状態を呈することもある。十分な観察と認知機能の確認を行い、セルフケアを支援する。
　　インスリン治療：腎症第4期以降もしくは腎機能の低下に伴い、血糖降下薬ではなくインスリン療法が必要となり、インスリン治療の管理も求められる。

食事調整
　　塩分・たんぱく質制限：コンビニやスーパーでの弁当の購入が多い患者には、その内容を含めた外食指導も必要である。塩分・たんぱく質制限の実行可能な具体例など、栄養士を中心に指導した内容を在宅チームとすり合わせる。
　　食事バランス：高齢者は軟らかな食事が多くなり、咀嚼などの問題から炭水化物が中心となり、調理などの困難から揚げ物などの購入が増えやすい。このような状況で、たんぱく質や塩分を制限することでさらにその傾向が強まり、食事の偏りから栄養のバランスが崩れ、体調を崩す原因や高血糖を招き、糖尿病を悪化させてしまうこともある。

❖ **生活・介護上の課題**

▶ 食事内容（療法）を整えるための支援の必要性を検討する

　　入院中は一日に3回の食事を摂っていたが、以前から、自宅では一日2食や軽食で済ま

せている患者も多い。また、起床時間もまちまちで、生活に食事療法を取り入れることが難しい場合もある。訪問看護やヘルパー利用などの社会資源の活用や、治療用の宅配食の利用により、生活リズムを整えるきっかけとなるが、経済的な負担も伴うため、患者や家族と相談をしながら支援を検討し、整える。

(2) 在宅チーム、患者・家族との合意形成のポイント：退院前カンファレンス

▶糖尿病の治療とセルフケアに関する目標・対処を、患者・家族や在宅チームと確認する

　在宅チームや患者・家族に対して、下記に示す共有すべき医療上の目標と対処を明確にし、両者が確認し、安全な療養生活を目指す（表3-6）。

表3-6　在宅チームとの共有・確認事項

糖尿病や腎症治療に関すること		
治療目標		・空腹時血糖値や食後の血糖値（病院への連絡が必要な値） ・目標HbA1cの値 ・目標血圧
緊急時や判断に迷う際の対処	低血糖	・低血糖時症状の経験の有無や認知能力（よろめきや転倒などの形で出ることもある） ・どのような場合に起きやすいのか原因の予測 ・低血糖時の対処方法（今までしていた対処確認）。緊急搬送が必要な場合
	高血糖	・典型的な起きやすい症状（口渇・多飲・多尿・夜間の排尿回数増加など） ・起きやすい原因の予測（感染に伴う発熱による脱水などが多い） ・高血糖時の対処方法。緊急搬送が必要な場合
	発見方法	・同居の家族がいない場合、安否確認なども含めた、定期の介護や社会資源の活用（薬剤の作用時間や日々の生活に合わせた、低血糖や高血糖を招きやすい時間帯での活用が望ましい）
その他の合併症など	感染症	・感染症（口腔内の病変も含む）に注意する
	神経障害	・合併している神経障害が及ぼす日常生活への障害に注意する ・足病変やその可能性、起立性低血圧、無自覚性低血糖、胃無力症（便通異常）などの有無
セルフケア能力に関すること（患者・家族両者）		
服薬管理		・インスリン療法、内服薬遵守（在宅での確認依頼など） ・経口吸着炭製剤使用の有無と服薬時間（量が多く飲みにくい、食間服用）
食事管理		・たんぱく質や塩分制限の具体的な工夫。調理者なども明らかにする ・脂質などの割合や炭水化物への偏り、食物繊維不足などへの対応も含める ・カリウム制限の有無と指導内容
認知能力		・認知機能低下の有無や、治療や治療上必要な行動への理解 ・ADL状況とともにIADL状況も把握する
セルフケア実行度・達成度		・入院中の指導などの進行状況と、今後も継続して指導が必要な内容
身体や心理状況		・疾患や病状の受け入れとともに、上記実行のための負担や不安など ・患者や家族の望む生活や大切にしている人生上の思い ・透析の準備が必要な場合の身体症状や心理面

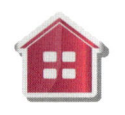

訪問看護による支援

準備期　在宅療養開始にむけた情報収集

(1) 患者・家族の意向

- 今回の腎症の診断をどのように捉えているのか
- 退院後の生活をどのようにイメージし、どのようになりたいと感じているのか
- 入院中に習得したセルフケアはどこまで実行可能と思っているのか、負担感はあるのか
- 優先されるセルフケアは医療者と患者・家族で一致しているのか
- 訪問看護などの社会資源の活用に対しどのように感じ、何を期待しているのか

　糖尿病腎症は、脳血管障害や心血管障害やその他の疾患の治療時などに、糖尿病とともに診断されることの多い合併症である。そのため、当初治療を必要とされた疾患が優先され、患者や家族にとって糖尿病や糖尿病腎症のセルフケアは、さらに追加となることもある。優先されるセルフケアが医療者と一致しているか確認する。

　また、入院中に習得したセルフケアはどこまで実行可能と思っているのか、介護度や入院前から使用している社会資源の有無、退院後に利用する社会資源は希望する内容なのかなどの情報を得る。

(2) 疾病管理の情報

糖尿病や腎症の治療に関する情報

- 糖尿病腎症の病期と予測される今後の病状
- 合併症の有無や状態、足病変の有無や状態
- 生命管理上、優先されるべき課題や処置（服薬などの管理）

セルフケア能力

- セルフケア行動に伴う疾患の理解
- 認知症の有無、麻痺などの身体上の障害の有無。それらに伴う生活上や行動上の障害

　糖尿病腎症は、腎症進行に伴い身体症状の出現や悪化、糖尿病による視力低下や失明、神経障害による足病変や起立性低血圧、動脈硬化性の疾患などさまざまな病態を引き起こす。さらに加齢に伴う身体変化も加わるため、在宅療養を始めるにあたり、患者の糖尿病と糖尿病腎症の病期、合併症の有無や状態、今後予測される病状を理解する。そのうえで、今後変化するセルフケアへの支援を行うために、優先される課題や処置の情報を得る。

　そして、在宅でのセルフケアを実行するための疾患の理解、認知症の有無、麻痺などの身体上の障害の有無、それらに伴う生活上や行動上の障害への情報を得る。

(3) 生活支援の情報

食事や日常の生活状況
- ADL・IADL 状況
- 摂食に対する身体の動きや咀嚼・嚥下状況、嗜好などの情報
- 日頃の食事内容や食事時間、味付け
- 生活リズム
- 視力障害、視力低下に伴う活動範囲の低下や活動量の減少の有無
- 生活上で問題となる住環境がないか
- 緊急時の連絡方法に問題ないか

　食事療法を自宅で安全に実践するためには、特にIADL状況が重要である。家族も含め、食事に関して、買い物の手段、買い物や金銭管理、調理、食事と内服との関係理解、内服への行動、緊急時に電話ができるかなどを確認する。

社会・経済機能
- 地域での人間関係や社会的な役割の有無
- 経済状況や経済的な負担感

　地域で積極的に活動を行ったり、職業をもち精力的に働いている患者も多い。さまざまな人間関係の中で、その関係を楽しみ保ちながら、決められた量や時間が求められる食事療法や薬物療法を行い、病状に応じた活動制限も必要となる。治療を継続するためには、それらの社会的な役割や家庭内での役割と、生活の基盤や治療に必要な経済面での情報を得る。

(4) 病院との連携・調整のポイント

　できるだけ、入院中に院内チームや患者・家族と顔を合わせ、知り得た情報や指導内容を共有し、求められている多くのセルフケアが在宅でも継続できるようにする。

　判断に迷うときや緊急時などの対応について明確にし、在宅チームのメンバーが負担のない方法を検討する。

| **開始期** | **療養生活が安定するための支援・ケア**
（退院後1週間〜1カ月程度） |

(1) 開始期の療養者・家族の状況

　退院後、1週間が経過すると、日常生活は安定してくるので、療養者・家族の心理面での変化を捉えるようにする。入院中、将来起こりうる可能性の透析導入に対して大きな不安と動揺を、療養者や家族が抱えていることが多い。また、今までの糖尿病治療への自己嫌悪や罪悪感などを抱き、投げやりになってしまう療養者もいる。さらに症状がないことから、退院直後より入院前の生活にそのまま戻ってしまったり、食事療法の目標が高すぎて在宅で実現不能になってしまうこともある。

　療養者や家族によっては、入院中に学んだ糖尿病腎症の食事療法を、入院中と同じように食事ができるように努力する。しかしその反面、努力しすぎて必要な栄養素が不足してしまう療養者もいる。退院後徐々に「これは健康によい」とか「これくらいなら大丈夫」とテレビなどで紹介される健康食品を購入したり、入院前の食習慣であった乳酸飲料の摂取を再開したり、家族に隠れて近所の友人や自分で買い物して間食などが増えてしまう療養者もいる。

　いずれも、何らかの健康によいといわれる努力をしたり、決められた食事療法が守れないことに対して後ろめたいなどの気持ちを抱き、糖尿病や腎症が悪化しないことを願っている。入院前の生活を理解して、実行可能な内容にいかに近づけるかが重要である。

　特に食事は毎日のことであり、長年の生活の中で築き上げた食習慣でもあるので、在宅療養では実行可能な目標を療養者と一緒に見つけながら、指導を繰り返し行い、療養生活を安定させることが必要な時期である。

　また、活動量の変化や服薬状況により、血圧も変動しやすいので注意が必要である。

(2) 安定するための支援・ケア

🔍 意思決定支援のポイント

▶ 退院後、実行しているセルフケアと、困っていることや判断に迷うことはないかを聴く
▶ 足りないと感じているセルフケアに対して、実行可能なものを自己決定できるようにする
▶ 疾患の理解と心理状態を知り、サポートをする

　糖尿病腎症の進行を抑えるセルフケアの実行度や、迷いや困っている部分や足りない部分への工夫を提示しながら、自己で実行可能なものを考える自己決定を支援する。

　腎症の進行により透析導入が避けられない場合、その未知の体験に対する心理負担は計り知れない。そのうえ、その他の合併症を伴っていることも多く、療養者は喪失感や孤独感、拒否などの感情を抱き苦しんでいる。セルフケアへの支援とともに、疾患への理解とその苦しい心理状態へのケアも重要である。

🔍 自立支援のポイント

◇疾病管理
▶ 腎障害の進行状況を確認する
▶ 生活リズムの中で食事療法や高血圧治療が行えているか確認する
▶ セルフケアの必要性を繰り返し伝える

腎機能障害
　　腎症の進行に伴い、腎機能は低下し、糖尿病腎症第3期（顕性腎症）～第4期（腎不全期）にかけて、下肢や全身に浮腫などの水分貯留により体動時の息切れや胸苦しさ、貧血による症状や尿毒症などによる症状などが出現してくる可能性がある。受診時などに医師からの現状がどうであるのか説明を受け、療養者が病気と向き合えるようにする。腎臓保護のための食事や血圧管理へのセルフケア行動が日々の生活の中で行えているか確認する。

　　症状がない場合など、なかなかセルフケア行動がとれない療養者もいる。身体状況を理解することで、自発的なセルフケア行動につながることもあるので、身体に起きていることとセルフケアの必要性を繰り返し伝える。

確認しておく重要なセルフケア
体調が悪いとき（シックデイ）：発熱や嘔吐や下痢などで食事が思うように食べられないとき、どのようにどの食品や水分を摂り、インスリンや内服薬をどうするのか。

低血糖対処方法：入院中に決めた「血糖値○○mg/dL以下、ブドウ糖摂取10g」などの具体的な数値や量を知っておく。また「このようなときは中止する」「このようなときは病院に連絡する」など、具体的に表現して記載し、医療者と療養者が共通理解する。原因となる薬物などの重複使用、食事の偏り、炭水化物や脂質の摂りすぎや不足が生じていないかなど。

服薬：降圧薬の決められた時間や量の服用と、その他の内服薬の遵守。

制限食：塩分やたんぱく質、病期に応じたカリウムなどの制限食の実行度。

❈生活支援
▶ 外食・間食や、不規則な生活習慣による食事への影響に注意する
▶ 定期受診や食事変更などによる経済的負担を確認する

食事への影響
　　生活が安定してくると元の生活に戻ってしまったり、外食などの機会も増えてくる。退院後1週間程度で生活のリズムが整うため、生活と指導内容に相違がないか検討する。

　　また、生活していく過程で起こりやすい状況への指導・確認（下記を参照）や、療養生活上、覚えておいてほしいことなどを生活するなかで指導を繰り返し行い、高血糖や低血糖を避け、腎臓を守るための生活ができるよう支援する。それらの行動をとるための身体や認知上の問題がないかも把握し、その状態に合わせた支援が必要である。

食事療法・高血圧治療の指導・確認事項
外食や間食：食事・間食の機会や種類・量など。疾病上、避けることが望ましい食品。過剰になりがちな食品。薬物の作用時間の関係から高血糖や低血糖への影響の強い時間帯など。

不規則な生活習慣・食事時間：独居などのため、自由で不規則な生活習慣の療養者は食事回数や量も不規則であり、それに伴いインスリンなどの治療や内服薬なども不規則になってしまう場合がある。そのような状況で食事療法を行うことは困難になりやすい。また、弁当などの利用により高たんぱく質や炭水化物、塩分過多になる場合もある。

日常生活における血圧上昇への注意：デイケアなどの入浴時、地域での活動、気温や温度変化の大きいときなど。

治療に伴う経済的負担

定期受診に加え、腎症進行に関連した検査や薬剤での医療費の負担も増加する。また、通院に伴う交通費、社会資源活用による負担、食事変更に伴う治療食などの購入負担など、多くの経済的な負担が生じる。経済的負担により治療や通院を中断してしまうことも多いので、療養者の情報を収集しながら使用できる制度などを検討する。

(3) 主治医、在宅チーム内の連携のポイント

▶疾病管理や生活上の課題について、主治医と指導などを決め、チームで共有する
▶食事の課題について病院の栄養士と連携体制をつくり調整を行う

上記の疾病管理や生活上の課題に対して、収集した情報をもとに地域の主治医と具体的な指導内容やアクションプランを決める。在宅チーム内での意見や情報を共有することで、より安全な療養生活が提供できる。同時に、行動が明確になることで療養者・家族だけではなく、そこにかかわる在宅チームの医療者も安心して状態変化時に早期対応できる。

療養生活が落ち着いた時点での食事などの問題点や疑問点などが解決できるように、病院と連携をとり、栄養士による生活に合った具体的な食事指導を2〜3カ月ごとや6カ月ごとなど定期的に行える体制づくりや調整も効果的である。

---

column コラム

生活不安のある患者に入院早期から院内チームと在宅チームが連携し、透析導入を延ばした事例

Bさん　70歳代　男性　独居　糖尿病 腎症第4期

長年トラックの運転手をしていたが、日々の飲酒などで賃金を使い果たす生活で、家族とは疎遠な状況であった。60歳を過ぎると肝機能障害や膵炎を発症し、間もなく糖尿病や糖尿病網膜症、糖尿病腎症（第4期）などの合併症を併発した。その後、治療費などに困り、自殺企図に至った。

その治療後、高血糖を是正するために入院にて糖尿病教育・コントロール、高血圧・浮腫管理などを行い、生活保護の利用と週に2回の訪問看護を導入し退院となった。

入院中は、Bさんの生活への不安や入院までの経過をふまえ、精神科医師も含めてチームで早期からカンファレンスをもった。ADLなどは自立していたが、Bさんの希望で訪問看護の導入となり、その時点でMSWと訪問看護師も一緒にカンファレンスに入り、在宅療養の調整を行った。

透析までの期間を少しでも延ばすために、たんぱく質や塩分制限をふまえた食事が継続できるように、病院チームと在宅チームが情報を共有し同じ目標をもってBさんとかかわった。

退院後は、インスリンなどの確認や血糖値の測定、血圧や浮腫状況の確認に訪れた訪問看護師に、今までの生活を悔い、決められた生活費を計画して使い頑張って生活している様子を語った。

Bさんが無理せずに生活し、身近に相談できる場所や人をつくったことで、進行していた糖尿病腎症での透析導入を1年半延ばすことができた。また、透析後も見据えた食事指導もその期間に栄養士に相談しながら準備をすることができた。

安定期　療養生活を継続するための支援・ケア

(1) 安定期の療養者・家族の状況

　入院前のような心の安定を保ちながら、糖尿病腎症へのセルフケアも生活の一部になってきた時期である。たとえば食生活は、今までの納豆と卵の朝ご飯から、たんぱく質を減らして納豆にネギにおひたし、もしくは卵にゆで野菜サラダなどのように野菜＊を増やしたり、牛乳を今までの半分にするなど、食事の制限をそれほど多くしなくても、たんぱく質制限の食事が無理せずに継続できている状態である。これらの食事の工夫は、療養者・家族が指導されたことを基盤にできる限り自分で考え、見つけた工夫である。

　また間食なども、近所付き合いや地域での集まりのときに、周囲の人と楽しみをもちながら多少量を減らしたり種類を選んだりしながら実行できるようになってくる。もしくは、状況に応じてどのような間食の摂り方がよいのか、量や種類などの疑問点を医療者に聞くことができる関係となっている。

　治療のために必要な薬剤も飲み忘れないような工夫ができたり、忘れが徐々に減ってきたりしている状況である。受診時も、医師に病状や腎臓の機能が悪化していないかなど、さまざまなセルフケアの中から、1つでも2つでもできることから始め、腎臓を守るための行動が安定してきている状態である。

＊腎症が進行により、カリウムなどに制限がある療養者は、生野菜や果物などのカリウムの多い食品は避ける。ゆでこぼした野菜などなら可。

(2) 継続するための支援・ケア

意思決定支援のポイント
▶病期や病状の変化について情報提供を継続し、治療選択の支援をする
▶努力している療養上の変化を見つけ、意欲が継続するように支援する

　腎症が進行し、透析などが避けがたい状況であるならば、日頃から療養者・家族の意思を確認し、準備に向けた情報の提供に努める。

　症状変化や検査データなどから、生活との関係を検討し、誘因などを振り返ることができるように支援していく。努力している療養生活上の変化を医療者や介護者が見つけ、意欲を継続させることができるように支援することで、次の行動への意思決定につながる。一つひとつできることが増えたり変化したりすることが、今までできなかった糖尿病そのものへの治療につながっていくこともある。

　運動については、指示範囲での運動習慣のある療養者は継続し、苦手な療養者は大型スーパーなどをゆっくりと見ながら歩く、庭の草むしりをする、テレビコマーシャルの1分間は足踏みをするなど、「できそう」から「それならできる」ことを医療者も一緒に探し、実行することを療養者の意思に働きかける。

🔍 自立支援のポイント

◇ **疾病管理**

▶ 病期の進行に合わせて体調管理を行い、認知機能の低下を招く低血糖に注意する
▶ セルフケアが継続するように、状態に合わせて具体的な指導を行う

　進行した腎症は、体調の変化などにより容易に病状の悪化や腎機能の低下を招きやすい。糖尿病腎症の悪化に伴い、症状への注意のみならず、高齢者においては日頃からの体調管理が重要である。

　腎性貧血や糖尿病神経障害、低血糖、起立性低血圧による立ちくらみや転倒などは、けがなどにより生命にかかわる障害を残す危険性もある。特に低血糖は、認知能力などの低下から実行できていたセルフケア行動が徐々に困難になったために、薬剤の過剰投与や尿毒症などによる食欲不振や食事のむらなどにより起きることも危惧される。

　在宅チームの医療者は、連携をとりながら日々の観察により療養者の変化に気づけるようにする。高齢に伴う身体活動や認知上の問題もアセスメントする。低血糖は、認知機能の低下を招くので、できる限り起こさないように医師と連携をとり治療薬やインスリンを調整する。

　さらなる合併症や悪化を防止も重要である。定期的な眼科や歯科受診、日々の足の観察や口腔ケアへのセルフケア行動も確認や支援をしていく。

❖ **生活支援**

▶ 食事や生活リズムに注意する

　できているセルフケアを継続し、状態に合わせ追加や新たな工夫を支援していく。定めた治療上の取り決めなどから、緊急時の連絡やどのようなときに病院への受診が必要かについて、優先的に実行できるように繰り返し指導を行う。習得した方が望ましいセルフケアは、順次、確認しながら療養者・家族に合わせて具体的な指導を継続していく。

　基本的な生活が成り立っていること、特に食事や生活リズムが整っていることが、今後のセルフケアの継続につながっていく。そのための生活上の調整や社会資源などの活用がうまく機能しているのかを確認・調整する。

(3) 主治医、在宅チーム内の連携のポイント

▶ 療養者の意思や精神的負担を共有し、支援の方向を揃える

　糖尿病腎症の病期や理解の状況、どのように生きたいのか、生活していきたいのかなど療養者の思いに関する情報をカンファレンスなどで共有する。ただでさえ長い糖尿病の療養生活に糖尿病腎症へのセルフケアが加わり、精神的な負担も不安も強い。在宅チームは療養者の負担を語ることのできる人的・物理的な環境を提供し、情報提供や対応の方向性を揃えて療養者・家族を支える。

　緊急時の対処方法をチーム内で共有し、トラブル時に緊急かどうかの判断ができるようにする。

　状態が安定してくると、受診間隔を延長してしまうことがあるので、医療機関と連携し長期処方を避け、定期的に受診しているか確認する。

(4) 病院・外来との連携

緊急受診が必要な場合

意識障害時：低血糖、高血糖、その他の疾患。明らかに低血糖である場合は、口腔内の歯肉などにブドウ糖をすり込み救急車の到着を待つ。

シックデイ時：下痢や嘔吐などで食事や水分の摂取ができないとき。高熱が続き尿ケトン体強陽性、血糖値 350mg/dL 以上のとき。
（個人差が大きいので、個人に合わせ、「空腹時血糖値○○ mg/dL、食後血糖値○○ mg/dL 以上」などと指標を明確にする。→ 82 頁参照）

尿毒症症状悪化時など症状が強く苦痛なとき：呼吸困難や体動時息切れや溢水状態など。

外来受診時の病院への情報提供

- 療養者や家族、介護者が使用している記録情報
    自己血糖測定記録、食事量や内容などの記録
    デイケア時にヘルパー・訪問看護などによる申し送りや状態などの伝達ノート類
    糖尿病連携手帳（かかりつけ医や他の眼科や歯科受診時に記載依頼する）
    お薬手帳、病院ごとに作成されている記録手帳や用紙
    他病院や健診での結果、血圧手帳、在宅チームからの申し送りなど
- 体調や状態変化などのときの経時的なメモなど
- 医師などへの質問内容

受診時のさまざまな記録は、体調変化がいつから起こったことで、その後どのような経過をたどっているのか、その状態が他の疾患や糖尿病および糖尿病腎症悪化によるものなのか、原因や誘因の検索とともに、セルフケア上の問題なのかなどのアセスメントに重要かつ有効な情報になる。

（髙木あけみ）

column コラム

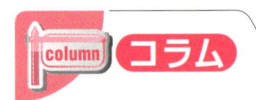

合併症を併せもつ患者に院内チームと在宅チームが連携し、意思決定に働きかけ、セルフケア行動に至った事例

Cさん　70歳代　男性　糖尿病 腎症第3期

　Cさんは長年教育者として活躍してきた。40歳代に糖尿病を発症し、現在までに数回の入院を経験している。40～50歳代は糖尿病の教育入院を繰り返し、必要に応じ短期間インスリン治療を受けた。60歳代になると糖尿病神経障害、糖尿病網膜症、糖尿病腎症と次々に合併し、定年過ぎると間もなく石を踏んだ傷から足壊疽を引き起こした。糖尿病腎症も第3期となり、持続性の蛋白尿を認め、足壊疽の治療とたんぱく質制限食の習得のため入院となった。

　足壊疽の治療に時間を要することや、やや頑固で融通が利かない印象のCさんであったので、入院当初から院内チームと在宅チームが一緒に調整を進めた。仕事一筋で長年頑張ってきたCさんに対し、その間の糖尿病とかかわってきた工夫やコツ、失敗談を聴きながら、現在の病状から必要とされるセルフケアを一緒に考えていった。

　足先は守ることができなかったが、「自分ができなかったことを伝えたい」と入院中の患者に体験などを話したり、一人で作れるお惣菜のたんぱく質制限食なども教えたりするようになった。Cさんの思いを汲めるように、チームで情報や目標を共有して接し、Cさんの意思によるセルフケア行動を促し、教えることがさらに自己のこれまでの行動の振り返りとなるようにかかわった。また、入院当初からの退院後の生活を見据え、具体的な生活に沿った指導を行った。病院チームと在宅チームが協働し情報を活かし、患者の意思決定を支援することができた。

望んでいる最期を迎えたい患者に寄り添えなかった事例

Dさん　80歳代　女性　独居　糖尿病 腎症第4期

　1年ほど前に夫を亡くし一人暮らし、3人の息子を医師や弁護士として巣立たせたことを誇りにしていた。かかりつけ医から紹介され専門医を受診したときには、すでに糖尿病腎症第4期で、すぐに透析導入のための入院が必要な状況であった。Dさんは入院や透析を希望しなかったが、期せず高度な浮腫治療のため入院となった。入院中、朝食はベーグルパン、昼食は指定のパスタなど自分で取り寄せた食事を摂取し、医師や周囲の医療スタッフとは良好な関係とは言い難く、特定の医療者のみとしか会話しなかった。浮腫は軽減したものの急変などの可能性から訪問看護を週2回利用することとし、1週間ほどで自主退院となった。Dさんの希望にそい、在宅での治療体制を急遽整えた。しかし、訪問看護師が訪れても家に入れてくれないことが多く、ある日、心肺停止状況で緊急搬送となった。

　Dさんは自分の病状を理解し、透析療法をしないことを選択した。最初の入院を振り返ると、時間的な制限があるなかではあったが、生命の危機回避のみを優先し、Dさんの思いや人生・背景・性格などを考慮し、これからの生活に寄り添えなかったのではないか。入院中から、医療者間での情報共有は医療者中心であり、Dさんの願う人生を送るためのチームではなかった。むしろ食事制限を強い、医療者と在宅チームが紙や電話での調整にとどまり、誰もDさんの思いや意思に対して看護を提供できなかったことが悔やまれる。

ここに注目 編者のコメント　　　　　　　　　　　　　　　　　　Comments

病院の看護による支援

　糖尿病で腎障害が合併してくる頃には、他の合併症も進行していたり、特に高齢者の場合は整形外科的な疾患も併発していて介護が必要な状況にもあることが多い。長い経過の中で、病期がどう変化していくのか、その時に医師から提供される医療を受けることで、暮らしや生活がどう変化するのかを、事前に患者は予想できているであろうか。

　認知機能が低下している状況での数時間の透析療法は、患者にとっても医療者にとっても、困難な状況であることが多い。ある講演会場で、「認知症のある高齢者が、体幹や四肢を抑制されて、4〜5時間透析し続けて生きていることは患者にとって幸せなのだろうか、と悩みながら看護をしています」という看護師の言葉に、悪化予防という看護の役割の重要性と、医療同意の場面での意思決定支援の重要さを、深く考えさせられた。

（宇都宮宏子）

訪問看護による支援

　自立生活のポイントとして腎機能障害について「療養者が病気と向かい合えるようにする」という記載があるが、腎症を伴う糖尿病の場合、先々のことを考えながら予測的に病状についての理解を促すようなケアは、すべての段階で重要である。

　腎臓のダメージは不可逆的であるのが特徴である。そして透析は腎臓のダメージを補う手段ではあるが、根本的な治療ではなく、一つの延命手段なのだということ、そしてその実施については本人が意思決定するのだということを、そのようになる前の段階から順序立てて相手の反応をみながら、説明をしていく。多くの患者は1回の説明で納得はしない。聞く耳をもたない患者もいる。あらゆる患者の状況に合わせて看護師は、将来起こり得ることを考えて前もって情報を伝え、必要な時に自分で決心できるようにかかわり続けることが、看護介入の鍵になるのではないだろうか。

　筆者の経験では、「透析をすれば、何を食べてもよくなるんでしょう」とか、「水も制限なく飲んでよくなるんだ」とかなりの誤解をしている療養者に出会ったこともある。病状説明は受診時に限らず、生活の場で、少しずつ、繰り返し、タイミングを見計らって行うことがポイントなのだと思う。

　そうは言っても、先々のことを考えて今を決めることは、そんなに簡単なことではない。だからあきらめず、必要なことを言い続けることが重要なのだろう。

（山田雅子）

2 高齢の慢性心不全患者への在宅療養移行支援

高齢の慢性心不全患者への在宅療養移行支援の特徴

慢性心不全は主として心血管疾患を原因として発症し、急性増悪を繰り返す進行性の疾患である。さらに、その発症率は高齢者で増加し、再入院が多いことが医療費増大の原因となっている。

特に高齢の慢性心不全患者は
①医療管理の継続が必要になる
②加齢に伴い ADL/IADL が低下し、自立した生活が困難となる
③再入院を繰り返しやすい
④罹病期間が長くなるにつれ重症化し、日常生活で呼吸困難や易疲労感などが出現し、患者の QOL が低下する
などの理由から、退院支援が不可欠な対象であるといえる。

しかしながら心不全は、がんや神経難病とは異なり病期の進行を予測しにくく、終末期を見極めることが困難なため、患者にとっても病期を自覚しにくい（→3頁参照）。そのため、患者の意思決定支援は難しく、在宅療養環境の整備も遅くなる傾向にある。

したがって、心不全の特徴をよく理解し、心不全レベルに合わせた在宅療養移行支援と終末期までの経過を予測したシームレスな連携体制が求められる（**表3-7**）。また、加齢に伴う身体的・精神的・社会的問題を考慮した援助方法を選択していく必要がある。

表3-7 慢性心不全のステージ分類

	心不全予備軍		心不全	
	ステージA 器質的疾患（−） 心不全症状（−） 心不全ハイリスク	ステージB 器質的疾患（＋） 心不全症状（−）	ステージC 器質的疾患（＋） 心不全症状（＋）	ステージD 特別な治療を要する難治性心不全
病態	・高血圧 ・動脈硬化性疾患 ・糖尿病 ・メタボリックシンドローム ・心毒性のある薬剤の使用歴 ・心筋症の家族歴	・陳旧性心筋梗塞 ・左室リモデリング 　（左室肥大・駆出率低下を含む） ・無症候性弁膜症	・心疾患既往があり、息切れと易疲労感、運動耐容能の低下がある	・最大限の薬物治療にもかかわらず、安静時に著明な症状がある（繰り返しの入院、特殊な医療なしには安全に退院できない状態など）
治療目標	血圧・脂質・体重などのコントロール、禁煙、禁酒、非合法薬剤の摂取回避	ステージAの治療	ステージA・Bの治療、塩分制限	ステージA・B・Cの治療に加えて、適切なケアレベルの設定 ＜例＞ ・終末期ケア・ホスピス ・特別な手段 　（心臓移植・心室補助装置など）

(Hunt SA, Abraham WT, Chin MH, et al.: ACC/AHA 2005 Guideline Update for the Diagnosis and Management of Chronic Heart Failure in the Adult: a report of the American College of Cardiology/American Heart Association Task Force on Practice Guidelines. 2005; 112 (12), 154-235. より筆者訳)

支援の流れとポイント

病院の看護による支援

第1段階 高齢心不全患者の退院困難となる状態像を予測し、病態面および生活面から入院の契機や再入院の誘因を中心に情報収集する。

第2段階 入院早期に退院支援カンファレンスを実施し、情報共有および退院時目標を設定する。入院期間が短いため、入院早期より退院時目標と継続される治療や援助を明確にし、患者や家族と共有する。特に退院は急性期治療終了時となるため、心臓リハビリテーションや生活指導をスムーズに在宅チームに移行する準備が必要となる。

第3段階 患者の自己管理能力に応じて、訪問看護サービスの導入を検討するなど早期から社会資源利用のための調整を行う。また、急変時の対応や終末期の迎え方についても患者・家族と話し合い、在宅チームへ情報提供する。

訪問看護による支援

準備期 治療による心不全の改善に伴い、慢性心不全の悪化予防のための自己管理指導が重要となる。
病院での指導内容（心不全悪化時の症状、薬の必要性、塩分・水分制限、体重測定、血圧測定、適度な運動）の確認と、実践能力を評価する。心臓リハビリテーションの内容により、在宅でのリハビリテーションを計画する。

開始期 生活の変化により心機能が変動しやすい時期で、集中的なフォローが必要となる。
塩分・水分制限や確実な内服ができているかは、体重・浮腫・血圧・脈拍を指標とし評価する。悪化要因があれば再指導を行う。シャワー・入浴・運動の負荷による心臓リハビリテーションを行い、買い物などの生活範囲を拡大していく。

安定期 生活パターンが確立され病状も安定するが、自己管理が甘くなりがちであり、急激な悪化と軽快を繰り返して病期は進行していく。
軽快時に訪問回数が減ることも多いので、体重、浮腫などの心不全悪化兆候の確認とともに、兆候があれば、早期受診をすすめ、悪化要因の再指導をする。在宅チームと連携しQOL向上のための支援を提案する。

病院の看護による支援

第1段階 退院支援が必要な患者の早期把握（入院後48時間以内）

　慢性心不全患者は緊急入院が多い。また、病院によっては重症度に応じて集中治療室へ入院後、一般病棟へ転棟する場合がある。そのため情報収集のタイミングやスタッフ内の共有が難しい。したがって、入院時からスムーズな情報収集ができるように共有可能なチェックシートなどを用いて、情報共有の方法を工夫する必要がある。また、限られた時間の中で、退院支援が必要となる患者を把握するためには、退院困難となる状態像を予測しうる情報を中心に、必要最低限の情報を得ていくことが重要となる（**表3-8、表3-13**）。

　緊急入院時から、家族へ在宅での生活について情報収集すると、「入院してきたばかりなのに、なぜこのような質問をされるのか」と尋ねる家族も多いだろう。心不全増悪因子は器質的要因に加えて、生活習慣に関する要因が含まれる。再発を予防するためには、それらの因子を情報収集することが不可欠であり、その点を十分に患者・家族へ説明をしてのぞむ必要がある。

　入院時の重症度により患者本人からの情報収集が困難な場合や独居のため家族が生活状況を把握していない場合は、ケアマネジャーなどからの情報を活用するとよい。

(1) 医療情報

外来経過・入院経過

　慢性心不全による再入院の誘因がなかったかを確認する。誘因の抽出が情報収集のポイントになる。再入院の誘因は予防可能なものが多数を占める（**表3-9**）。入院早期より情報を収集し、セルフケアへの援助が求められる。

　さらに、受診動機や受診方法を確認する。緊急受診や早期受診の状況がわかることで、セルフケア能力や対処能力のアセスメントが可能になる。外来や前回入院時に渡された管

表3-8　慢性心不全における退院困難となる状態像と予測されるサービス

	退院支援が必要となる状態像	予測されるサービスの一例
1	自己管理が困難な場合	往診、または訪問看護
2	自己管理実施の有無にかかわらず、在宅生活の中での定期的な教育的支援が必要な場合 （例：症状増悪時の判断・対処ができない、病院での指導内容をうまく在宅生活に組み込めない、など）	訪問看護
3	病態や加齢の影響により、ADL/IADL低下をきたし、生活・介護のサポートが必要な場合	訪問看護＋訪問介護 またはデイサービス

表 3-9 心不全増悪による再入院の誘因から考えうる情報収集のポイント

	心不全増悪による再入院の誘因（保有割合）*	情報収集のポイント
1位	塩分制限の不徹底（33%）	塩分・水分摂取量
2位	感染症（20%）	易感染状態（栄養状態） 風邪などの感染者との接触の有無
3位	疲労（12%）	家庭内のイベント（冠婚葬祭など） 残業などによる活動量の変化 ※「少し掃除をがんばった」「遠くまで買い物に行った」など、ごく日常のことが負荷になっていることが多い
4位	治療薬服用の不徹底（11%）	残薬、内服中断の有無
5位	不整脈（11%）	不整脈症状の出現・頻発の有無
6位	身体的・精神的ストレス（5%）	心配事の有無、睡眠状況
7位	心筋虚血（5%）	入院時の心臓カテーテル検査等所見
8位	その他（8%）	血圧上昇、その他併存疾患の有無

（参考文献 M.Tsuchihashi, et al.：Jpn Circ J. 2000；64）

理手帳が未記入の場合は、セルフモニタリングが困難であることが予測できる。加齢に伴い、さまざまな側面においてこれまでできていたことができなくなり、そのことが心不全の増悪の要因になっていないかを再評価する。

入院目的・治療方針・今後の予測

　医師から情報を得る。おおよその入院期間が予測できる。心不全のコントロールができると退院となるため、入院直後より心不全ステージ（**表 3-7**）を把握し、今後の病態を予測して退院支援を進める必要がある。心不全の場合、病期の予測は大変困難であるため、終末期を見据えた支援が求められる。

(2) 入院前の生活情報

入院前と入院時の ADL/IADL

　入院前の安定していた頃の状態は、退院時および退院後の ADL/IADL 目標を設定するうえでの目安になる。また、入院直前の行動は増悪因子を特定するうえでの重要な情報となる（「いつもよりがんばって家事をした」「少し遠出をした」など）。Barthel index による機能的評価だけでなく、身体運動能力質問票などを用いて心負荷との関連を定量的に評価しておく。また、長期的に体重が減少しカヘキシー（悪液質）が疑われる症例では、筋力低下も含めて評価が必要となる。

入浴：湯につかる際の水圧や熱湯により肺動脈楔入圧が上昇し心負荷となるため、入浴環境・方法を把握する。また、前屈位を必要とする洗髪動作は、等尺性運動により心負荷が増大するため、洗髪方法や回数の情報も重要となる。

排泄：いきみ労作は等尺性負荷およびバルサルバ効果により心筋酸素消費量が増加し、心負荷となるため、排便コントロール状況を把握する。

理解力・意欲

　入院前からの問題か、病状の悪化に伴って生じた問題かを整理する。特にうつ症状や不安症状を有する患者の再入院が多いため、これらの症状と自己管理状況を合わせて観察していく必要がある。

家族・社会資源による支援状況

　独居の有無だけでなく、独居の場合はキーパーソンの居住地と訪問頻度、同居の場合はキーパーソンと一緒に過ごす時間などを確認する。同居していても、仕事などにより日中はほとんど家にいないことも多い。

　介護認定を受けているか、また、これまでのサービス利用状況を確認する。

住環境

　各ADL動作の運動強度をみると、安静座位が1METsに対して、平地歩行は3METs、階段を昇る動作は6METsを示し、心不全患者にとって段差は心負荷増大の大きな誘因となる。したがって、自宅が一戸建てなのか、マンションまたはアパートなのか確認し、その中での患者の居住スペースを確認する。居住スペースが1階であっても物干しスペースが上の階にあるために、一日に何度も階段を昇り降りしていることも多いので、丁寧に情報を得る必要がある。マンションやアパートの場合は居住階とエレベーターが設置されているかを把握する。

　また、家の中での段差、特にトイレや風呂環境についても確認する。蹲踞（そんきょ）姿勢を伴う和式トイレは静脈還流が妨げられ、全身の血管拡張および血圧低下が助長される。起立時には失神の原因となることもあるため、トイレの種類も重要な情報となる。

(3) 患者・家族の思い

　今回入院したことをどう思っているか、入院前の生活をどう思っていたかについて患者・家族の受け止めを知る。再入院を繰り返している場合は、自己管理ができなかったと自分を責め、もどかしさを感じていることもある。患者の思いが表出できる環境を十分に配慮する必要がある。

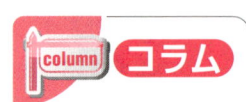

コラム

訪問看護サービス導入の見極めが難しかった事例

Aさん　80歳代　女性　独居　慢性心不全の原因疾患：弁膜症

　慢性心不全にて2週間に1回の外来受診と週1回の心臓リハビリテーション外来に通院を行っていた。ある日心不全増悪にて入院し、薬物治療および食事指導、内服調整・指導で退院となった。しかし、退院後1カ月以内に、心不全増悪にて緊急入院となった。再入院の要因は、前回の入院時と同様に、塩分・水分制限の不徹底および薬の飲み忘れと考えられた。さらに、Aさんは少し風邪を引いたかもしれないという理由で心臓リハビリテーション外来を休み、その翌日に心不全増悪で緊急入院となっており、受診の判断ができていなかった。前回の退院時は、食事・内服指導の効果への期待と、週1回のリハビリテーション外来通院による医療者のフォローが入ることで、心不全増悪時の早期発見が可能となると考えていた。本事例では、Aさんの自己管理能力を十分にアセスメントし、訪問看護によるフォローも検討すべきであった。

第2段階 医療・ケア継続のための院内チームのアプローチ
（入院3日目〜1週間以内に開始）

　心不全患者は入院中のADLが比較的自立していることや、入院期間の短縮化から退院の決定が早く、在宅療養環境が整わないままで退院することが多い。そのため退院後に体調を崩しやすく、入院中の教育内容を在宅の療養生活の中で適応させることが難しいため、短期間に入退院を繰り返すケースが増加している。

　したがって、入院早期からの退院状況を予測したアプローチが求められ、院内医療チームが協働で支援を行う重要な時期といえる。

(1) 退院支援計画立案にむけた院内チームの情報共有

チーム内における専門職の役割

　それぞれの職種が、慢性心不全患者に対してどのような役割を担えるのかを把握し、相互に理解を深めていく必要がある。役割が重複する点については、チーム内で話し合い役割や支援内容を分担・調整する。患者にとって、優先される問題が異なるため、その問題に合わせて、中心となる職種を決めるとよい（**表3-10**）。

退院支援計画の立案

　退院支援計画は院内チームで作成する。作成にあたっては、チーム内で情報を共有していく必要があり、できるだけ早期に"入院時カンファレンス"などのチームでの情報共有および目標共有の場をもつとよい。

　退院支援計画は、退院後も継続する医療管理・医療処置はあるか、またその場合に、自己管理は可能かを明確にすることがポイントになる。また、リハビリテーションや生活指導については、病院では何ができており、在宅で継続してもらうことは何かを明確にして、退院目標を決定する。

表3-10　各専門職の役割の一例

職種	提供情報	主な支援
医師	今回の入院の契機、心機能評価(stage) 今後の治療方針	患者・家族へのインフォームドコンセント （患者・家族の現状に対する認識のズレを修正）
看護師	入院前と入院中のADL・IADL評価 理解力・意欲の評価 自己管理・在宅生活状況の把握 病気や現状に対する患者や家族の理解	在宅生活のイメージ支援 自己決定支援 リハビリテーションと連携したADL援助、食事・生活指導 各職種との連携・調整
心臓リハビリテーション担当医	運動耐容能の評価、運動処方	リハビリテーション、運動耐容能を評価
理学療法士	身体機能評価 生活動作パターンの問題点	リハビリテーション、運動耐容能を評価 在宅生活を考慮した動作パターンの修正
薬剤師	服薬コンプライアンスの評価	服薬指導、シンプルかつ効果的な内服方法の提案
管理栄養士	食生活、栄養状態	食事指導、低栄養への介入
医療ソーシャルワーカー	資源の活用の可能性	サービス調整

(2) 院内チームによる在宅療養にむけた支援

🔍 意思決定支援のポイント
▶ 継続できる生活と再編が必要な生活を整理し、療養生活の不安を明確にする
▶ 生活の再編（喪失体験）と折り合いを見つけられるようにサポートする

　　医師からの病状説明だけでは、どのような生活が可能であるのかイメージしにくい場合が多いため、これまでの患者の生活状況に合わせて、継続できる生活と再編が必要な生活について共に整理し、患者・家族の不安を明確にしていく。特に、心臓の代償機能が保たれている場合は自覚症状がないため、生活上の制限をイメージしにくい。また、代償機能が低下していても、治療により心不全による自覚症状が消失していると、入院前と同様の生活ができると思ってしまうことが多い。したがって、フィジカルアセスメントを用いて心機能が低下していることの意味を一緒に考え、検査値の経時的変化を視覚的に示すなどして、病態の理解を進めていく。

　　さらに、罹病期間が長くなれば心不全も重症化し、さまざまな面で喪失体験を繰り返す。急性期治療により出現していた心不全症状は改善するものの、生活の再編が求められる点ではさらに喪失体験を重ねることになる。したがって、折り合い点を患者自身が見つけられるようにサポートする。見つけられるまで側で"待つ"ことが求められる。再入院を繰り返している患者の場合は、「また自己管理ができなかった」と自分を責め、その辛さを家族や医療者に話すことができないことも多いため、患者が気持ちを表出できるような環境をつくる必要がある。また、心不全は進行性の病気であることを十分に説明し、これまでできていた自己管理をしっかり認めてあげるプロセスが必要となる。

🔍 自立支援のポイント
◇医療管理上の課題
▶ 入院の誘因が生活上の問題の場合は、担当者を決めて生活指導を行う
▶ 自己管理ができるか見極め、困難な場合は、管理方法のシンプル化やサポート体制を検討する

　　慢性心不全は継続的な疾病管理が必要であるため、誰が何を、管理できるのかを考える。自己管理が難しい場合は、外来診察の頻度やサービスの利用を検討する。自立できる方法の検討や医療処置のシンプル化をめざす。特に、内服薬の種類や数、服薬回数を減らせないかを薬剤師を交えて検討するとよい。外出前になると利尿薬を控えたり、さらに高齢者は一日2食である場合が多く、そのために昼の服薬が抜ける傾向にあるため、食事時間に合わせた一日2回服用の処方を検討したり、一日3回服用の処方の場合には食後表示ではなく目安となる内服時間を提示する。

❖生活・介護上の課題
▶ 退院時に目標にできる ADL/IADL レベルを決定し、理学療法士と協働で支援する
▶ 退院後に介助が必要とされる場合は、サポート体制を検討する

　　入院前との変化、医師の病態予測から生活はどのように変わるかを明確にする。急性期病院では、入院前と同様の ADL 回復を退院目標にすることは難しい。したがって、退院時目標と長期的目標を設定し、さらに、退院後はどのようにその支援が引き継がれるかを調整する必要がある。

(3) 院内チームと患者・家族の合意形成のポイント： 退院支援カンファレンス

医療チームカンファレンス内で作成された退院支援計画書案をもとに、患者・家族を交えて退院目標の共有とそれまでに準備すべきことを一緒に考える。患者・家族の意向に合わせて、折り合える点を一緒に考える。

カンファレンス内で、必ずしも患者・家族と合意形成に至るわけではない。したがって、患者・家族の理解度・受容状況に合わせて、話し合いの機会を繰り返しもつ必要がある。入院期間が短いため、入院1週間以内に、各職種が退院後の問題点を予測できる情報を持ちより、退院支援計画書案を作成し、その後、医師・病棟看護師を中心に「患者・家族を交えたカンファレンス」を行い、合意形成を行っていくとよい。

コラム

病院と在宅チーム内の情報共有・連携不足であった事例

Bさん　90歳代　女性　独居　慢性心不全の原因疾患：弁膜症

2回目の再入院となり、訪問看護を導入した。退院後3日目に初回訪問を実施し、体重の増減はなく、食事および内服は自己管理できていることを確認した。退院8日目の昼に発熱し、夕方には呼吸状態悪化、緊急入院となった。感染性の肺炎による心不全増悪であった。

感染源および悪化の要因としては、デイサービスでの風邪罹患者との接触、隙間風が入る寒い住環境にあったことが考えられた。退院時のAlb 2.9g/dLで低栄養状態にあったことなどについて在宅チーム内での情報共有や、ケアマネジャーや介護スタッフへの心不全に関する知識提供が必要であったことが考えられた。また、入院中からの住環境の聞き取りおよび整備、初回訪問時の住環境の確認が必要であった。

退院前カンファレンスでの病状に関する情報提供が不足していたために、減塩指導が遅れた事例

Cさん　80歳代　男性　軽度認知症の妻と同居　慢性心不全の原因疾患：弁膜症（?）

胸部大動脈瘤でのステント治療後、長期入院により認知機能の低下を認め、妻も軽度認知症のため、退院前カンファレンスでは内服の自己管理が課題にあがっていた。薬の服用回数は一日1回と少なかったため、薬袋に日付記入し、服用確認を行ったところ、内服の自己管理は行えたので退院となった。退院後3カ月頃に急激な体重増加、下腿・顔面浮腫増強を認め、病院に連絡して妻と一緒に介護タクシーで緊急受診することとなった。外来にて利尿薬が処方され、1週間で体重が減少した。その後、定期的な訪問で心臓の雑音が観察されたため、弁疾患による心不全が推測された。そこで年に数回起こる体重増加時には早期に受診をすすめた結果、以後は再入院することなく在宅生活が維持できている。また、訪問看護の際には定期的に減塩指導を行い、体重の増加頻度も減少していった。退院時の病状説明は現病歴のみで、退院時カンファレンスで弁疾患の説明がなかったため、病態の予測が難しく、減塩指導を含めた生活指導が遅れた事例であった。

第3段階　制度・社会資源との連携・調整

　心不全患者は急性期治療の終了と同時に退院が決定することが多い。したがって社会資源の活用が予測される場合は、第2段階における退院支援と並行して進めるとよい。

　心不全患者がよく利用するサービスとしては、病状観察を目的とした訪問看護になる。心不全は急変しやすいことや多数の薬剤を内服していること、高度の介護が必要なほどの身体的機能低下を伴わないことにより、心不全での療養型病院または介護老人保健施設などの利用は難しい。心不全患者の場合は、疾患の重症度と身体的介護度にはかなりの隔たりがあり、65歳以上であっても介護認定を受けにくい。呼吸困難はあっても、外観上、健常者との相違がないため、身のまわりのことはできると判断されることがある。

(1) 在宅チームへつなぐための支援

意思決定支援のポイント
- 身体的に自立している場合は、訪問看護のメリットを理解してもらう
- 不安やうつ症状、身体的な苦痛などが意思決定を妨げていないか注意する
- 外来看護師や在宅チームへ情報提供し、連携体制を整える

　入院中の意思決定支援は第2段階でのかかわりが中心となる。しかしながら、第2段階で退院支援計画について合意形成ができていても、患者には決断しきれない場合も多い。患者・家族の揺れ動く気持ちに絶えず寄り添う必要がある。

　身体的に自立している心不全患者にとって、訪問看護サービスを入れることの意義がわかりにくいことがある。訪問看護サービスを入れることで、症状悪化時の早期対応・早期受診が可能となること、病状観察だけではなく、生活の中での教育的支援を受けることが可能となる。このような訪問看護サービスのメリットを十分に説明していく。

　心不全患者のうつ病合併は約2～3割であり、重症心不全ほどその割合が高い。強い不安やうつ症状は状況や情報を適切に理解し判断する妨げとなるため、自己管理状況の変化に注意する。また、呼吸苦など身体的に苦痛の強い症状がある場合や、家族の支援など社会的な要因によって適切な意思決定ができないこともある。多方面からのアプローチが必要である。また、継続支援情報として、外来看護師や在宅チームに情報提供していく。

自立支援のポイント

◇**医療管理上の課題**
- 自己管理できないところを明確にし、サポート者を決める
- 患者の自己管理能力に応じて、訪問看護サービスの導入を検討する
- 急変時の対応や終末期について、患者・家族と話をしておく

　継続される疾病管理の中で、患者が自己管理できることとできないところを明確にし、誰が何を担当するかそれぞれのサポート者を決定する。心不全患者は、心不全の原因を理解し症状モニタリングを行い、さらに「どのような症状がでてきたら、どのタイミングで医療機関を受診するのか」といった評価・対処までできることが望まれる。よって、このような判断ができるかどうかが、訪問看護の導入を検討するポイントになる。

在宅酸素療法、人工呼吸器療法（主に adaptive servo ventilation）を導入する場合は、担当業者との調整を行う。心不全は病期がわかりにくく、終末期になってから考えるということは難しい。早期より今後の積極的治療をどこまで行うのか、救急搬送、DNR、在宅看取りなどを考えておく必要がある。場合によっては CPR の教育も必要となる。その経過は在宅チームとも情報共有を行い、心不全のステージに合わせて、頻繁に見直しを行う。

❖生活・介護上の課題
▶ ADL/IADL の低下には介護職のサポートを検討する
▶ 介護職へ、心不全管理のための注意点について情報提供を行う

　在宅チームと継続する疾病管理や生活支援についてすり合わせが大切となる。特に病態や加齢の影響により ADL/IADL の低下をきたし、生活・介護のサポートが必要な場合は、訪問看護だけでなくヘルパーやデイサービスを利用し、介護の専門家のサポートを受けることも必要となる。食事や入浴などそれぞれの介助担当者へ、心不全管理上の注意点（歩行介助方法・入浴方法・食事管理など）を医師や看護師から説明しておく必要がある。

(2) 在宅チーム、患者・家族との合意形成のポイント：退院前カンファレンス

　時期は、退院の数日前もしくは、集まりやすさから退院日となることもある。理学療法士や管理栄養士、薬剤師などが参加できない場合は、看護師が心臓リハビリテーションの経過や栄養および薬剤指導の内容、患者の理解度などを事前に担当職種から情報を得て、カンファレンスで情報提供できるようにしておく。

　新しく導入するサービスがある場合は、サービス提供者が患者・家族と顔合わせできるように調整して、不安なくスムーズに移行できるようにする。特に、訪問看護サービスが導入される場合は、医師から病態把握のための十分な情報提供が求められる（訪問看護師が必要とする情報は、「訪問看護による支援」122 頁および表 3-13 を参照）。入院中に行われた内服管理、塩分・水分制限を含めた食事管理、体重管理などの教育的支援内容と患者の理解度を情報提供するとともに、病棟看護師は、在宅という環境で看護を引き継ぐ立場に立ち、病院での看護ケア経過だけではなく、在宅で実施可能な形での内服管理、食事管理、体重管理の方法について情報提供を行えるよう準備することが求められる。

〈荻田美穂子〉

コラム

在宅療養開始期に訪問看護回数を一時的に増やすし、在宅療養の継続が可能となった事例
Dさん　80歳代　女性　独居　慢性心不全の原因疾患：高血圧・洞不全症候群（ICD 埋め込み）

　3 回目の再入院となり、食事および内服管理が十分にできていなかったため、訪問看護を導入して退院した。退院当初は週 1 回の予定であったが、在宅生活（食生活、薬の管理、排便コントロールなど）への適応に時間がかかり、退院直後から病状も不安定にあった。在宅での食事方法などの問題についてすぐに自己解決できないため、頻回な教育的支援が必要となった。そのため、退院後 2 週目より訪問看護を週 1 回から週 2 回に増やした結果、少しずつ生活リズムがつき、自己管理できるところも増えた。退院 1 カ月後からは安定し訪問回数を週 1 回に減らしたが、その後も再入院することなく経過している。

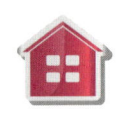

訪問看護による支援

準備期　在宅療養開始にむけた情報収集

　入院期間の短縮に伴い、病状は安定しても自己管理のための指導・心臓リハビリテーションが十分できていない状態で在宅生活に戻る患者が増えている。病状経過だけでなく、在宅療養の中で必要な継続指導や心臓リハビリテーション内容（シャワー、入浴、平地歩行、階段歩行、）の確認が重要となる（表3-13）。

(1) 患者・家族の意向

　在宅生活でどのような生活を望んでいるか聴く。そして、入院前後での生活変化、制限が多いなかでの在宅療養への不安も聴いていく。そのうえで、訪問看護の必要性について、どのように理解し受け入れているかを確認する。

(2) 疾病管理の情報

　心機能のレベルを含めて心不全の状態や医療管理・指導の内容を確認する（表3-11）。
　患者・家族の心不全という病気の理解の状況、病状・セルフチェック（血圧・体重・服

表3-11　心不全に関する疾病管理・指導の確認項目

・既往歴・現病歴（不整脈がある場合は種類、ペースメーカーがある場合は設定内容） ・心不全の原因疾患 ・酸素療法・人工呼吸器療法 ・現在の心機能レベルを知るための主な検査項目 　　胸部レントゲン：CTR（心胸郭比）。正常は50％以下。 　　心エコー：EF（左室駆出率）。拡張末期容積から収縮末期容積を減じたもので、心機能評価の標準的な方法として広く用いられる。健常人の駆出率は70％前後。 　　血液データ 　　　①BNP（脳性ナトリウム利尿ペプチド）：心臓に負担がかかると心室の心筋から放出されるホルモン。正常値は20pg/mL以下。入院中と退院後の経時的変化が心機能評価の指標となる。 　　　②BUN・CRE：腎機能評価の指標となる。脱水や利尿薬服用時に影響を受けることがあり、脱水になるとBNP値は低下するが腎機能は悪化するので、体重管理が厳しくなる。 　　肺機能、その他の異常 ・内服薬 ・体重管理の目安、水分・塩分制限の有無と量 ・認知症の有無・程度 ・心臓リハビリテーションの内容 ・医療管理が必要な内容：酸素、ストマ、胃ろう、創処置など

薬・悪化時の症状）について理解ができているか、病院での指導内容の受け入れ状況を確認し、不足している内容の説明をする。
受診体制：退院後の受診日、検査や病院での心臓リハビリテーションの受診日などを確認する。一人で受診できるか、利用交通機関は何かを確認し、サポートが必要であれば、サービスの提供（介護タクシー、ヘルパーの付き添いなど）を提案する。
緊急時の連絡体制：体調不良時の相談者や医療・介護サービスとの連携方法を確認をする。

(3) 生活支援の情報

　ADL・IADL の状況や、セルフチェック（自己管理）が生活の中でどのように可能か、家族の介護力を含めて確認する。また、生活を支援する社会資源についての理解ができているか、金銭面（年金生活など）の情報を確認しながら、生活を支えるためのサポートの必要性やサービス内容を確認していく。
　在宅環境は、室内の温度・湿度・室温調整ができるか、段差・手すり・トイレ・風呂場・床の状態など転倒のリスクを中心に確認していく。

セルフチェック項目
- 塩分・水分制限の管理を誰が、どのようにしてできるか
- 内服管理を、誰が、どのようにしてできるか
- 体重測定を、誰が、どのようにしてできるか。体重計があるか、ないか。増加時に異常として捉えることができるか
- 心不全症状、浮腫をどのように理解しているのか、症状について相談する人がいるか
- 感染症などに罹患したときに心不全が悪化しやすいことを理解しているか、相談する人がいるか
- 排泄はどこで、どのように行うのか。便と尿が出たかどうかを確認できるか、便秘の状況はどうか（便秘の状況によっては　緩下薬などの必要性を検討する）
- シャワー浴または入浴が一人でできるか、心臓リハビリテーションが終了しているか

(4) 病院との連携・調整のポイント

病院との情報交換・連携
　病状、検査データ、内服管理状況、体重管理の目安、在宅での心臓リハビリテーションの判断基準（心臓リハビリテーションの判断が難しい場合の相談窓口）、排泄、入浴・運動での心臓リハビリテーションの状況、医療管理の必要な内容の管理方法などを確認する。退院カンファレンスで外来看護師とも情報共有しておくと、在宅から医療への連携がスムーズになる。
外来受診：手帳などを利用した外来看護師との情報交換や、検査データの情報提供を依頼。
緊急受診：病院との連携体制、異常時の相談窓口を確認する。

在宅チーム内の連携
　福祉系サービス提供職種の病状理解の状況を確認、サービス提供時の注意点、報告必要時の連携方法など多職種との連携体制を確認し、必要なサービスを提案する。

開始期 **療養生活が安定するための支援・ケア**（退院後 1 カ月程度）
（生活環境の変化に伴う心負荷の影響を判断）

(1) 開始期の療養者・家族の状況

　この時期は、入院から在宅へと生活が変化することで、心機能が変動しやすく、塩分・水分・運動量の増加、ストレス、喫煙の再開などにより心不全が悪化しやすい。心不全による入退院を繰り返さないために、準備期にアセスメントした内容を基に、退院直後より生活スタイルに合わせ、サービスの方法を相談しながら決定することが重要となる。

　訪問回数は、生活変化に伴う健康状態の変化、生活状況、指導内容の実施状況を確認するために週2回以上、訪問時間は受診や問い合わせの対応がしやすい午前中が望ましい。

- 高齢になると1回水分量が少なく、起床が遅い場合があり、冬は電気毛布を使用、夏は夜間にクーラーを使用していない場合が多いので、ベッド内での不感蒸泄が入院中より多く、水分制限が厳しいと脱水になる療養者もいる。
- 玄関先に高い上りかまちがある、家の前が急な坂になっている、トイレが外にある、隙間風が多い、布団の上げ下ろしが必要など、心臓に負荷がかかりやすい生活環境の中で過ごしていることがある。
- 古い家では浴室が家の外にあり、脱衣室が外気に近いために、血圧が変動しやすく、浴室の後片付けなども心臓への負担が大きい場合がある。
- 心不全の療養者はADLが自立している人も多く、特に女性は退院直後より家事や買い物などによる心負荷がかかりやすい。

(2) 安定するための支援・ケア

意思決定支援のポイント

▶生活の変化に対する不安や思いを、本人や家族に聴く
▶望む生活や意向を聴く

　入院前と比べて生活変化のあったことに関連した生活環境、問題を確認し、どのように感じているかを聴く。健康状態・ケア内容の評価を行い、療養者に説明し、病状理解の状況、在宅生活での不安、望む生活が送れているか、これからどのような生活を望んでいるか、意向を聴き、支援内容を見直していく。

自立支援のポイント

◇**疾病管理**（表3-12）
▶水分制限、塩分制限の状況を確認し、管理者や生活環境・食事の支援を検討する
▶内服管理の状況を確認し、管理者や管理方法を検討する
▶受診が必要な自覚症状や浮腫・体重増加が心不全の悪化指標であることを理解してもらう
▶生活に合わせた心臓リハビリテーションを行い、過剰な心負荷がかからないように生活を支援する

医療処置
　不整脈・ペースメーカー：不整脈のタイプ、脈拍数、不整脈の自覚症状、ペースメーカー手帳に書かれている内容を確認する。検脈、ペースメーカー挿入側上肢の運動制限につ

表 3-12 慢性心不全のセルフチェック項目

血圧：左右を測定する。
脈拍：左右測定、心音とともに測定する。不整脈がある場合、自動血圧計での測定は誤差が大きくなる。
不整脈：常時不整脈がある場合と、突然不整脈になる場合、リハビリテーション時に出現する場合などがある。心不全悪化時に不整脈が多い。
呼吸：心不全悪化時、少しの動きで努力様呼吸となり、息苦しさや咳がでる。
浮腫：足と顔にむくみがでやすい。心不全悪化時は増加する。
体重：浮腫とともに体重が2kg/週以上増加する。

いて理解できているか確認し、必要時は指導する。

在宅酸素療法・人工呼吸器療法：器機の使用方法、マスク・カニューレの交換などが理解できているか確認する。

医療管理が必要な処置：下腿浮腫による皮膚トラブルがある場合、セルフケアのできる内容を確認し、必要に応じて処置サービス提供を提案する。

自己管理

内服管理：服薬ができているかは大事なポイントとなる。入院前は自己管理していたが確実に服用できず、特に利尿薬は自己判断で服用していないケースがある（例：飲み忘れ、過剰服用など午前中に用事があるときは朝の利尿薬だけ服用しない一日3回服用だが食事が2回のために服用せず）。服用状況を確認し、飲み忘れなどがある場合は管理方法の修正を行う。また、薬の変更の有無を確認する。ワルファリンなどの抗凝固薬の服用時は、納豆などの薬効を減弱させる食品の指導や、出血傾向の確認を行う。

水分制限：水分制限が守られているか具体的に確認する。水分は「コップ何杯」と表現されるが、コップが小さいことや、摂取水分によりコップのサイズが異なることも多い。塩分制限のために口渇を感じることも少なく、そのため水分摂取量が少なくなる傾向がある。体重減少、元気がない、夜間の尿回数減少などで脱水に気づくことがある。入院中よりも不感蒸泄が多くなるので、脱水傾向に注意が必要である。

塩分制限：食事の塩分だけでなく、飲料水に塩分が含まれているものもあり、確認が必要である。体重増加時に食事内容を確認すると、塩分制限については理解できているが、調理時に使用する調味料、惣菜に含まれる塩分量を自己判断していることが多い。心機能の低下に伴い、塩分による影響はより大きくなる。

- 退院時に一日6gの塩分制限の指示があった場合、全食事の塩分量を配慮するのは調理者に負担がかかり、継続できないことが多い。昼食または夕食に配食サービスを利用することで負担を軽減し、配食以外は食事を楽しむ機会とすることができる。

心臓リハビリテーション（入浴・外歩き）：病院と在宅での入浴環境は大きく異なる。シャワーや入浴での負荷状況を確認するために、退院後1回目のシャワーと入浴は看護師が心臓リハビリテーションを行う。問題なければ、療養者または介護者に注意点を説明し移行する。外歩きは、心臓リハビリテーションによる負荷状況（平地歩行、坂道歩行、階段歩行）を確認しながら、生活範囲を拡大していく。

体重の管理：体重測定ができているかを確認する。裸体、着衣、食直後、排便後などの状況を確認する。体重増加、足のむくみはよくないと理解していても、実際の体重変動について気にしていないことが多い。1週間に2kg以上の体重増加時、浮腫増加、息苦しいなどの自覚症状があるときは心不全の悪化が疑われるため、医師への報告とともに受診をすすめる。

定期受診：定期的に受診ができているか確認する。
体調不良時の対応：体調不良（心不全の悪化が疑われる自覚症状など）を理解し、伝えることができるか、受診することができるか確認する。
排泄：入院中は緩下薬なしで排便コントロールが可能であった場合でも、在宅に戻ると便秘傾向になることが多い。トイレ環境（和式、洋式、手すり、トイレまでの導線）での負担と、緩下薬の処方・効果を確認する。便秘、下痢時は服用方法を指導する。
皮膚のトラブル：皮膚が乾燥していることが多く、保湿剤の使用を指導する。
感染症と環境整備：感染症にかかると急激に心不全が悪化する。このことが理解できているか、相談する人がいるか、生活環境（室内温度・湿度・清掃状況など）を確認し、環境を整えるアドバイスと発熱時の対応を指導する。

❖**生活支援**
生活を支援する社会資源：社会資源の情報を理解しているか、経済面（年金生活など）はどのような状況か確認する。

(3) 主治医、在宅チーム内の連携のポイント

▶外来看護師との看護連携を継続する
▶在宅チーム内で疾病管理の情報を共有し、連絡が入る体制をつくる

　訪問看護報告書や管理手帳などを利用し、主治医・外来看護師との情報交換・検査データの情報提供を依頼する。心不全悪化時の受診では4～5時間の待ち時間となる場合があり、療養者は疲労感を訴えることが多い。主治医との連絡が困難な場合もあり、外来看護師との連携が必要である。病院から在宅だけではなく、在宅から外来受診へのスムーズな連携ができように、退院カンファレンスに外来看護師も参加し、連携の要となることが望まれる。
　介護系ケアチームに、心不全の病状や介護にかかわるときの注意点を情報提供し、何が問題となるかを相互に情報共有できる体制づくりが必要である。特に、訪問看護の回数が少ない場合は、他のサービス提供者からの情報が有用となる。たとえば、介護者に体重測定を依頼する場合、体重変動の意味を説明し、急激な体重増加があった場合の連絡の必要性について理解をしてもらうようにする。

コラム

心臓リハビリテーション外来と訪問看護が管理手帳を用いて連携し、生活指導が継続できた事例
Eさん　80歳代　女性　独居　慢性心不全の原因疾患：弁膜症

　退院後は夕食のみ配食サービスを利用し、塩分6gを守ることができており、体重は横ばいで安定していた。2週間後の定期受診でBNP値低下もK値が少し上昇しており、「管理手帳」を通じてK制限と水分量を増やす指導の依頼があった。そこで訪問時に食事内容を確認し、果物を控えることや1日水分量は1000mLを目安にすることなど、具体的な管理方法を指導した。その結果、1週間後の採血ではK値が退院時まで改善した。また、心臓リハビリテーション外来ではストレッチや筋力トレーニングを実施し、訪問時には状態を確認しながら外歩きを実施し、活動範囲を具体的に示すことで、朝夕200m位の有酸素運動をセルフで実施している。

| 安定期 | 療養生活を継続するための支援・ケア（退院後2カ月目以降）|

(1) 安定期の療養者・家族の状況

　　退院2カ月目頃から在宅生活の不安が減少し、生活パターンができてくる。病状が安定し、指導内容が生活で実践できるようになれば訪問回数を減らし、体重増加や脱水のおそれがある場合、心不全の悪化時には訪問回数を増やすように調整する。心不全は急性増悪と軽快を繰り返しながら徐々に進行する。急性増悪を早期に治療につなげることが重要であり、病状が変化するとそれに合わせた生活管理が必要となる。

- 季節により血圧や体調が変動する療養者がいる。
- 年末年始は外食や惣菜の購入が増え、浮腫、体重が増加する療養者が多い。
- ADLが自立している場合は、生活範囲の拡大に伴い、心負荷や感染症などのリスクが高くなることがある。

(2) 継続するための支援・ケア

意思決定支援のポイント

▶病状の理解や食事などの不満とともに、社会参加などの希望を聞く

　　在宅での生活環境、健康状態やケア内容の評価を行い、療養者・家族に説明したうえで、病状の理解、食事などの不満や不安、望む生活が送れているかなどを聴く。そして、社会参加、趣味、外出などの希望やこれから望む生活を聴き、支援内容を見直す。

自立支援のポイント

◇疾病管理

▶自己管理が継続しているか確認する
▶季節により体調の変動があるので、変動パターンを把握する

医療処置

　不整脈・ペースメーカー：不整脈の有無、不整脈の自覚症状、ペースメーカーの設定を確認する。脈拍数が設定レートより多い、少ない場合は受診をすすめる。

　在宅酸素療法・人工呼吸器療法など：安静、運動時の酸素量の確認、夜間の呼吸器の使用状況を確認する。酸素量の増量や問題がある場合は受診をすすめる。

　内服管理の評価：在宅療養が長期間になると、できていたことができなくなることもある。管理方法が継続されているかどうかも確認する。

自己管理

　食事内容（塩分）の評価：日常生活で塩分制限ができていれば、たまに外食するなど、食事を楽しむことをアドバイスする。

　体重管理：評価を継続する。

　排泄の評価：冬季の便秘は特に血圧変動が激しいので、緩下薬などのアドバイスをする。

　皮膚の清潔の評価：心不全の状態により、入浴などに看護師介助が必要となることがあり、その場合はサービスの見直しを提案する。また、高齢者の皮膚は乾燥肌になっているこ

とが多く、さらに慢性心不全で浮腫があると下腿にはうっ帯性皮膚炎が生じやすくなる。皮膚色が茶色から暗茶色に、皮膚が硬く小さなでこぼこ状となり、皮膚の弾力がなくなるため、皮膚が傷つきやすい。傷がつくと漏出液がたえず流れる状態となり、創面が拡大し、浮腫の軽減ができないと傷が治らない。特に皮膚の観察や保湿ケアが重要となる。

歯のケア：歯槽膿漏は心内膜炎などの炎症、病状悪化、種々の問題を併発する。口腔ケアが重要となる。

体調管理：かぜなどの感染症、脱水などの季節変化への対応に注意する。特に血圧や体調は、季節の変わり目に変動しやすく、心機能に負担がかかることがある。在宅生活を送るなかでの言動、表情、環境変化への対応などの確認・評価を継続する。

生活全般：心負荷が過剰にかからないよう、生活全般を評価する。特に療養者から疲労の訴えがあるときは、在宅チームで連携しサービスの見直しをする。

❖生活支援

▶社会参加など活動が継続できるように、必要な支援を検討する

生活の中での活動、社会生活、生きがいや趣味（デイサービス、老人会、ボランティアなど）が継続できるように、疲労などがないかを確認する。旅行などの行事参加の希望があるときは、家族・参加者のキーパーソンも含めて食事や活動への注意点を説明する。特に日常にない活動範囲となるので無理のないようにし、必要時は車いすの使用を説明する。HOT使用時は、HOT管理の指導や業者への手配を説明する。

(3) 主治医、在宅チーム内の連携のポイント

引き続き、介護系ケアチームと、療養者・家族の意向やサービス提供上の問題を共有する。心不全の病状や介護にかかわるときの注意点を情報提供し、サービス内容の評価を共有し、連携上の問題について話し合い解決する。特に、訪問看護の回数が少ない場合は、他のサービス提供者からの血圧・体重・食事摂取量などの情報が有用となる。

(4) 病院・外来との連携

定期受診の連携

外来受診時の連携を継続する（手帳などを利用した外来看護師との情報交換、検査データの提供・共有）。

訪問看護：心不全の悪化症状がある場合は、医師へ電話や報告書を送付、または受診時に持参する。

病院外来：検査データに心不全悪化所見がある場合は、医師または外来看護師がデータと指示内容を手帳に記入する。

定期外受診（緊急時）

体重増加（2kg以上／週）、浮腫の増加、息切れ・体の怠さの自覚、咳、努力様呼吸、不眠などの症状があるときには、受診をすすめる。家族が受診に付き添える場合はよいが、独居の場合は、介護タクシーやヘルパーの付添いをケアマネジャーに依頼する。外来看護師に療養者の状態と経過を説明し、受診を依頼する。

(5) 心不全末期に重要となる支援

　慢性心不全は、急性増悪による入退院を繰り返しながら末期へと進行する。末期から終末期の移行が不明瞭で、生命予後の予測が難しい。末期になると息苦しさ、胸痛、倦怠感、食欲低下などの症状があり、生命の危機状態に対しての強い不安感がある。家族も、療養者が少しの動きで呼吸状態が悪化し苦しむ様子を見ることになり、精神面で恐怖を感じることが多く、治療の選択肢が残されていることもあって入院を希望するケースが多い。在宅では、症状コントロール、緩和ケア、内服、日常生活（食事、排泄、身体の清潔）への支援が主になる。

- 在宅酸素・人工呼吸器療法の管理が必要になる。
- 排便時の怒責によるバイタルサインの変動、苦痛が著しいので、スムーズな排便ができるように緩下薬や浣腸などで排便コントロールをする。
- 褥瘡予防として、セミファーラー位が取れるように、3モーターベッド、エアーマットなどの福祉用具のアドバイスをする。
- 皮膚の清潔介助は、状態により全介助で酸素を使用しながらのシャワー浴、ベッド上での保清、訪問入浴などを提案する。
- 療養者と家族が、心不全悪化時の兆候、対応、連絡方法について理解ができているかを確認し、指導する。

(6) 看取りにむけた支援

　意思決定支援として、病状の説明とともに、延命治療かまたは安らかな死を迎えるための準備をするのかについて本人・家族と話し合って決めるための説明を早期から行う。救急車を呼ぶかどうか、看取り期の対応をどうするか、連絡方法などを繰り返し説明し、意思確認を行う。

（江本千代子）

参考文献
- 佐藤幸人監修：慢性心不全手帳．第一三共株式会社．2011．
- 循環器病の診断と治療に関するガイドライン．2008-2009年度合同研究班報告．2010．28-36．
- 仲村直子：さまざまな疾患のエンドオブライフ：心血管疾患（慢性心不全）．ナーシング・トゥデイ．2011；26（5）：45-49．

表3-13 入院時・退院時に必要な情報リスト例

※入院時：心不全による入院があった際に病棟看護師が把握すべき情報
※退院時：在宅療養移行に際し、病棟看護師が訪問看護師へ情報提供すべき情報
　　　　　また、訪問看護師が引き継ぐべき情報

	入院時	退院時	看護継続上のポイント
基本情報	□ 病名：心不全 　→現在の心不全ステージ（　　） □ 原因疾患 　□ 高血圧 　□ 心房細動 　□ 心筋梗塞 　□ 弁膜症 　□ 心筋症 　□ その他（　　　） □ 既往歴 　□ 糖尿病 　□ 脳卒中 　□ その他（　　　）	□ 病名：心不全 　→現在の心不全ステージ（　　） □ 原因疾患 　□ 高血圧 　□ 心房細動 　□ 心筋梗塞 　□ 弁膜症 　□ 心筋症 　□ その他（　　　） □ 既往歴 　□ 糖尿病 　□ 脳卒中 　□ その他（　　　）	⇒入院時から退院時までの変化を把握し、今後予測される病態変化を共有
経過と治療	□ 外来経過 　→心不全入院回数、再入院までの期間 　→心不全増悪の誘因 □ 入院目的 □ 治療方針	□ 入院経過 □ 退院後も継続される治療 　→内服薬の種類と服薬パターン 　→塩分・水分制限内容 　→運動処方内容 □ 外来フォロー医師 　→定期受診日 　→緊急時の対応 □ 訪問看護指示書（必要時）	⇒患者の理解度も併せて確認（現状や方針に対する認識のずれはないか、など）
検査所見	□ NYHA：（　　　） □ 胸部レントゲン 　□ CTR（　　%） □ 心電図 　□ 洞調律 　□ 心房細動 　□ その他（　　　） □ 心エコー 　□ LVEF（　　%） □ 血液データ 　□ BNP 　□ TP/Alb（　／　）	□ NYHA：（　　　） □ 胸部レントゲン 　□ CTR（　　%） □ 心電図 　□ 洞調律 　□ 心房細動 　□ その他（　　　） □ 心エコー 　□ LVEF（　　%） □ 血液データ 　□ BNP 　□ TP/Alb（　／　）	⇒入院時から退院時までの変化を把握することが大切。病院側からは経時的変化がわかるように検査データを提供するとよい（BNPの推移は退院後に心不全増悪を予測するうえで重要な情報となる）

(つづき)

	入院時	退院時	看護継続上のポイント
身体所見	☐ 血圧（　　　　　mmHg） ☐ 脈拍（　　　　　回/分） ☐ 体重（　　　　　kg） ☐ 自覚症状 　☐ 倦怠感 　☐ 安静時呼吸困難 　☐ 労作時呼吸困難 　☐ 浮腫（部位:　　　　） 　☐ その他（　　　　）	☐ 血圧（　　　　　mmHg） ☐ 脈拍（　　　　　回/分） ☐ 体重（　　　　　kg） ☐ 自覚症状 　☐ 倦怠感 　☐ 安静時呼吸困難 　☐ 労作時呼吸困難 　☐ 浮腫（部位:　　　　） 　☐ その他（　　　　）	⇒セルフチェック・評価・対処が可能かも併せて確認 ⇒患者の特徴的症状を確認（患者がいつもどのように表現しているか、など）
自宅での生活情報	☐ ADL状況 ☐ IADL状況 　→認知・意欲に注意 　→セルフモニタリングの有無 ☐ 内服管理状況 　→残薬 ☐ 塩分管理状況 　→管理者、管理方法 ☐ 水分管理状況 　→管理者、管理方法 ☐ 体重チェック 　→管理者、管理方法 ☐ 排便コントロール状況 　→下剤使用の有無 ☐ 運動療法有無 ☐ 生活上の問題点など	☐ ADL状況 ☐ IADL状況 　→認知・意欲に注意 　→セルフモニタリングの有無 ☐ 内服管理状況 　→残薬 ☐ 塩分管理状況 　→管理者、管理方法 ☐ 水分管理状況 　→管理者、管理方法 ☐ 体重チェック 　→管理者、管理方法 ☐ 排便コントロール状況 　→下剤使用の有無 ☐ 運動療法有無 ☐ 生活上の問題点など	⇒退院時到達状況に加えて、退院1カ月程度の目標と長期的目標を共有 ⇒継続が必要な点の確認 ⇒管理者、管理方法は管理項目ごとに測定者や評価者の確認をしておく Ex.体重測定 　定期的測定…デイサービス 　評価…訪問看護師 ⇒心臓リハビリテーション内容と継続内容を確認
家族状況・介護体制（サービス利用状況）	☐ キーパーソン ☐ 介護者 ☐ サービスの利用内容・頻度	☐ キーパーソン ☐ 介護者 ☐ サービスの利用内容・頻度	⇒入院時からの変更点
住居環境	☐ 住居形態 ☐ 階段 ☐ 風呂（段差・広さ・温度管理）	☐ 住居形態 ☐ 階段 ☐ 風呂（段差・広さ・温度管理）	⇒入院時からの修正点 ・段差の解消 ・福祉用具のレンタル
患者・家族の思い	☐ 家に帰りたいと思っているか	☐ 病気のとらえ方 ☐ 入院契機および経過の理解 ☐ 指導内容の理解・実践能力の確認	⇒病期によっては今後の積極的治療への思いや療法方法についての思いの共有

ここに注目　編者のコメント　Comments

病院の看護による支援

　高齢者の心不全が悪化する要因はどこにあるだろうか。基礎疾患（虚血性心疾患、高血圧、心筋症、弁膜症など）の悪化、不整脈、肺炎を主とした感染症が引き金になることもある。しかし高齢者の場合、塩分や水分を過剰に摂取するといった食事の問題、服薬管理の問題、過度の安静による廃用性の機能低下や、過剰な負荷をかけたという活動量の問題など、生活状況が悪化要因となり入退院を繰り返す。

　入院前の暮らしや生活状況を患者や家族から聞き取り、病気の理解と合わせて、今後も、病気と共存してどう暮らしていくかを患者と組み立てていくプロセスが重要である。

　緊急入院が多く、CCUから循環器病棟へ転棟する患者も多いことから、情報収集は家族が付き添っているCCUから行い、病棟へ継続する仕組みも必要である。

　患者は自己管理ができないために再入院になったことで自分を責めている場合も多く、管理されることに否定的になり、訪問看護や訪問診療の利用につながらないこともある。今後のことも含め、上手に病気と付き合っていくための在宅医療の利用であることを説明していくことが必要であろう。

　また、慢性心不全患者への支援は、実は、外来での支援がかぎである。退院後も自施設の外来で通院継続する場合は、外来看護師との連携や、退院後の電話フォローなどで支援する方法もある。がん患者とは異なり予後予測は困難であるが、今後の療養や最期の時をどう迎えるかといったことを話し合っておくこと、ACP（アドバンス・ケア・プランニング）を提供することも、外来看護や訪問看護の役割である。

（宇都宮宏子）

訪問看護による支援

　訪問看護の「開始期」に記載があるように、心臓に負荷がかかる日常生活動作を生活の場で考えることは、心不全のある療養者の支援には欠かせない。

　具体的に生活の場を見ることでわかることも多いと思われるので、百聞は一見にしかず、退院前に家屋調査ができるとよい。家の中の事故として、冬場での居間の気温と風呂場の気温の差で心臓に大きな負荷がかかり、急死に至る事例が挙げられる。実際に間取りや設備を見ることによって、気温差を少なくするための工夫ができるのか、住宅改修ができるのか、できるとしたらどこをどのようにすればよいのかといった、生活が心臓に及ぼす影響を考えた環境調整をすることができる。自宅に風呂場がない場合もある。寒い中、銭湯に通わないですむよう、スキンケアの方法を一緒に考えることができるかもしれない。

　退院しても再入院を繰り返す心不全患者への訪問看護は、住環境を見直し、日常生活の動線を分析し、食生活を見つめ、セルフケア能力の向上を促していくことである。患者は外来に通院が可能であっても、看護師が訪問してその人の生活の場において看護する意味がそこにある。

（山田雅子）

第4章

摂食嚥下障害のある患者への在宅療養移行支援

1. 経口摂取を継続するための在宅療養移行支援
2. 胃瘻による栄養管理にむけた在宅療養移行支援

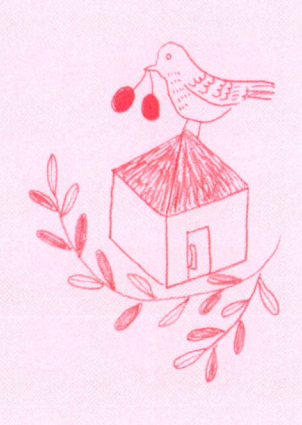

1 経口摂取を継続するための在宅療養移行支援

経口摂取を継続していくための地域連携

　人間にとって口から食べることは、単なる栄養摂取ではなく、生きる楽しみであり活力の源である。しかし、高齢化の加速により口から食べることに困難をきたしている要介護高齢者が増え続けている。入院時から経口摂取を継続することで、家族と食卓を囲み笑顔で毎日を過ごせる未来へとつながっていくことを念頭に、在宅療養移行支援を行いたい。

　摂食嚥下障害患者に対する食支援は、急性期病院だけで完結することはなく、転院先、退院後の地域における連携を必要としている。当院を含む急性期病院では、在院日数の短縮化が推し進められており、患者・家族は経口摂取が完結していない状況の中で生活環境を変更していかなければならない実情がある。急性期医療で可能な限り経口摂取への移行を行う必要があるが、「一部経口摂取」としかならない場合は、これを次の施設や在宅で継続・拡大できるような急性期医療と地域の在宅チームとの連携・支援体制が望まれる。

　地域連携においては、①顔の見える関係でのバトンタッチ、②食物形態や介助方法の標準化、③シームレス（seamless）な連携と協働を行い、「食べる」を支援し続けることが大切である。シームレスな人的環境として、自身の専門性や立場を超えて、人的ネットワークを構築していきたい。特に、重度の摂食嚥下障害によりやむなく非経口栄養で生活している人々への、QOLを考慮した「口から食べることを支えるチーム」による支援体制は急務である。そのためには病院と在宅の連携を強化し、患者・家族にとってつなぎ目なく食べることが支援されるような人的・物理的環境が提供されることが必要である。

　図4-1に示すように、病院チーム（摂食嚥下チームやNSTなど）が在宅での食支援の必要性があると判断したケースについては、早期より在宅チームに相談し、方針決定のカ

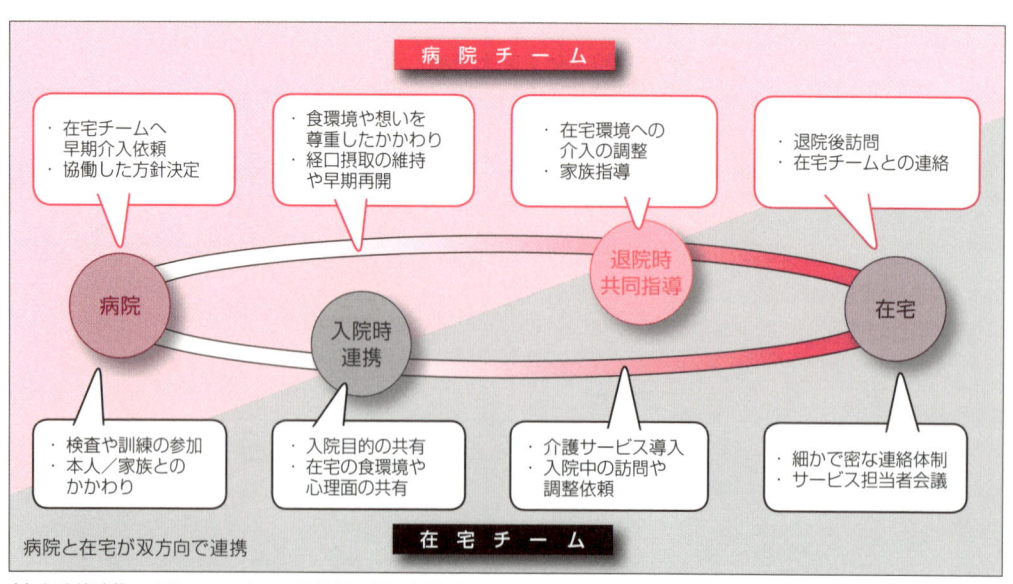

（小山珠美監修：ビジュアルでわかる早期経口摂取実践ガイド．日総研出版；2012．p.30．一部改変）

図4-1　病院チームと在宅チームでの食支援をつなぐ連携モデル（2012, 小宮山・三橋）

ンファレンスなどにも極力参加を促す。在宅チームも同様に、積極的に病院での摂食嚥下機能の評価、訓練、食事場面などにも同席して状態把握に努め、患者・家族・病院の関係者と早期から退院調整を行う。この連携がつぎ目のない食支援をもたらすことになる。

支援の流れとポイント

病院の看護による支援

　病院で入院当日から始める摂食嚥下障害者の退院調整におけるプロセスは、
①摂食嚥下リハビリテーションおよび退院調整にかかわる情報収集（**第1段階**）
②段階的摂食訓練および退院時栄養方法の情報共有（**第2段階**）
③退院先関係者とのサービス調整（**第3段階**）
④退院先への訪問、フォローアップ
となる（**図4-2**）。
　第3段階のサービスの調整内容は個別性や退院までの時期によっても異なるが、介護者のマンパワー、サービスサポート体制、物品調整、リスク管理、食物形態・調理方法・食材の調達、摂食嚥下リハビリテーションの継続、薬剤管理、緊急時の対応などを包括的に配慮する。経口摂取を継続していくための人員調整においては、特に口腔ケア、栄養管理、摂食嚥下リハビリテーションのスキルをもった人材が必要である。
　当院では退院に際し、診療情報提供書、看護サマリー、リハビリテーション情報、写真入り「退院パンフレット」（**図4-9**, 149頁）、「NST・嚥下連絡票」（**図4-8**, 148頁）などを関係職種へ提供している。また、患者・家族やサービス提供者のニーズに応じて、摂食嚥下療法科の看護師が退院後の合同訪問や外来対応を行い、医師と調整しながら緊急入院についても受け入れができるような体制をとっている。

訪問看護による支援

準備期　退院時共同指導で現状や指導内容、退院前の準備、リスク管理を確認する。食事指導を見学し、患者の個別性をふまえた知識や技術を習得しておく。

開始期　療養者・家族が無理なく、そしてできるだけ不安を抱くことなく、生活の中に経口摂取の継続を組み込んでいけるように支援する。トラブルが生じた場合、早急に適切な対応ができるよう支援する。

安定期　栄養状態が維持されるとADLが高まりQOLの拡大につながる。療養者・家族の意向を確認・修正しながら、社会資源の活用など介護負担の軽減を支援する。慣れによるリスクの発生も想定し、合併症の予防に努め経口摂取が継続するよう支援する。

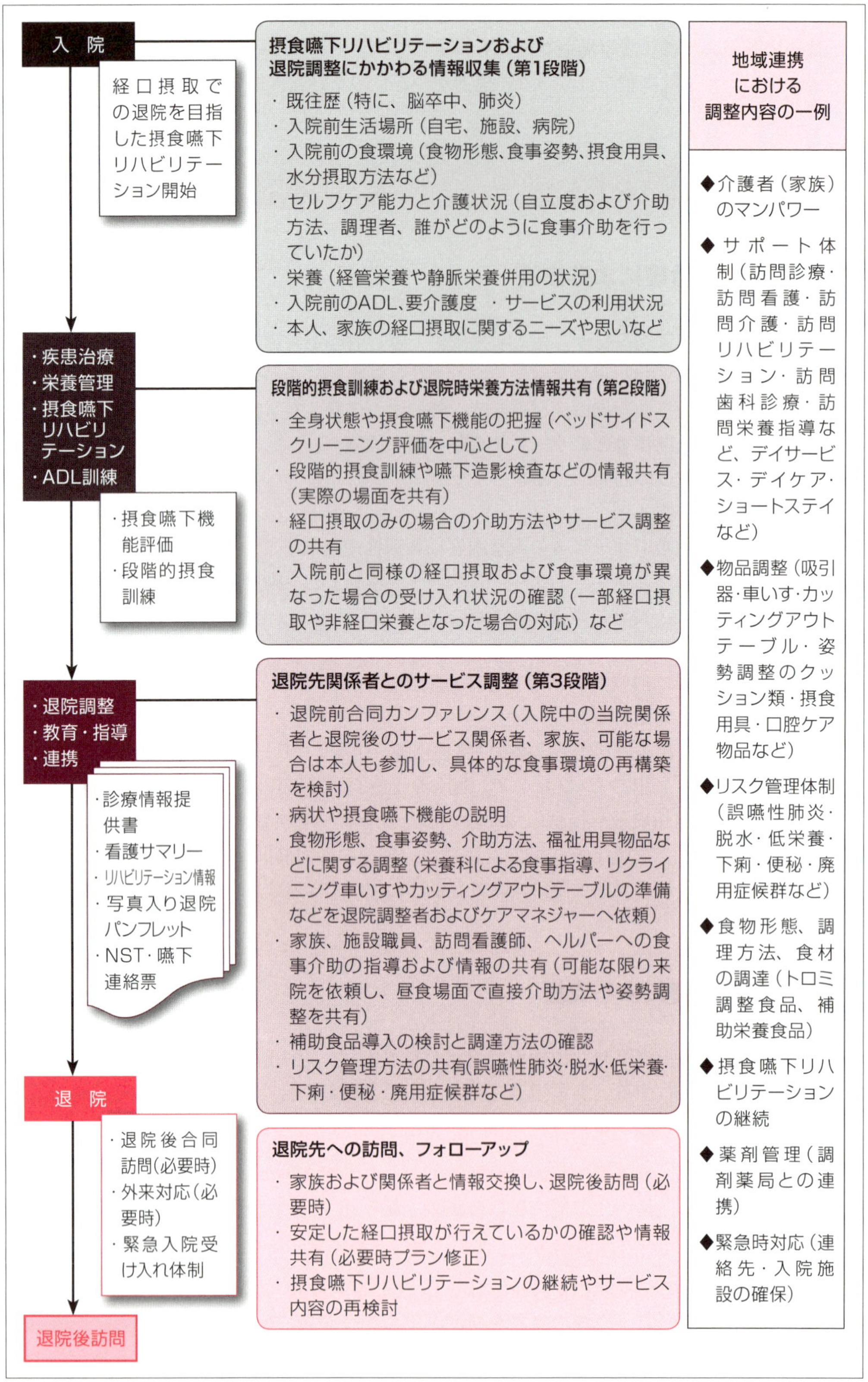

1 経口摂取を継続するための在宅療養移行支援

入院

経口摂取での退院を目指した摂食嚥下リハビリテーション開始

↓

- 疾患治療
- 栄養管理
- 摂食嚥下リハビリテーション
- ADL訓練

　・摂食嚥下機能評価
　・段階的摂食訓練

↓

- 退院調整
- 教育・指導
- 連携

　・診療情報提供書
　・看護サマリー
　・リハビリテーション情報
　・写真入り退院パンフレット
　・NST・嚥下連絡票

↓

退院

・退院後合同訪問(必要時)
・外来対応(必要時)
・緊急入院受け入れ体制

↓

退院後訪問

摂食嚥下リハビリテーションおよび退院調整にかかわる情報収集(第1段階)

- 既往歴(特に、脳卒中、肺炎)
- 入院前生活場所(自宅、施設、病院)
- 入院前の食環境(食物形態、食事姿勢、摂食用具、水分摂取方法など)
- セルフケア能力と介護状況(自立度および介助方法、調理者、誰がどのように食事介助を行っていたか)
- 栄養(経管栄養や静脈栄養併用の状況)
- 入院前のADL、要介護度・サービスの利用状況
- 本人、家族の経口摂取に関するニーズや思いなど

段階的摂食訓練および退院時栄養方法情報共有(第2段階)

- 全身状態や摂食嚥下機能の把握(ベッドサイドスクリーニング評価を中心として)
- 段階的摂食訓練や嚥下造影検査などの情報共有(実際の場面を共有)
- 経口摂取のみの場合の介助方法やサービス調整の共有
- 入院前と同様の経口摂取および食事環境が異なった場合の受け入れ状況の確認(一部経口摂取や非経口栄養となった場合の対応)など

退院先関係者とのサービス調整(第3段階)

- 退院前合同カンファレンス(入院中の当院関係者と退院後のサービス関係者、家族、可能な場合は本人も参加し、具体的な食事環境の再構築を検討)
- 病状や摂食嚥下機能の説明
- 食物形態、食事姿勢、介助方法、福祉用具物品などに関する調整(栄養科による食事指導、リクライニング車いすやカッティングアウトテーブルの準備などを退院調整者およびケアマネジャーへ依頼)
- 家族、施設職員、訪問看護師、ヘルパーへの食事介助の指導および情報の共有(可能な限り来院を依頼し、昼食場面で直接介助方法や姿勢調整を共有)
- 補助食品導入の検討と調達方法の確認
- リスク管理方法の共有(誤嚥性肺炎・脱水・低栄養・下痢・便秘・廃用症候群など)

退院先への訪問、フォローアップ

- 家族および関係者と情報交換し、退院後訪問(必要時)
- 安定した経口摂取が行えているかの確認や情報共有(必要時プラン修正)
- 摂食嚥下リハビリテーションの継続やサービス内容の再検討

地域連携における調整内容の一例

◆ 介護者(家族)のマンパワー

◆ サポート体制(訪問診療・訪問看護・訪問介護・訪問リハビリテーション・訪問歯科診療・訪問栄養指導など、デイサービス・デイケア・ショートステイなど)

◆ 物品調整(吸引器・車いす・カッティングアウトテーブル・姿勢調整のクッション類・摂食用具・口腔ケア物品など)

◆ リスク管理体制(誤嚥性肺炎・脱水・低栄養・下痢・便秘・廃用症候群など)

◆ 食物形態、調理方法、食材の調達(トロミ調整食品、補助栄養食品)

◆ 摂食嚥下リハビリテーションの継続

◆ 薬剤管理(調剤薬局との連携)

◆ 緊急時対応(連絡先・入院施設の確保)

(小山珠美監修:ビジュアルでわかる早期経口摂取実践ガイド. 日総研出版;2012. p.233. 一部改変)

図4-2 入院当日から始める摂食嚥下障害者の退院調整プロセス(2012, 小山・芳村)

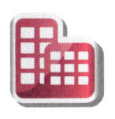

病院の看護による支援

第1段階 退院支援が必要な患者の早期把握（入院後48時間以内）

(1) 入院直後から始める退院調整のプロセス

　まずは、入院と同時に、治療と並行して経口摂取での退院を目指した摂食嚥下リハビリテーション、栄養管理、ADL訓練を他職種と連携・協働し、段階的に進めていく。

　当院では、専従の看護師を中心として、多職種協働による摂食嚥下チームを編成している。摂食嚥下障害による経口摂取への介入が必要な患者の把握は、「摂食機能療法介入プロトコール」（**図4-3**）を用いて、入院直後から病棟看護師と連携を図りながら行っている。院内システムとして、①75歳以上の要介護高齢者、②脳卒中や肺炎の診断、③神経筋疾患、呼吸器疾患、認知機能低下、低栄養や脱水などによる摂食嚥下障害が疑われる場合は、医師より摂食機能療法の指示がでるような仕組みとなっており、入院早期に介入できるようにしている。

　摂食嚥下障害があり、摂食機能療法が必要と判断された患者においては、医師から入院当日に「摂食機能療法」の指示がでる。専従看護師（一部、ベッドサイドスクリーニング評価の研修を受けた病棟看護師）および言語聴覚士は、主治医と病状や治療の状況をふまえて多面的な情報を収集し、口腔ケアおよび個々に応じた摂食嚥下機能を評価する。また、リハビリテーション科を含めた多職種と協働し、誤嚥性肺炎、窒息、低栄養、廃用症候群などのリスク管理を行いながら、食物形態や摂取量などの段階的食事のステップアップを行い、セルフケア能力や活動性を高めるようなアプローチを行う。

(2) 患者・家族の意向、医療・生活情報

　表4-1に、入院早期から退院までに必要な情報収集・情報共有の項目を列挙した。

　入院直後は、摂食嚥下リハビリテーションや退院調整にかかわる情報収集を行う。主な情報としては、入院前の生活場所（自宅、施設、病院のどこからの入院か）や食環境（どのような食物形態、食事姿勢、摂食用具、水分摂取方法だったか）、ADLの状況や要介護度、さらにセルフケア能力と介護状況（自立度および介助方法、調理者は誰か、食事介助は誰がどのように行っていたか）などがある。本人や家族の経口摂取に関するニーズや思いなども聴く。

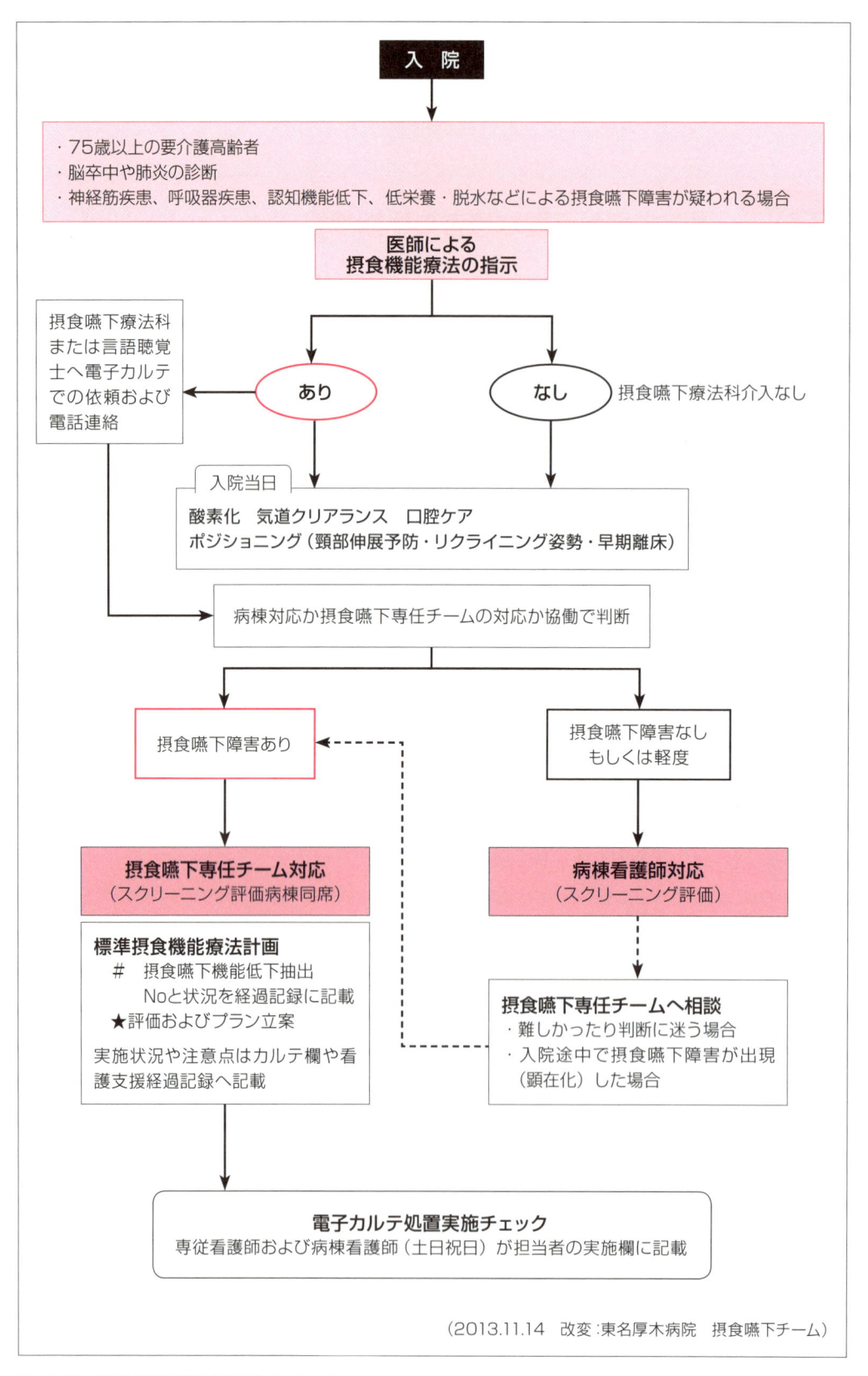

1 経口摂取を継続するための在宅療養移行支援

```
                              ┌─────────┐
                              │  入 院   │
                              └────┬────┘
                                   ↓
┌──────────────────────────────────────────────────────────┐
│ ・75歳以上の要介護高齢者                                    │
│ ・脳卒中や肺炎の診断                                        │
│ ・神経筋疾患、呼吸器疾患、認知機能低下、低栄養・脱水などによる摂食嚥下障害が疑われる場合 │
└──────────────────────────────────────────────────────────┘
                                   ↓
                         ┌──────────────────┐
                         │   医師による      │
                         │ 摂食機能療法の指示  │
                         └────┬────────┬────┘
                              ↓        ↓
┌──────────────┐         (あり)      (なし)    摂食嚥下療法科介入なし
│摂食嚥下療法科   │←─────
│または言語聴覚   │
│士へ電子カルテ   │
│での依頼および   │
│電話連絡         │
└──────────────┘
                              ↓
                         ┌────入院当日────────────────────────┐
                         │ 酸素化  気道クリアランス  口腔ケア    │
                         │ ポジショニング（頸部伸展予防・リクライニング姿勢・早期離床）│
                         └──────────────────────────────────┘
                                   ↓
                         ┌──────────────────────────────────┐
                         │ 病棟対応か摂食嚥下専任チームの対応か協働で判断 │
                         └────┬────────────────────┬──────┘
                              ↓                      ↓
                    ┌──────────────┐       ┌──────────────┐
                    │ 摂食嚥下障害あり │←----│ 摂食嚥下障害なし │
                    └──────┬───────┘       │ もしくは軽度    │
                              ↓              └──────┬───────┘
                    ┌──────────────────┐             ↓
                    │ 摂食嚥下専任チーム対応 │     ┌──────────────┐
                    │(スクリーニング評価病棟同席)│    │ 病棟看護師対応  │
                    └──────┬───────────┘        │(スクリーニング評価)│
                              ↓                  └──────┬───────┘
                    ┌──────────────────┐                ↓
                    │ 標準摂食機能療法計画  │      ┌──────────────────┐
                    │ # 摂食嚥下機能低下抽出│      │ 摂食嚥下専任チームへ相談 │
                    │   Noと状況を経過記録に記載│   │ ・難しかったり判断に迷う場合│
                    │ ★評価およびプラン立案 │←----│ ・入院途中で摂食嚥下障害が出現│
                    │ 実施状況や注意点はカルテ欄や看│   │  (顕在化)した場合      │
                    │ 護支援経過記録へ記載  │     └──────────────────┘
                    └──────┬───────────┘
                              ↓
                    ┌──────────────────────────────────┐
                    │      電子カルテ処置実施チェック        │
                    │ 専従看護師および病棟看護師（土日祝日）が担当者の実施欄に記載 │
                    └──────────────────────────────────┘

                            (2013.11.14  改変：東名厚木病院  摂食嚥下チーム)
```

図 4-3　摂食機能療法介入プロトコール

表4-1 経口摂取拡大にむけた、入院早期から退院までに必要な情報収集・情報共有の項目

入院直後からの 情報収集	退院支援計画立案にむけた 院内チームで共有する情報	退院前カンファレンス (医療チーム、患者・家族、在宅 チーム)における合意形成の情報
・本人・家族の経口摂取に関するニーズや思い ・全身状態と治療状況 ・摂食嚥下機能評価(フィジカルアセスメントやベッドサイドスクリーニング評価など) ・経管栄養や静脈栄養併用の状況 ・入院前の食環境(食物形態、食事姿勢、摂食用具、水分摂取方法など) ・セルフケア能力と介護状況(自立度および介助方法、調理者、誰がどのように食事介助を行っていたか) ・入院前生活場所(自宅、施設、病院) ・入院前のADL、要介護度 ・サービスの利用状況など	・本人・家族の経口摂取に対する意向 ・年齢 ・既往歴、現病歴、今後起こりうること ・全身状態や合併症、感染状態 ・発症・受傷から現在までの期間と生活の経緯 ・症状や状態に関連した治療や処置(気管切開、酸素化、カテーテル管理など) ・ADL状況 ・高次脳機能障害や認知症との合併 ・症状や状態と良好な能力 ・栄養状態(栄養方法) ・摂食嚥下障害の程度や病態 ・摂食嚥下障害のタイプと程度 ・摂食嚥下プロセス ・摂食嚥下障害の具体的症状に関するアセスメントとアプローチ ・良好な口腔環境、安全なポジションを整えたうえでの段階的摂食訓練 ・誤嚥性肺炎を予想した場合の一時的な摂食の中断 ・安全な食事介助、チームでの情報共有	・本人・家族の食べることへの思い、願い、不安など ・入院から退院予定までの摂食嚥下機能の変化 ・口腔ケア、姿勢調整、食事介助方法の継続に関する問題点や変更点 ・サポート体制(訪問診療・訪問看護・訪問介護・訪問リハビリテーション・訪問歯科診療・訪問栄養指導、デイサービス・デイケア・ショートステイなど) ・物品調整(吸引器・車いす・カッティングアウトテーブル・姿勢調整のクッション類・摂食用具・口腔ケア物品など) ・リスク管理体制(誤嚥性肺炎・脱水・低栄養・下痢・便秘・廃用症候群など) ・栄養状態のモニタリング担当者 ・食物形態、調理方法、食材の調達(トロミ調整食品、補助栄養食品)の担当者 ・摂食嚥下リハビリテーションの継続と対応サービス ・医学的管理の対応 ・薬剤管理(調剤薬局との連携) ・緊急時対応(連絡先・入院施設の確保)

column コラム

口から食べさせてあげたいとの願いに、摂食嚥下リハビリを開始、在宅チームへ連携した事例
Aさん　80歳代　男性　誤嚥性肺炎　10年前にくも膜下出血の既往あり

　誤嚥性肺炎が重篤なため、入院当初に主治医から「胃瘻の検討」の説明が家族にされた。家族は「口から食べることは生きることにつながる。最後まで食べさせてあげたいし、家で看たい」と切望、入院直後からの摂食嚥下リハビリテーションにより、入院3週目には入院前と同様の食物形態で摂取できるようになった。退院前に在宅での支援を行う訪問看護師、デイサービススタッフ、ケアマネジャーが病室を訪問し、家族の食事介助の様子を見学し、退院後のサービスの連携調整を行った。退院から半年経過した現在も、安定した経口摂取が行えている。

第2段階 医療・ケア継続のための院内チームの情報共有とアプローチ

(1) 院内チームの情報共有・共通目標の設定

　摂食嚥下障害のアプローチには、誤嚥性肺炎、窒息、低栄養などのリスク管理に加えて、全身的な医学的管理を必要とする。また、在宅サービス担当者との地域連携、患者・家族への精神面を含めた包括的なチームアプローチが欠かせない。そのため、入院中から患者・家族の希望や不安な気持ちなどを聴き、確認したうえで、短期・長期にわたるゴールを設定して患者・家族のニーズに沿った共通の目標をもつように留意していく。

　まずは、院内チームの関係者は情報を共有するだけでなく、進むべき方向性に関して共通の目標をもち、QOLを勘案した実践的活動を行う。その活動においては、医療やケア技術の提供だけではなく、安心して在宅や施設へ移行できるためのアプローチが求められる。特に、在宅療養移行支援者（退院調整看護師）のコーディネートは、患者・家族のQOLを含めた意思決定や自立支援を大きく左右することになる。そのため、患者にとって必要なリソースが提供されるよう、担当者一人ひとりが積極的な意見を出し合うことが重要である。

　なお、職種の専門性はあるとしても、摂食嚥下リハビリテーションにおいては各職種の役割に明確な境界線を引くことは困難である。できることをできる人がそれぞれ補いながら、実践的スキルを提供していくことが求められる。さらには、退院後の病診連携、介護施設や在宅でのサービス調整と連携、緊急時対応、家族支援などの医学的管理を含めた環境面を視野に入れ、顔の見える有機的なつながりのある地域一体型のチームアプローチが求められる。

(2) 院内チームによる在宅療養にむけた支援：経口摂取の拡大と自立支援

🔍 意思決定支援のポイント

▶ 家族に心理的・社会的不安や葛藤はないか聴く（介護のマンパワー、誤嚥性肺炎発症、食事介助技術、サービス提供者の質・量など）

▶ 早期に口腔ケアや食事場面を家族と情報共有し、一緒に対応策を検討する

　何よりも本人・家族の意向を最優先し、不安の明確化や具体的ニーズについて情報を共有した対応を行うことが求められる。特に、摂食嚥下障害が重度であれば介護におけるマンパワーへの不安に加えて、誤嚥性肺炎発症、食事介助技術、サービス提供者の質や量に関する心配が高じやすい。家族の思いとしては「口からおいしく食べてもらいたい」という願いがあっても、それを言語化できないでいる場合も少なくない。そのため、家族（特に主たる介護者）の心理的・社会的不安や葛藤を傾聴したうえでの、意思決定とそのサポートに留意する必要がある。そのうえで、早期に口腔ケアや食事場面を家族と共有し、自宅での状況を確認しながら、食物形態や介助方法、環境調整などを検討することが大切である。

　当院では、嚥下造影などの検査場面にも家族や地域の在宅チームに同席してもらい、情報の共有化を図りながら対応策を一緒に検討し、医療チームと家族を含めた在宅チームと

の合意形成を図るよう留意している。また、重度の嚥下障害があっても、本人や家族が「少しでよいから口から食べたい、食べさせてあげたい」という思いや願いを有していれば、実現できるようサポートしている。

自立支援のポイント

◇医療管理上の課題（非経口栄養から経口摂取への拡大）

▶できるだけ絶食期間を短くし、実際の食べ物を用いた摂食訓練を量・回数・形態・嗜好などを勘案し、段階的にステップアップする

▶口腔ケア、姿勢調整（早期離床）を同時に調整し、ケアを充実する

　非経口栄養から経口摂取へと拡大していくためには、誤嚥性肺炎、窒息、低栄養・脱水、廃用症候群の予防を土台として、できるだけ絶食期間を短くして、早期に経口摂取を開始する。量、回数、形態、嗜好などを考慮しつつ、段階的にステップアップしながら、セルフケア能力を低下させないように姿勢調整・摂食用具・テーブルやいすなどの摂食環境の調整、介助方法などをチームで図っていく。

口腔ケア・早期離床：入院患者の多くは高齢者であり、認知機能低下、意識障害、呼吸機能低下、身体や口腔周囲を含めた運動麻痺、高次脳機能障害による失語症や注意障害などを合併し、口頭指示の理解が不良な状態を呈していることが多い。そのため、入院直後からの口腔ケアが不十分なうえに離床が進まないと、非経口栄養による廃用症候群と相まってさらなる認知機能や嚥下機能の低下を引き起こし、経口摂取の再獲得が困難となりやすい。急性期から積極的早期経口摂取を開始できるためには、入院直後から摂食機能療法を開始し、口腔ケアの充実や早期離床をプログラムに網羅する必要がある。

リスク管理下における早期評価と訓練の検討：高齢（肺炎）患者の段階的摂食訓練の進め方を図4-4に示す。安全に経口摂取を進めていくうえでは、リスク管理をふまえて姿勢、介助方法、食事形態など細かなステップアップを図らなければならない。これらについては、評価と同時にタイムリーな訓練法や食事介助方法を検討して、関係者で共有することが早期経口摂取の再獲得において重要である。

開始食の選択：固さ、付着性、凝集性、離水性など摂食嚥下機能に応じた食事形態や一口量であることはもちろんであるが、安全性を加味したうえで嗜好に合った食品や味に留意する。特においしさは絶対条件となる。

食事のステップアップ：基本的には、摂食嚥下機能に応じて難易度の低い「ゼリー食」「トロミ食」から「嚥下調整食」へ、次いで歯茎でも食塊形成ができるような「ソフト食」へと形態を上げ、可能な限り箸を用いて「普通食」を自力摂取できる状態へと段階的にステップアップしていく。なお、高齢者は病状の変化をきたしやすいこともふまえ、食事中止（中断）の基準を設けておくことが必要である。当院での基準を図4-4に示す。

◈生活・介護上の課題（経口摂取を継続するための在宅療養移行支援のポイント）

▶患者・家族の生活背景を共有し、「食」に対する患者の状況を加味する

▶必要なサービスを検討する（介護のマンパワー、経済性、地域のサポート体制など）

　摂食嚥下障害者は、退院後も継続的なかかわりや段階的なアプローチを必要としていることが多いため、在宅療養移行支援における退院調整のマネジメントが重要である。

　ポイントとして、①患者・家族のニーズの把握、②日々のタイムリーな情報交換、③実際の食事場面での情報共有、④食物形態や介助方法の共有、⑤退院前カンファレンス、

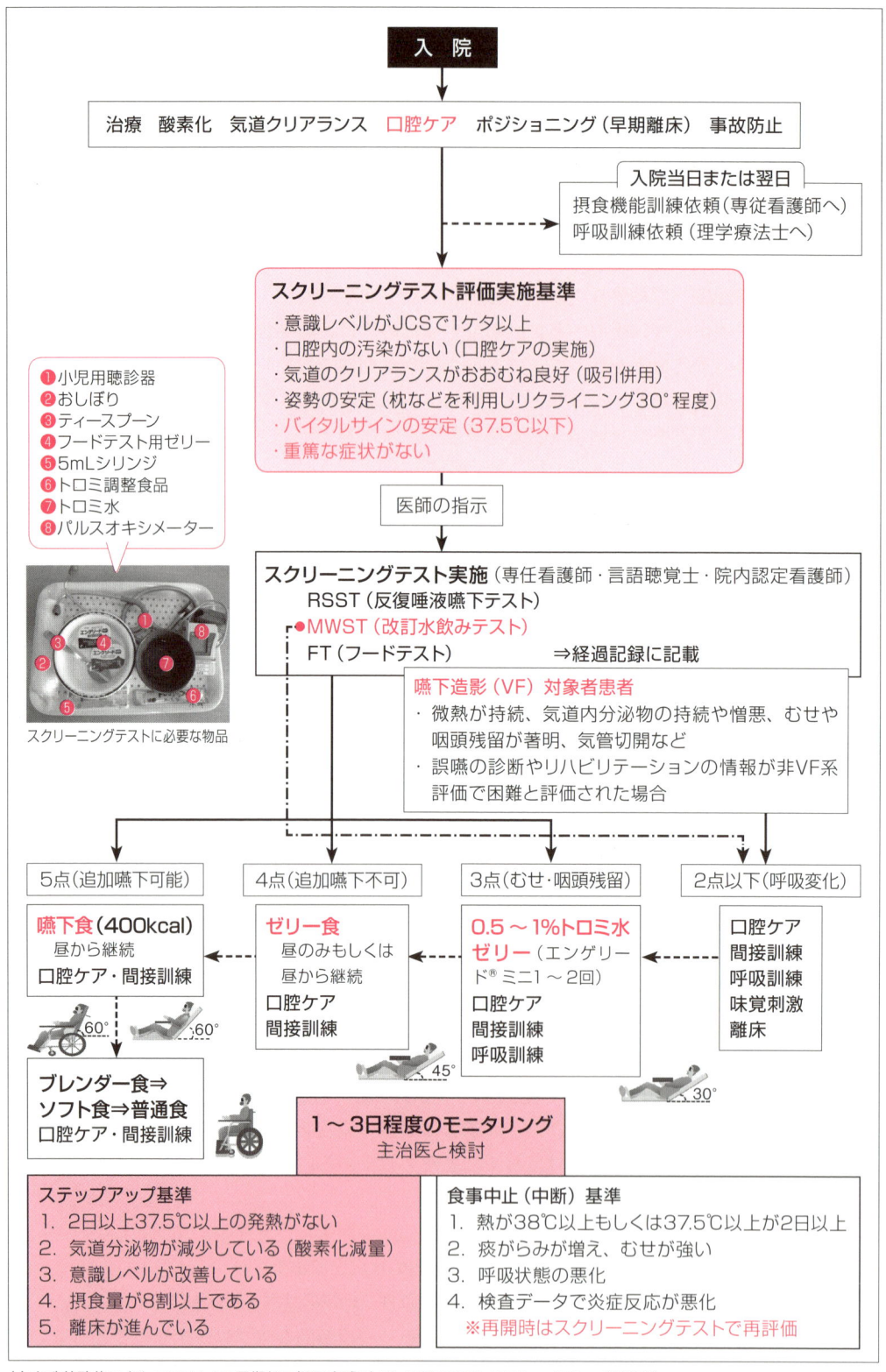

1 経口摂取を継続するための在宅療養移行支援

```
                            ┌─────────┐
                            │  入 院  │
                            └────┬────┘
                                 │
  治療  酸素化  気道クリアランス  口腔ケア  ポジショニング（早期離床）  事故防止
                                 │
                                 │     ┌──────────────────────────┐
                                 └────→│ 入院当日または翌日        │
                                       │ 摂食機能訓練依頼（専従看護師へ）│
                                       │ 呼吸訓練依頼（理学療法士へ）  │
                                       └──────────────┬───────────┘
```

スクリーニングテスト評価実施基準
- 意識レベルがJCSで1ケタ以上
- 口腔内の汚染がない（口腔ケアの実施）
- 気道のクリアランスがおおむね良好（吸引併用）
- 姿勢の安定（枕などを利用しリクライニング30°程度）
- バイタルサインの安定（37.5℃以下）
- 重篤な症状がない

スクリーニングテストに必要な物品
1. 小児用聴診器
2. おしぼり
3. ティースプーン
4. フードテスト用ゼリー
5. 5mLシリンジ
6. トロミ調整食品
7. トロミ水
8. パルスオキシメーター

↓ 医師の指示

スクリーニングテスト実施（専任看護師・言語聴覚士・院内認定看護師）
- RSST（反復唾液嚥下テスト）
- MWST（改訂水飲みテスト）
- FT（フードテスト）　⇒経過記録に記載

嚥下造影（VF）対象者患者
- 微熱が持続、気道内分泌物の持続や憎悪、むせや咽頭残留が著明、気管切開など
- 誤嚥の診断やリハビリテーションの情報が非VF系評価で困難と評価された場合

5点（追加嚥下可能）	4点（追加嚥下不可）	3点（むせ・咽頭残留）	2点以下（呼吸変化）
嚥下食（400kcal）昼から継続 口腔ケア・間接訓練	**ゼリー食** 昼のみもしくは昼から継続 口腔ケア 間接訓練	**0.5～1%トロミ水 ゼリー**（エンゲリード®ミニ1～2回） 口腔ケア 間接訓練 呼吸訓練	口腔ケア 間接訓練 呼吸訓練 味覚刺激 離床
ブレンダー食⇒ソフト食⇒普通食 口腔ケア・間接訓練			

1～3日程度のモニタリング
主治医と検討

ステップアップ基準
1. 2日以上37.5℃以上の発熱がない
2. 気道分泌物が減少している（酸素化減量）
3. 意識レベルが改善している
4. 摂食量が8割以上である
5. 離床が進んでいる

食事中止（中断）基準
1. 熱が38℃以上もしくは37.5℃以上が2日以上
2. 痰がらみが増え、むせが強い
3. 呼吸状態の悪化
4. 検査データで炎症反応が悪化
※再開時はスクリーニングテストで再評価

（小山珠美監修：ビジュアルでわかる早期経口摂取実践ガイド. 日総研出版；2012. p.102. 一部改変）

図4-4　高齢（肺炎）患者の段階的摂食訓練の進め方（2012, 小山）
JCS：Japan Coma Scale、ジャパン・コーマ・スケール　　RSST：repetitive saliva swallowing test、反復唾液嚥下テスト
MWST：modified water swallow test、改訂水飲みテスト　　FT：food test、フードテスト

⑥必要なサービス導入の情報共有などが挙げられる。

　まずは、入院時から把握している患者・家族の生活背景に関する情報を関係者で共有し、「食」に対する患者の状況を加味したうえでのニーズの変更や意思決定へのサポートを行う。なお、在宅療養への移行が近づいてくると、家族は介助上の不安から意思決定においての迷いを生じやすい。入院時は自宅へ連れて帰りたいという希望があっても、入院中の病状によって在宅での受け入れへの不安が高じて意思決定が揺らぐことが往々にしてある。期待、経済性、マンパワー、患者の状態（摂食嚥下障害の程度や経口摂取における介助が難しい場合など）、地域のサポート体制によって生活の場を変更せざるを得ない状況になる場合もあり、いずれにしても家族の意思決定には多面的なサポートが必要である。

(3) 医療チーム、患者・家族との合意形成のポイント

摂食嚥下回診と回診後カンファレンス

　院内チームにおいては、日々のタイムリーな情報交換と期限を有したうえでのゴール設定が重要となる。

　当院では、在宅で食べることを継続していくために、主治医、摂食嚥下療法科、病棟看護師、栄養科、リハビリテーション科でタイムリーな情報交換を行うように留意している。日々、院内の関係者と患者・家族が食事場面を共有しながら情報を可視化できるよう働きかけ、週に1回、多職種が摂食嚥下回診に同行し、その後にカンファレンスを行う仕組みをとっている。また、主たる診療科でのカンファレンスに参加し、より安全にQOLの高い状態で食事を継続して自宅退院できるよう検討している。

退院支援カンファレンス

　退院調整看護師とも事前に情報を共有し、入院中に関係者が一堂に集まり退院支援カンファレンスを開催している。検討内容は、①院内での食事状態やADLのゴール設定、②家族のマンパワーへのサポート体制、③患者の食べる力をどう維持していくかの3点が柱となる。具体的には誤嚥性肺炎予防にとどまることなく口腔機能を高めるための口腔ケアの継続方法、安全で効率的な食事介助方法、食物形態の調整や調理方法、安全でセルフケア能力を高めることができる摂食用具やテーブルなどの摂食環境、ADLを維持し高めていくためのチームアプローチと退院後のサービス調整、経口摂取を維持できるためのサービスの種類・質・量、在宅チームがより安心して食事支援に参画できるための教育的支援（退院前に関係者へ食事介助方法をアドバイス）などである。

在宅チームとの顔の見える連携

　在宅チーム関係者への退院前の口腔ケアや食事介助などのサポートは、顔の見える関係づくりが効率的に行われることに加えて、退院直後からのケアの質を担保できるというメリットがある。さらに、患者・家族にとっても、退院後の支援者と入院中から会うことができるため安心感をもたらし、患者・家族の意思決定をサポートしつつ、自立支援体制にも寄与できる。当院では、病院チームでの顔の見える連携からつなぐ在宅療養移行支援として、摂食嚥下チーム回診、チームカンファレンス、診療科別カンファレンス、患者・家族を含めて退院支援カンファレンスの場面に在宅チームも参加している。

（小山珠美）

第3段階　制度・社会資源との連携・調整

(1) 在宅チームへつなぐための支援

病院から在宅チームへつなぐための移行支援において次の点が要となる。
① 退院後の生活を見据えながらの患者・家族の意思決定への支援
② 患者自身ができる限り退院前の状態に戻ることを可能にするための自立支援
③ 退院後も口から食べ続けることができるための在宅サービス関係者との調整

意思決定支援のポイント
▶ 病状や摂食嚥下の状態により、患者・家族の心理面の変化はないか注意する
▶ 現状を把握し、入院前と退院後の生活の違いを認識できているか確認する

　摂食嚥下障害者への食支援では、退院後の生活を見据えつつ、食べることをどのようにして継続するか、患者・家族の思いを汲み取りながらかかわることが重要となる。患者自身との意思の疎通が困難な場合は、主たる介護者である家族の意向を確認していく必要がある。患者の病状や摂食嚥下の状態によっても家族の心理は変化し、さらに介護力（マンパワーや経済的問題）によっても意思決定は変わってくる。そのため、入院初期から家族とのかかわりを大切にし、多職種でのチームアプローチを展開するなかで情報交換を行い、治療・療養生活の希望、ニーズや不安に思っていることなどを把握することが意思決定への支援の第一歩となる。

　次に、家族が現状を把握することができ、さらに入院前と退院後の生活の違いを認識できるような情報提供を行う必要がある。また、家族の心理状態や理解度を把握しつつ、社会資源、在宅サービスなどの情報提供についても院内の在宅療養支援者（退院調整看護師）と連携を図りながら進めていく。患者・家族が行った意思決定については、その決定内容を最大限に尊重し、入院中から退院後の生活を見据えた支援体制づくりを行い、サポートする。

自立支援のポイント
▶ 経口摂取継続に必要なサポート体制を検討する
▶ 食事介助や調理方法を家族が習得できるよう支援する
▶ 緊急時の対応を含めたリスク管理を行う

　摂食嚥下障害者が在宅療養において経口摂取を行う場合、三食経口摂取で退院となるケースと胃瘻などの栄養ルートを確保しながら代替え栄養と経口摂取を併用するケースに大別される。いずれのケースにおいても、安全で質の高い食生活を目指し、個々に応じた自立に向けた支援を行う必要がある。

　表 4-2 に摂食嚥下障害者の食生活を支える自立支援のポイントを、**図 4-5** に自力摂取へのアプローチを示した。安全においしく自分で食べることができるようにサポートすることは、セルフケア拡大や家族の介護負担軽減にもつながるため、リスクを軽減しながら安全なセルフケア拡大を目指すことが大切である。

表 4-2 摂食嚥下障害者の食生活を支える自立支援のポイント

自立支援のポイント	内容および留意点
介助方法および手技の獲得	摂取姿勢、介助方法（全介助・一部介助）の確認 自力摂取にむけた段階的なアプローチ
調理方法や食物形態の工夫	安全性、経済性、効率性、おいしさを考慮した対応 食材や物品の調達
食事用具の準備	安定した食事動作に必要な用具や自助具の選択 テーブルや車いすの選定、食具の工夫
姿勢の調整	姿勢を安定させるための枕やクッション類の用意 リクライニング位の場合は摂取角度を統一
環境の調整	食事に集中できる環境づくり 介助者の介助位置を決めるなどの配慮
マンパワーサポート体制	安定した経口摂取継続に必要な人員と職種の確保 役割分担、支援者同士の情報交換
緊急時の対応	誤嚥、窒息を想定したシミュレーション 吸引器の準備、ハイムリッヒ法など

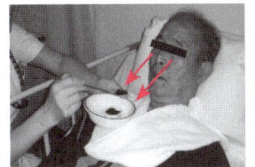

捕食する食べ物が正面で見える

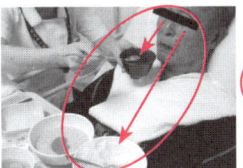

食膳や介助者の動作が見える

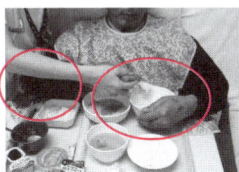

患者の肘と手を持ってすくう。捕食動作をアシスト

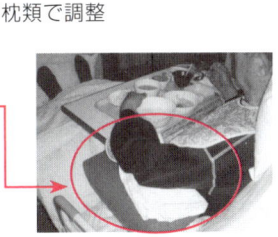

両手の高さが同じになるように枕類で調整

足底、下肢、体幹、上肢、頭頸部の連続した安定

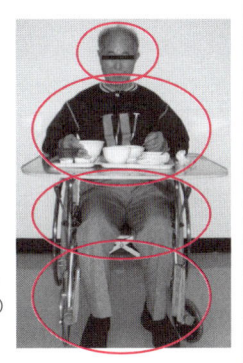

図 4-5 自力摂取へのアプローチ

(2) 患者・家族、在宅チームとの合意形成のポイント

　急性期から患者を生活者として捉え、早期経口摂取実現と QOL を高めるために積極的な取り組みを行い、できるだけ安定した状態で在宅チームへとバトンタッチすることに力を注ぐ。摂食嚥下障害者は、退院後も継続的なかかわりや段階的なアプローチを必要としているため、退院調整においては、患者・家族の意思決定をふまえたうえで、医療チームと在宅チームとが食支援の実現を果たすための合意形成を行う必要がある。

退院前カンファレンス

　図 4-6 に病院における移行支援の流れを示し、当院の場合を例に挙げて、退院前カンファレンスまでの概要を説明する。

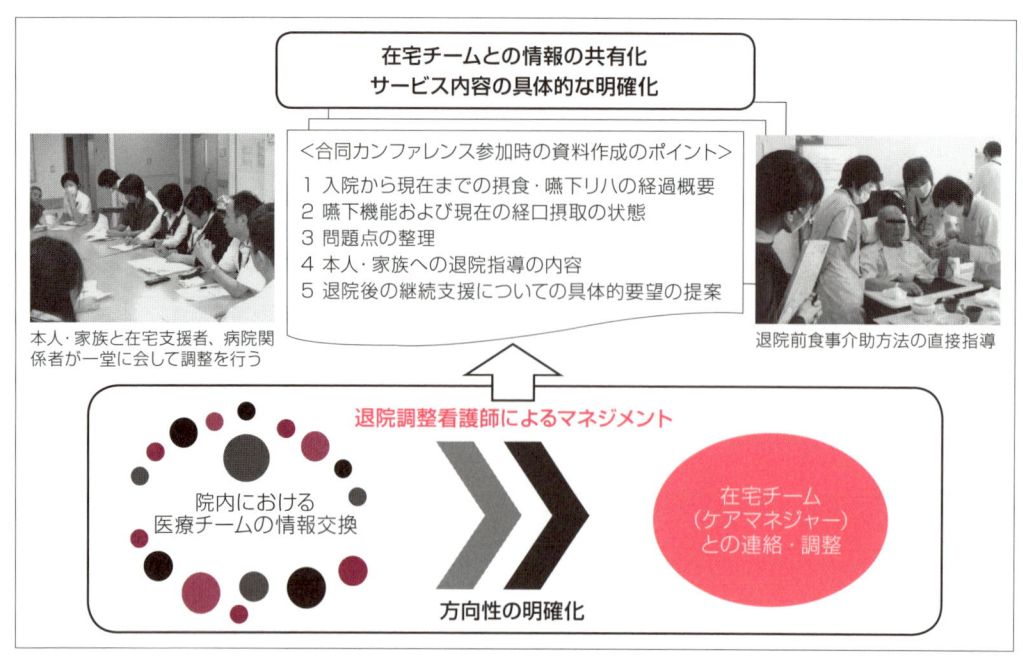

図4-6　病院における移行支援の流れ

　退院前カンファレンスでは、①入院から現在までの摂食嚥下リハビリテーションの経過概要、②嚥下機能および現在の経口摂取の状態、③問題点の整理、④患者・家族への退院指導の内容、⑤退院後の継続支援などの具体的要望の提案を行っている。なお、カンファレンス参加にあたっては資料作成（図4-7）を行い、参加者同士の情報の共有化と支援の明確化を図るようにしている。

　さらに、カンファレンスに合わせて、在宅チームによる患者の食事場面の見学を入院中に設けている。退院前に食事場面を見学してもらうことで、介助方法についての直接指導や食物形態の確認、疑問への対応などをタイムリーに行うことができる。これらが在宅チームとの連携強化となり、患者・家族への安心感をもたらすことにもなる。

共通理解を図る「NST・嚥下連絡票」とビジュアル化した「退院パンフレット」

　筆者らは、口から食べ続けていくことの退院支援を説明する際"バトンリレー"にたとえている。リレーは、先頭を走っていても次走者へのバトンの受け渡しに失敗してしまえば、うまくつながってはいかない。次の相手のことを思いやり、どうしたら相手がスムーズにバトンを受け取ることができるかを考えることが、退院支援では最も大切である。その一方で、バトンを受け取る側は、自分たちの目の前にいる人は、急性期での苦難を乗り越えて、命の源となる食物を再び口にすることができるようになったのだということを忘れないでほしい。摂食嚥下障害者が口から食べ続けていくことができるためには、この命のバトンを次へしっかりと渡す必要がある。それには、退院後継続して行う支援内容の共通理解が図れるようにすること、受け手側がイメージしやすいように可視化することが重要である。

　当院では退院後の継続支援がシームレスに行えることを考慮し、支援者同士が共通理解できるように、「NST・嚥下連絡票」（図4-8）と「退院パンフレット」（図4-9）を作成し、退院時に在宅チームへ渡すようにしている。「NST・嚥下連絡票」は、栄養に関することや食物形態などについての具体的な情報交換を図っていくうえで有効である。また、「退院

患者：東名はな子様　　年齢80歳代　女性　　病名：脳梗塞後遺症嚥下障害　誤嚥性肺炎
介護度：要介護5　　主たる介護者は夫（2人暮らし）

1. 入院から現在までの摂食嚥下リハビリテーションの経過概要

入院2日～3日 （嚥下評価と食開始）	・ベッドサイドスクリーニング評価にて嚥下機能を評価（反復唾液のみテスト：実施困難、改訂水飲みテスト：3点、フードテスト3点） ・上下とも歯はなく、義歯もない。舌のジスキネジア様の動きがみられる。 ・円背と前傾姿勢が強く、仰臥位になると頸部過伸展となり誤嚥リスクが高いため、姿勢調整が必要。 ・誤嚥性肺炎での入院であるが、ゼリーレベルからであれば食事開始できる機能は保たれているため、段階的に摂取訓練開始することにした。
入院4日～6日 （段階的な経口摂取拡大）	・ゼリー食を中心とした食事から開始し、発熱や肺炎の再燃がないことを確認しながら、昼1食、朝昼2食、朝昼夕3食と、段階的に回数を増やしていった。 ・食事形態もゼリー食を中心とした食事を提供し、次に嚥下食レベル、全粥へとステップアップを行った。
入院7日～11日	・摂取エネルギー1200kcal/日が経口で取れるようになり、必要エネルギーが経口摂取だけで確保できるようになった。 ・食事の摂取角度もリクライニング30°から開始し、45°まで上げていった。
入院12日 （嚥下造影検査）	・嚥下造影検査を実施し、ゼリー、ヨーグルト、ミキサー、全粥、トロミ水を評価。 ・結果は水分誤嚥レベル。 ・ゼリーは重力で下咽頭まで送り込めば嚥下できていた。ヨーグルト、ミキサーは誤嚥なかったが付着性があるため、咽頭に残留を認めた。全粥はさらに付着性が強いため、ゼリーとの交互嚥下が必要。トロミ水は少量の誤嚥を認めた。
入院14日～	・嚥下造影検査の結果をふまえ、安全性と介護負担の軽減を可能な限り図ることを考慮し、食事形態と食事姿勢の調整を行った。 ・退院時ゴールは、食物形態は全粥、ミキサートロミ、水分はお茶ゼリー、摂取姿勢はベッド上リクライニング角度30°で、枕類で体幹を45°に調節する。

2. 摂食嚥下状態と援助のポイント（問題点と方向性）

各期	摂食嚥下状態	援助のポイント
先行期	・臥床時、頸部伸展位になってしまう。 ・全般的に認知機能低下がみられ、発動性も乏しい。	・誤嚥、窒息リスクを軽減するため姿勢調整は必須。リクライニング30°で体幹45°になるように枕類で調節する。 ・重力を利用した摂取姿勢（体幹45°）で咽頭への送り込みを助ける。 ・舌の動きが弱いため、スプーンは口腔内舌中央よりやや奥に接地する。 ・一口量はティースプーン1杯とし、必ずお茶ゼリーとの交互嚥下で介助する。 ・食後はすぐにベッドを下げず、ベッドアップした状態で過ごしてもらう。
準備期	・無歯顎であるうえに舌の送り込みが弱い。 ・口唇閉鎖は声をかければ行える。	
口腔期	・舌の動きが弱いため送り込みにも時間を要する。	
咽頭期	・嚥下反射は下咽頭で惹起される。 ・付着性が強くなると残留し、水分は誤嚥しやすい。	
食道期	・胃食道逆流は認めないが、ほぼ寝たきりである。	

3. 本人・家族への退院指導の内容

　口腔ケア、姿勢調整、食事介助の方法については、ご主人の面会日にスケジュールを決めて行っています。食事形態については、退院前に調理方法について栄養科による指導が行われる予定です。

4. 退院後の継続支援についての具体的要望

　ご主人への退院指導は終了段階にありますが、何分にもお一人での介護となるため、負担が予想されます。在宅サービス支援者の方々にも、指導内容と介助ポイントが伝わるように、共通で利用できる退院時パンフレットを作成しましたので参考にしていただければ幸いです。パンフレットはご家族にお渡しいたします。
　また、在宅サポートセンター○○看護師とは、退院前にベッドサイドでの直接調整も行っており、退院後問題が発生した場合、連絡相談をもらえるようになっています。

図4-7　退院前カンファレンス資料（例）

NST・嚥下連絡票（神奈川Ver.2）

平成　　年　　月　　日

主治医・担当者御机下：下記患者様の栄養管理、摂食嚥下機能など、現状をご報告させていただきます。　20110120 ver 2

患者氏名	様（ID：　　）　性別　M・F　年齢　　歳　認知症　有・疑い・無
診断名	（西暦　　年　　月　　日発症）
既往歴	摂食嚥下関連のみ：脳血管疾患・神経筋疾患・誤嚥性肺炎・COPD・頭頸部術後・（　　　）
嚥下機能評価経過等	嚥下障害Gr.　1・2・3・4・5・6・7・8・9・10　（　／　）　別紙記載（有・無）・画像（有・無） MWST　　点/5点（実施日　／　）・FT　　点/5点（実施日　／　） RSST　　回/30秒（実施日　／　）・VF（実施日　／　）・VE（実施日　／　）
栄養管理	身長　　cm　　体重　　kg（　／　測定・自称・推定） 摂取　　kcal（目標　　kcal）　水分　　mℓ（目標　　mℓ） Alb 値　　g/dℓ（　／　）摂取経路：経口・経鼻胃管（　　Fr.）・胃ろう・その他（　　）
食物形態	嚥下食ピラミッド：L0・L1・L2・L3・L4・L5 主食（米飯・全粥・ミキサー・　　）　副食（ゼリー・ミキサー・形・　　） 嗜好・禁止食品等
水分増粘剤	不要・必要：（　　　）を使用し、100mℓに（0.5・1・　　）g　使用していました。
内服薬投与方法	水・トロミ・ゼリー埋込・食べ物に混ぜる・簡易懸濁法・経管投与
摂取方法・注意事項	全介助（　　　）・一部介助・見守り・自立　　食事環境の整備（有・無） 複数回嚥下・交互嚥下・（　　　）
食事環境	場所：いす・車いす・リクライニング・ベッド上 食器台：机・オーバーテーブル・カットアウトテーブル・（　　　） 姿勢：フリー・端坐位・（　　°）（　　　） 用具：普通・小スプーン・中スプーン・ストロー・ばね付き箸・（　　　）
リハビリなど	嚥下体操・食後1～2時間坐位（褥瘡に注意）・（　　　）
口腔ケア等	口腔内環境（良好・要注意・不良） 口腔乾燥（有｛　　　｝・無　　義歯　　無・有（使用・未使用） うがい（可・不可）　　ケア用品（歯ブラシ・スポンジブラシ・　　　）
本人・家族の希望など 他	

状態は変化する可能性があります。何かご不明な点は下記連絡先までお問い合わせ下さい。よろしくお願い申し上げます。

【病院・施設名、氏名、連絡先等記入欄】

記入担当者名（職種）：　　　　（　　　）

NST・嚥下連絡票（神奈川Ver.2）　読み方マニュアル

藤島の嚥下障害グレードについて

Ⅰ：重症（経口不可）	1	嚥下困難または不能　嚥下訓練適応なし
	2	基礎的嚥下訓練のみ行っている
	3	厳密な条件下の摂食訓練レベル
Ⅱ：中等症（経口と補助栄養）	4	楽しみとしての摂食を行っている
	5	一部（1～2食）経口摂取と補助栄養
	6	3食経口摂取と補助栄養
Ⅲ：軽症（経口のみ）	7	嚥下食で、3食とも経口摂取
	8	特別に嚥下しにくい食品を除き、3食経口摂取
	9	常食の経口摂取可能、臨床的観察と指導を行っている
Ⅳ：正常	10	まったく問題なく常食摂取

嚥下機能評価について

●RSST（反復唾液嚥下テスト）：嚥下運動（空嚥下）を30秒間に何回起こせるかを観察する
3回未満では何れかの嚥下障害を有すると考える

●NWST（改訂版水飲みテスト）：3ccの冷水を口腔底に注ぎ嚥下してもらう

1点：嚥下なし・むせるand/or呼吸切迫	2点：嚥下あり・呼吸切迫
3点：嚥下あり・呼吸良好・むせるand/or湿性嗄声	4点：嚥下あり・呼吸良好・むせない
5点：4点の症状に加え、追加空嚥下が30秒以内に2回可能	

●VF（嚥下造影検査）：レントゲン透視下で嚥下の様子を見ます

●VE（嚥下内視鏡検査）：鼻からのファイバー下で嚥下の様子を見ます

食事姿勢について

	90°座位	リクライニング位
利点	自力摂食しやすい 胃食道逆流を起こしにくい	口唇からのこぼれがない 口腔内移送と咽頭への送り込みに有利 誤嚥と咽頭残留防止効果がある
欠点	口唇からこぼれやすい 口腔内、咽頭への送り込みに不利 誤嚥・残留しやすい	自力摂取しにくい

嚥下食ピラミッドについて

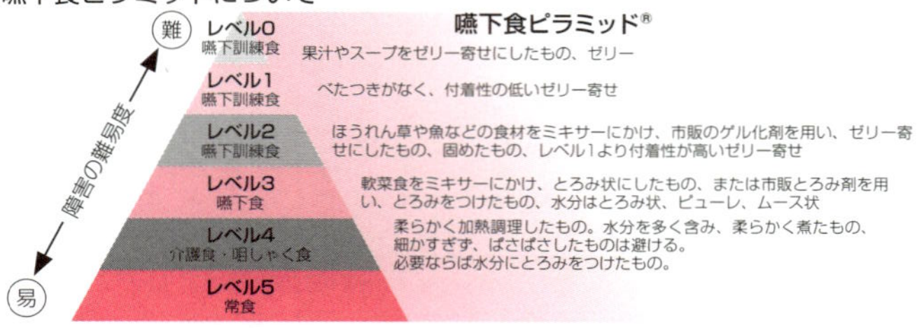

摂食方法・介助方法について

一口量（スプーンの大きさ）：一回で口に入れる量は少量から開始し、徐々に増やす

複数回嚥下：おまけのごっくん（一口につき2～3回唾液と一緒に嚥下）をすることで咽頭残留を除去

交互嚥下：お粥→ゼリー→お粥など、異なった食べ物を交互に嚥下することで咽頭残留を除去

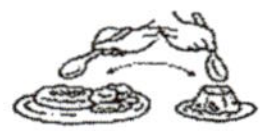

図 4-8　NST・嚥下連絡票

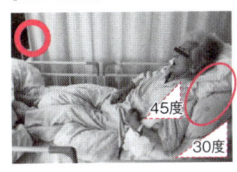

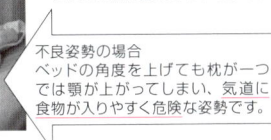

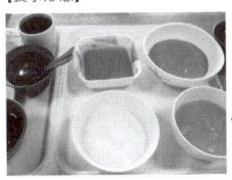

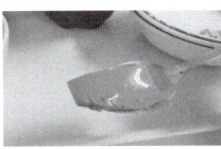

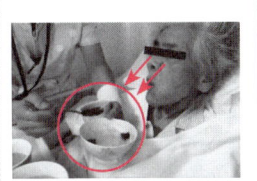

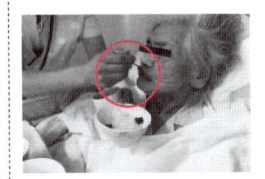

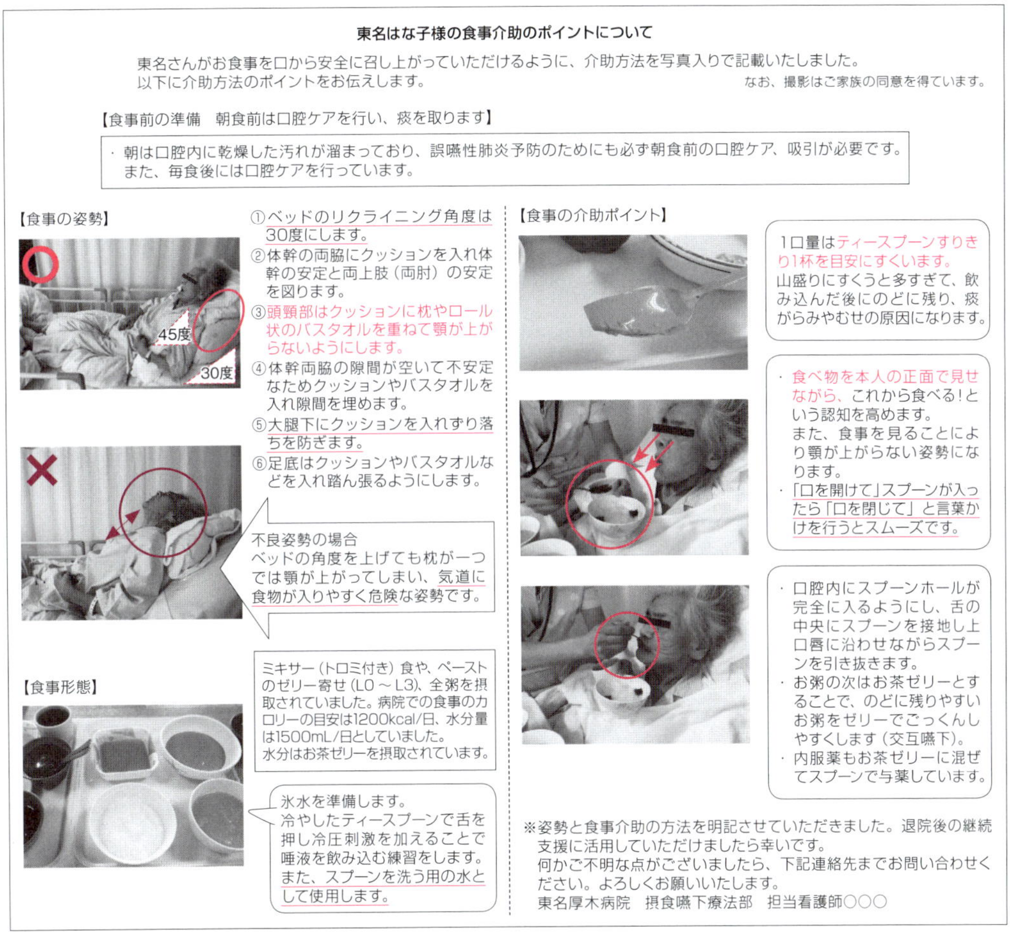

図4-9 退院パンフレット

パンフレット」は、写真により食事介助のコツなどイメージがつきやすく、ポイントもわかりやすく説明できるため、在宅における支援体制の充実にもつながっている。従来からの看護サマリーに加えて、地域での継続支援が必要な患者については、このような個別性を考慮した対応を図るように努力することが大切である。"ひと手間かけることを惜しまず、最後までベストを尽くすこと"が命のバトンをしっかりと在宅支援者につなぐことになる。

(芳村直美)

参考文献

- 稲川利光編：その人らしさを支えるリハビリテーションの基本：急性期から緩和ケアまで．MB Medical Rehabilitation．2013；No.158．
- 藤島一郎，谷口洋，藤森まりこ，他編：Q&Aと症例でわかる摂食・嚥下障害ケア．羊土社；2013．
- 鎌倉やよい，向井美惠編：訪問看護における摂食・嚥下リハビリテーション：退院から在宅まで．医歯薬出版；2007．
- 日本摂食・嚥下リハビリテーション学会eラーニング対応：第4分野，摂食・嚥下リハビリテーションの介入：II直接訓練・食事介助・外科的治療．全日本病院出版会；2011．
- 小山珠美監修：ビジュアルでわかる早期経口摂取実践ガイド．日総研出版；2012．
- 小山珠美,芳村直美監修：実践で身につく！摂食・嚥下障害へのアプローチ．学研；2012．

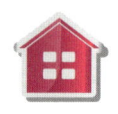

訪問看護による支援

準備期　在宅療養開始にむけた情報収集

　口から食べるという人間の基本的ニーズが疾病により不可能となったとき、より人間らしく食べるための支援を専門的な視点をもってアプローチすること、病院の摂食嚥下チームから在宅チームへケアを的確に引き継ぎ、障害の回復を支援していくことが生活を支える訪問看護師としての役割である。食支援には、口から栄養を摂取するという観点と、味わう・楽しむという2つの観点があり、個別性をふまえた介入が重要である。

(1) 患者・家族の意向

▶在宅移行についてどう思っているのか、どうしたいのか、不安なことは何かを聴く
　在宅移行について、どう思っているのか、どうしたいのか、不安なことは何かなど、患者・家族の意思を確認することから、患者・家族の意向に沿った、口から食べることを維持し安全に継続するための支援が始まる。

(2) 疾病管理の情報、生活支援の情報

　退院時における訪問看護師の役割と具体的な情報収集内容を**表4-3**に示した。主なポイ

表4-3　退院時における訪問看護師の役割と情報収集内容

役割	情報収集内容
①アセスメントを行う ・介護力のアセスメント ・フィジカルアセスメント ・栄養評価 （BMI・基礎代謝）	・自宅に戻ったときに、どのような環境で行うのか ・在宅では誰（患者または介護者）が、どのような人（年齢、性別、理解力、健康状態、介護にあてられる時間など）が行うのか ・介護の協力者はいるのか ・専門的な管理が継続的に必要か ・誰に指導を行えばよいか
②病院チームとの共同評価を行い、不足部分を指導する	・食生活に関する理解度はどの程度か ・実際の手技の上達度はどれぐらいか ・一人で実施できるか ・トラブル時の対応を理解して実施できるか
③在宅の環境を調整する	・医療機関や医師との調整（主治医・往診医） ・継続的な管理のための訪問看護の説明、計画と訪問予定の調整 ・ケアマネジャー、ヘルパー、在宅摂食嚥下チームとの連携 ・緊急時相談や入院のルート確認
④薬剤・医療材料・衛生材料などの準備をする	・退院時に持参してもらう材料の確認 ・在宅で準備すべき物品の指導（吸引器など） ・医療保険で適応となる物品とならない物品の区別

ントは、①アセスメントを行う、②病院チームと共同評価を行い、不足部分を指導する、③在宅の環境を調整する、④薬剤・医療材料・衛生材料などの準備を行うことである。

摂食・嚥下障害で入院、再入院を繰り返す患者が在宅へ戻るときは、病院の退院調整看護師や主治医、病棟看護師、摂食嚥下チームと連携し、事前訪問により患者・家族と面会し情報を得たり、退院前共同指導への参加、食事場面の見学、病棟訪問など入院中から積極的に行って、在宅療養の開始に向けた情報収集を行う必要がある。

(3) 病院との連携・調整のポイント

▶ 退院時共同指導の場で確認する（現状の共有、退院指導の確認と補足、退院前の準備、リスク管理）
▶ 食事場面を共有する（評価、個別性、工夫を把握する）

当ステーションでは、①誤嚥性肺炎を繰り返すため胃瘻の選択をすすめられ、リスクはあるが口から食べ続けたいと希望する患者・家族、②医療依存度が高く胃瘻や中心静脈栄養などの栄養管理はされているが、味わうことを続けたいと願う神経難病の患者、③低栄養で繰り返しできる褥瘡処置に1年以上負担を感じていたが、摂食嚥下チームの専従看護師の評価指導により3週間で修復した患者らにかかわっている。

退院時共同指導（写真4-1）

診断、嚥下造影検査、嚥下内視鏡検査の画像を見ながら、食形態、姿勢、介助法、口腔ケアなどマニュアルに沿ってリスクの説明を受ける。また、生活や介護の実態、デイサービスでの状況などがケアマネジャーやヘルパーから伝えられる。退院時共同指導への参加は、現状の共有、退院指導の確認と補足、退院前準備の確認、リスク管理などがポイントとなる。

食事指導の見学・定期的な病棟訪問（写真4-2）

可能な限り実際の食事場面を見学し、摂食指導の内容や評価、個別性、工夫を把握する。口腔ケアにより口腔環境を整え、口腔周囲のマッサージやストレッチで食べる準備を行い、安定した姿勢に整え、機能に応じた食形態で、食べさせ方や食べる時間などの留意点を学び、実技指導により食事介助技術が習得できる。これにより、介護者が在宅で安心して介助できるようサポートすることが可能となる。

定期的な病棟訪問は、在宅チームの一員として情報収集や顔の見える関係づくりに重要である。入院中の生活を見ることで、在宅での環境調整のイメージがつかめ、患者・家族にとっては病院と在宅チームの連携がとれていることが確認できる機会となる。

写真4-1 退院時共同指導

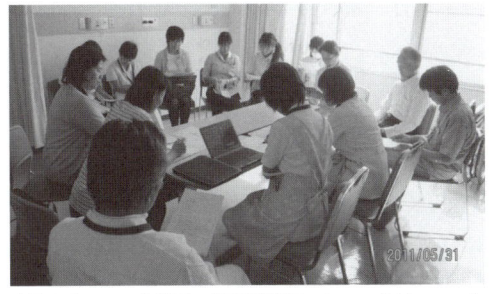

家族を交えて、往診医、訪問看護師、ケアマネジャー、歯科衛生士が参加。

写真4-2 入院中の病室での摂食指導

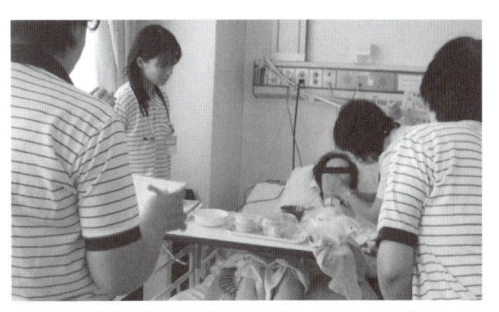

ベッドサイドで直接、訓練法を共有。好きな果汁を味わう。

開始期 療養生活が安定するための支援・ケア（退院後 1～2 週間程度）

(1) 開始時の療養者・家族の状況

　退院後、家族は 24 時間体制で栄養の実施・管理、保清、排泄、環境整備、運動、移動、服薬、在宅チームのサービス提供者との連携、自分自身のことなど、生活者としての時間と介護の両立を続けていかなくてはならない。老老介護の場合、一生懸命だが新しいことを覚えることが難しかったり、入院中は行えたことが環境が変わったために療養者も家族もどうやっていたのか忘れてしまいできなくなることがある。そのうち療養者が自分で食べなくなる、口を開けなくなる、飲み込めなくなるといったケースも少なくない。また、サービス提供者の出入りがストレスとなり、サービスを断るようなこともある。

　開始期には安全な経口摂取が継続できるように、人的環境づくりが重要である。療養者や家族の意向を優先し、療養者や家族ができることを確認しながら在宅チームが協働し、押しつけることのないよう介入する配慮が必要である。

(2) 安定するための支援・ケア

🔍 意思決定支援のポイント
▶ 自宅に帰り、どのように感じ、どう思っているのか、どうしたいのか聴く

　病院から自宅に帰り感じていること（どのように感じ、どう思っているのか、どうしたいのか）など思いや意思を聴き、在宅療養が始まったことで、療養者・家族が改めて目標をもてるように介入することが重要である。

🔍 自立支援のポイント
◇ 疾病管理
▶ 個別マニュアルを活用し、在宅での食べる環境づくりを行う
▶ 具体的にできている手技を確認する
▶ 家族の主体性・工夫を認め、励ます

　この期間は頻回の訪問により、病院からの個別マニュアルや退院パンフレットを活用しながら、在宅での食べる環境づくりを行う。身体状態、生活状況、食欲・水分摂取状況、手技を確認・アセスメントしたうえで、手技は具体的にできていることを確認し、できていないことへの指導を行う。このとき、家族の主体性、家族なりの工夫を認め励まし、指導的な立場でなく見守る姿勢が重要である。

　徐々に摂食訓練から食事援助に経口摂取を拡大していく場合は、在宅管理栄養士や在宅歯科衛生士など食の専門職の介入・連携を検討する。

　当ステーションでは限られた時間の中でケアを行うため、廃用症候群の予防も含めて、できる限り座ることをすすめている。ベッド上ではギャッジアップし長座位を、次にベッドサイドでの端座位を、そして車いすやいすに移動するなど、座ることによって視界が広がり、離床や次の動作への準備となるとともに ADL の拡大につながる。

❖**生活支援**

▶**介護状況をアセスメントし、介護負担軽減のアドバイスを行う**

　　介護状況をアセスメントし、主介護者以外の介入が必要な場合は、社会資源の活用など介護負担軽減のアドバイスを行う。ヘルパーの食介助、デイサービスやショートステイの利用など少しずつ状況を見ながら療養者・家族の意向を確認し、経済的な負担も考慮しながらケアマネジャーと調整していく。最初に訪問した在宅チームの専門職が療養者・家族と信頼関係を上手につくると、新たなサービスの導入がしやすくなる。

(3) 主治医、在宅チーム内の連携のポイント

緊急時の対応

　　当ステーションでは、退院後の在宅の様子を伝える初回訪問報告書や訪問看護計画書、報告書を病院や主治医に提出して経過を共有し、つながりのあるチームアプローチと関係者の連携に努めている。

　　療養者に身体的、精神的、介護上の問題などが発生したときには、誤嚥性肺炎・脱水・下痢・便秘・低栄養などのリスク管理を含め状況を主治医に正しく伝え、早期に対応する必要がある。緊急時の連絡ルートを確認しておき、療養者や家族にかかわる在宅チーム全員が書き込むことのできる「連絡ノート」などを活用するとよい。

---

column　コラム

低栄養状態で褥瘡が発生し、摂食嚥下チームへ依頼した事例

Bさん　90歳代　女性　臀部褥瘡・認知症

　エンシュアリキッド®1缶とカルピス®350kcal程度で1年以上経過、開業主治医より褥瘡処置の目的で訪問依頼を受けた。初回訪問時、一見にして低栄養状態であり「このような状態でよく命をつないでいたな…」という印象だった。瘡の処置以前に低栄養の改善を優先に考え、介護者（息子さん）を説得し、主治医に報告し、了解のもと、摂食嚥下専従看護師に評価を依頼し同行訪問となった。摂食嚥下専従看護師がタイミングをみて嚥下食をスーッと送り込んだところ、Bさんが食べる姿を目の当たりにして、息子さんの食べさせることへの意識が変わった。そこで、エンゲリード®や高カロリーの栄養補助食による食事介助を息子さんに指導した（写真①）。DESIGN-R評価は初回16点～14点が、3週間後に褥瘡は修復し0点となった。「何よりも、瘡の処置から解放されたことが嬉しい」と息子さんは話した（写真②）。

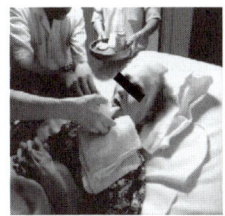

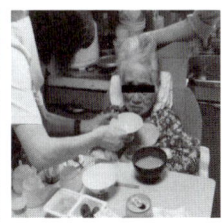

写真① 手を添えて飲水方法をアドバイス。
写真② 3週間後の訪問。1年ぶりにお粥を食べる。

安定期　療養生活を継続するための支援・ケア

(1) 安定期の療養者・家族の状況

　安定期に入ると食事内容のバランスがとれ、水分摂取もできるようになり、食事時間が短くなってくる。口腔内の清潔も保たれている。家族も介護のペースができ、デイサービスやショートステイの利用と生活パターンが安定して介護負担が軽減してくる。

　もっと食べたい、食べさせたいという思いとともに、慣れにより「むせはあるけども、いつものこと。少しくらいなら大丈夫」などと口腔ケアが行き届かなくなることがある。また一方で、誤嚥を疑う症状が起こりやすく、ちょっとした変化に家族は「これでよかったのか」と不安定になり、療養者も介護負担を感じて食べなくなる場合もある。

　また、安定した食生活が維持できている反面、従来の疾病や認知症、摂食嚥下障害となるリスク（不適切な介助方法による誤嚥、詰め込みによる窒息、誤飲事故、低栄養、脱水）が伴い、緊急受診を繰り返す変化は週単位や月単位、年単位とさまざまである。そのために現状の評価を行い、栄養状態を良好に保てる環境の保持、ADL低下やQOLの低下という悪循環につながらないよう、合併症予防に努めなくてはならない。

(2) 継続するための支援・ケア

🅟 意思決定支援のポイント

▶新たな目標をもてるように介入する

　状況に合わせて、意向を聴きながら、新たな目標がもてるような介入をする。たとえば、食べられるようになり体力がついてきたので、一人でトイレに行きたい、デイサービスやショートステイを利用したい、家族とともに食事をしたい、外食がしたいなどさまざまな目標がある。

🅟 自立支援のポイント

◇疾病管理

▶現状に合わせてマニュアルの修正を行う

　訪問回数は週1回程度、VSチェックや食べることを維持するためのマッサージ、呼吸リハビリテーションなどが中心となる。現状に合わせて個別マニュアルの修正を行う。

　身体状態、生活状況を確認し、具体的にできていることが維持できるように介入をする。食欲、水分摂取状況の確認、手技の確認をし、家族の主体性や家族なりの工夫を認め励ます。

　リスク管理（誤嚥性肺炎、脱水、下痢、便秘、低栄養）に努め、現状の説明を行う。想定外の事態が起こることを予測したマネジメントと緊急時の迅速な対応が重要である。

❁生活支援

▶家族が休息できるように配慮する

　介護状況をアセスメントし、家族が自分自身の時間がもてるよう訪問時は休息してもらう配慮をする。

(3) 主治医、在宅チーム内の連携のポイント

　在宅療養の状況を訪問看護計画書や報告書などにより、定期的に情報提供を行う。緊急時には迅速な連絡や適切な対応ができるよう、日頃から療養者の情報を共有し連携する。緊急時の連絡ルートを確認しておき、家族や療養者にかかわる在宅チームの全員が書き込むことのできる「連絡ノート」などを活用する。

(4) 病院・外来との連携

摂食嚥下の評価が必要な場合

　図4-10に訪問看護開始から摂食嚥下チームの介入の流れを示す。医療依存度が高くな

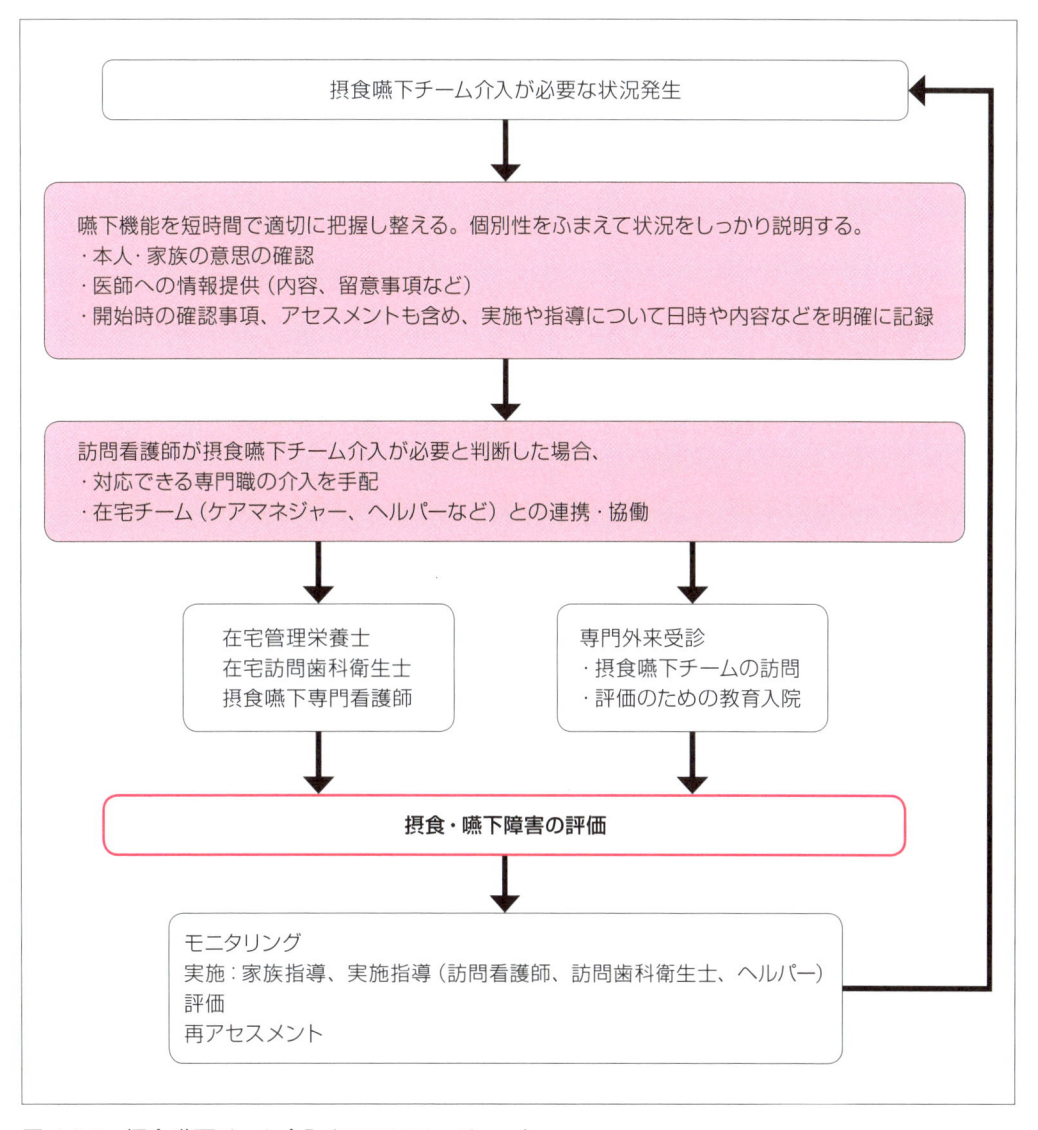

```
摂食嚥下チーム介入が必要な状況発生
      ↓
嚥下機能を短時間で適切に把握し整える。個別性をふまえて状況をしっかり説明する。
・本人・家族の意思の確認
・医師への情報提供（内容、留意事項など）
・開始時の確認事項、アセスメントも含め、実施や指導について日時や内容などを明確に記録
      ↓
訪問看護師が摂食嚥下チーム介入が必要と判断した場合、
・対応できる専門職の介入を手配
・在宅チーム（ケアマネジャー、ヘルパーなど）との連携・協働
      ↓                        ↓
在宅管理栄養士              専門外来受診
在宅訪問歯科衛生士          ・摂食嚥下チームの訪問
摂食嚥下専門看護師          ・評価のための教育入院
      ↓                        ↓
        摂食・嚥下障害の評価
              ↓
モニタリング
実施：家族指導、実施指導（訪問看護師、訪問歯科衛生士、ヘルパー）
評価
再アセスメント
```

図4-10　摂食嚥下チーム介入までのフローチャート

り気管切開、中心静脈栄養、胃瘻からの栄養管理と非経口状態で療養している場合（コラム・Cさんの事例）や、初回訪問から低栄養状態で十分な栄養が経口摂取できていないため繰り返し褥瘡ができる場合（コラム・Bさんの事例）などに、食べ続けるための介入を依頼する。

緊急の受診が必要な場合

訪問時に、いつもよりむせる、痰が増え性状が黄色を帯びている、微熱の持続、呼吸音の変化（咽頭残音や肺雑音の聴取）、摂食量や飲水量の低下、覚醒レベルの低下など、誤嚥性肺炎を疑う症状がある場合は、療養者・家族に状態を正しく伝え、同意を得て早めに主治医に報告し、受診の調整を行う。

（石井由紀子）

参考文献

・小山珠美監修：ビジュアルでわかる早期経口摂取実践ガイド．日総研出版；2012．p.37, 40, 42, 48, 81, 156．
・小山珠美, 芳村直美監修：実践で身につく！摂食・嚥下障害へのアプローチ．学研；2012．
・ロビン・ライス編, 伊藤景一訳：在宅看護論；基本概念と実践．医学書院；1997．
・神奈川県訪問看護ステーション連絡協議会：訪問マニュアル2010年．2010．p.4．
・特集・病院診療所からの訪問看護．コミュニティケア．2010；9．

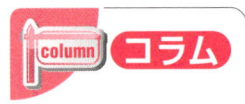

コラム

気管切開しカニューレを留置しながらも、支援により味わうことができた事例

Cさん　60歳代　女性　多系統萎縮症（平成21年確定診断）

現疾患からくる嚥下困難にて、体重が半年で57kgから33kgへ減少する。摂食嚥下評価入院や胃瘻造設術（X年6月）、気管切開（X年9月）、IVH挿入術（X+1年3月）を行う。胃瘻とIVHの併用で栄養状態が改善されてきたので、4月に退院、在宅療養となる。退院時共同指導にて摂食嚥下チームよりゼリーや果汁など少量の経口摂取の方法などが指導され、数回、訪問看護師とともに行ったが、病状の進行に伴い、その後本人より「食べたい」という言動は聞かれなくなっていった。

訪問時、看護師と文字盤でコミュニケーションをとっていると「私は実は納豆食べたいの！」と記してきた。何とかこの願いをかなえられないか、納豆は安全に嚥下ができるのか、誤嚥の危険はないか、納豆のタレを舌にのせることで少しは満たされるかなど、スタッフ間で話し合いをしたが結論が出ず、主治医に相談をした。主治医は当初「誤嚥するから無理」という見解だったが、摂食嚥下チームに相談を入れたことで摂食嚥下チームから訪問看護ステーションに連絡が入り、同行訪問となった。

Cさんの場合、寝たきりで筋肉の硬縮・萎縮、嚥下困難と病気が進行する中、味わうことは本人のQOL向上、楽しみにつながっている。現在は、週1回、訪問歯科衛生士と訪問看護師が同時に介入し、本人が味わいたいものを数口、お楽しみ程度ではあるが継続して行っている。他部門の専門職が連携することで、Cさんの「誤嚥しないか。昨日から痰が多いが…」などの不安を取り除き、味わうという行為を支えることができている。

ここに注目 編者のコメント

Comments

病院の看護による支援

　今回の書籍の企画にあたり、どうしても重点をおきたかったテーマが、「摂食嚥下障害のある患者」である。退院させることが目的になり、受け入れ可能な病院や施設の条件に合わせて胃瘻造設を進めることが、退院調整看護師の動きになっているとすれば、それは退院支援なき退院調整ではないだろうか？

　本項の執筆者である小山氏達は、病院内にとどまらず、転院先、退院後の地域で継続的に支援ができるように「NST・嚥下連絡票」（図4-8）を作成し、個々の患者の「退院パンフレット」（図4-9）では写真と具体的な説明をつけて在宅での支援体制の充実を図っている。

　医療機関の間でも、まして介護施設、在宅となると食事形態の表現が統一されていないことが多い。正確にバトンを渡し受け取るための共通ツールを使って連携することが必要である。食事形態や介助方法の標準化を行い、事例を通じた顔の見える連携を繰り返すことで、地域全体の質の向上へとつながっていくだろう。

　急性期病院では、入院時に看護師が、入院前の食環境やセルフケア能力と介護状況を在宅チームや介護施設から情報収集することが、「急性期病院で食べることをあきらめないための初めの一歩」になるだろう。患者・家族から聞き取りが困難な場合は、ケアマネジャーや介護施設に問い合わせていこう。

　経口摂取拡大に向けた入院直後～第2段階でのチームアプローチ～退院前カンファレンスへと、プロセスごとに必要な情報収集・共有項目が表4-1に明記されており、マネジメント内容が可視化されている。実践へとつながるヒントが満載の内容である。

（宇都宮宏子）

訪問看護による支援

　在宅療養では、「食べること」と「出す（排泄する）こと」をどうにかすることが、在宅療養継続の大きなポイントとなる。本項では、入院中の摂食嚥下チームによる専門的なケアと退院後の訪問看護のポイントが示され、どのようにして食べられない人が食べることを目指していくのかという視点でまとめられている。そこでは、入院中でも在宅でも、家族介護者がいることを前提としているが、高齢者のみの世帯が急増する中で、それだけではどうにも立ち行かない現状があるのではないだろうか。

　ケアの担い手となるような家族介護者がいる場合は、むしろ少ないのかもしれない。家族介護者がいない場合、看護と介護の連携でどのようなプラン（daily および weekly）を立てていくのか、隣近所の住民パワーとどこかでつながることが可能なのかといった、地域包括的ケアの視点をもったアセスメントと介入が、これからは欠かせないであろう。

　食事は一日3回摂る場合が多いだろう。いつ、誰が訪問し、どのような食事に必要なケアを提供していくのか、一日の流れを具体的に決めていく必要がある。さらに、食べ物を誰がどのように、どんな食品で調達するのかということもきわめて重要である。そこに多職種がかかわり、住民もかかわるかもしれない。大人数のケアチームで「食べることのケア」をどのようにマネジメントしていくか、そこが鍵となる。このマネジメントの要が、看護師の重要な立ち位置である。そこで力を発揮するためには、その人の食べる力をよく評価し、どうしたら食べることができるのかということを、幅広くチーム内に提案し、チームメンバーのもてる力を引き出し、コミュニケーションを重ねていくことを目指していってほしい。

（山田雅子）

2 胃瘻による栄養管理にむけた在宅療養移行支援

胃瘻による栄養管理にむけた在宅療養移行支援の特徴

「胃瘻」は経鼻胃管栄養や経静脈栄養に比べて在宅での管理がしやすく患者のQOL（quality of life：生活の質）を向上させるといわれており、近年広く普及している。何らかの障害があって胃瘻が造設されるのだが、だからといって、経口摂取が不能になるわけではない。むしろ栄養状態を改善しながら、嚥下障害に対する継続したアプローチを受けることによって、再び"経口摂取"を取り戻すことも少なくない。口からものを食べるということは人生の楽しみであり、患者の生きる意欲を高めるだけでなく、患者のさまざまな機能の早期回復にも役立つといえる。

胃瘻造設への情報提供と意思決定の支援

胃瘻を造設し病院から在宅に移行する際には、医療者が患者・家族へ適切な情報を伝えたうえで、胃瘻を造設するかの意思決定を支援することが重要である。そして、胃瘻造設した場合であっても「口から食べたい」という思いを抱えている患者も多く存在するため、患者・家族の一番身近にいる看護師が、「口から食べたい。食べさせたい」といった思いを汲み取り、可能であれば経口摂取をすすめていくことが望ましい。しかし、誤嚥して肺炎になってしまうと生命にかかわる事態となりかねないので、必ず主治医のバックアップのもと、NST（nutrition support team：栄養サポートチーム）など多職種によりチームアプローチをしていく必要がある。

胃瘻管理を在宅で自立できる方法への転換

近年、病院における在院日数の短縮化が進み、一つの病院で経口摂取の再開まで支援していくのは困難であり、多くは在宅で継続されている。在宅は療養の場であると同時に、患者・家族にとっては日常生活を営む「生活の場」である。そのため、胃瘻は作ったら安心ではなく、患者や家族が退院後も安心して療養できるように、療養生活をイメージして、病院で提供している医療・看護の方法から患者・家族が療養生活で自立できる方法へと転換していく必要がある。

在宅で胃瘻管理を行いながら安全に経口で食べる楽しみを継続していくためには、訪問看護など、地域の医療機関のサポートは不可欠である。そのため早い段階から地域の医療機関と情報交換を密に行い、連携を図り支援していくことが、患者・家族のQOLの向上に結び付くものと考える。

支援の流れとポイント

病院の看護による支援

第1段階
退院後に胃瘻管理などの栄養管理が必要な患者を、いかに早期に把握するかが重要である。そして実働できる介護力があるのか、病名・病態から退院後の生活をイメージして情報収集をする。

第2段階
第1段階で得た情報をもとに、患者・家族が納得して意思決定ができるよう、多職種で協働して胃瘻について説明したり、胃瘻がある生活を具体的にイメージできるように情報提供する。そして、患者・家族が自立してできる方法について検討し、指導方針を統一していく。退院後にも継続して胃瘻管理や口から食べる楽しみを継続でき、自立した生活が送れるようチームで積極的にアプローチをしていく。

第3段階
退院調整看護師が主体となって、訪問看護師や地域の医療機関と連携を図り、患者・家族が安心し在宅療養へ移行できるように調整をしていく。できるだけ早い段階で地域の医療機関やケアマネジャーと情報共有し、「顔の見える連携」を行うことが、患者・家族の安心感にもつながる。

訪問看護による支援

準備期
疾患や入院中の生活状況、指導内容や状況など具体的に情報収集を行うとともに、患者・家族の意向を確認しながら、退院前カンファレンスなどを通して、在宅療養生活のイメージを具体的に患者・家族・病院スタッフ・在宅チームメンバーで共有していく。

開始期
不安や緊張が強く、漠然とした不安を抱えながら在宅療養生活を開始する時期であるため、胃瘻管理と経口摂取に分け状況を確認するとともに、具体的で生活に合った方法を提示していく。状況に応じてサポート体制を検討することも必要である。

安定期
療養生活にも慣れ、一息つくことができる時期であると同時に、家族に介護疲労が出現する時期でもある。また、慣れによるトラブルが発生しないよう、手技や手順を確実に行うことができているかどうかの確認も必要である。誤嚥性肺炎予防対策を療養者・家族だけではなく在宅チームメンバーで行うことができるような支援も大切となる。

病院の看護による支援

第1段階 退院支援が必要な患者の早期把握（入院後48時間以内）

(1) 医療情報

　胃瘻対象者は、脳血管疾患などで経口摂取が困難、がんなどによる咽頭・食道・胃噴門部の狭窄、長期成分栄養が必要（クローン病など）、誤嚥性肺炎を繰り返す患者などさまざまである。また最近では、胃瘻は栄養療法の手段としてだけでなく、がん末期患者などの消化管閉塞に伴う減圧手段としても使用されている。そのため入院時にかかわる病棟看護師は病名・病状を把握したうえで、具体的に情報収集をする。

病名・病態
　同じ胃瘻を作る患者であっても、基礎疾患によって支援方法や退院後の体制が変わってくるので、病名・病態から、退院の頃の患者の状態をイメージすることが必要である。

入院目的・入院形態
　入院の目的や入院形態から退院支援のアセスメントのポイントがわかる。たとえば食べられない原因が、がんによるもので、積極的治療が困難な場合は、今後の療養の場について患者・家族と相談する必要がある。

医療管理の継続が必要
　胃瘻による栄養管理が必要な患者は、早期からNSTなどとの連携が必要であるため、医療管理の継続が必要になるか予測する。

(2) 入院前の生活情報

　退院後の生活をイメージして支援していくためには、患者・家族が入院前どのような日常生活を送ってきたか、家族からの情報収集のしやすい入院時に具体的に確認する。

入院前の生活状況
　胃瘻を造設する患者の多くは高齢者であるため、仮に入院前に自立していた場合でも入院治療によりさらにADLが低下する場合も少なくない。そのため入院前の生活状況、ADLを確認し、入院後にどれだけ変化するか予測し、ADLの低下を防ぐために早期からリハビリテーションなどを促すことが重要である。

家族状況・介護体制
　胃瘻の管理を在宅で行う場合、最もカギとなることは「介護力を確保できるか」である。介護力に応じた注入回数、注入時間を想定しながら検討するため、同居家族・別居家族を含めて、退院後に誰が胃瘻管理をするのか、家族の年齢や健康状態、就業の有無などできるだけ詳しく確認する。

利用している社会保障制度・社会資源

　在宅で胃瘻管理をする場合、家族がケア全般を担うこととなるが、胃瘻患者は医療ニーズも高く、ケアの内容も濃い。さらに介護者（家族）が高齢の場合も多く、それは大変な負担となる。患者のADLの状況や、胃瘻管理の手技習得状況によっては介護サービスや訪問看護などの導入を検討するため、利用している社会保障制度や社会資源があるか早期に確認が必要である。

住環境（入院前と退院後）

　自宅からの入院か、施設からの入院かにより、退院後に「家に戻るのか」「施設に入るのか」「元いた施設に戻れるのか」という選択が重要なポイントとなる。施設の体制などにより胃瘻を造設したために戻れなくなるという状況もあるので、患者・家族はもちろん施設側の相談員とも入院時から話し合っておくことが大切である。

(3) 患者・家族の思い

　経口摂取ができず、胃瘻による栄養療法に頼ることに抵抗を感じる患者・家族は少なくない。そのため患者・家族が今の状況をどう理解しているか、思いに寄り添いながら情報収集していく必要がある。

---

column コラム

病院と在宅チームが連携し、胃瘻からの栄養管理と並行して食べることの支援を継続した事例

Aさん　男性　70歳代　咽頭癌術後

　頸椎リンパ節転移あり。病状の悪化や嚥下機能の低下に伴い経口摂取が困難となってきたため、胃瘻造設目的で入院。入院時の診断では予後1～3カ月。妻は胃瘻造設については受け入れができていたが、「口から食べてもらいたい」という思いがあり、ほとんど飲めない状況ではあったが、手作りの野菜ジュースを毎日もって面会に来ていた。そんな妻の思いを汲み取り、院内の多職種チームで連携を図り、胃瘻からの栄養管理と並行して、嚥下リハビリテーションなど早期から開始し、少量であれば飲めるようなった。妻は在宅で最期まで看たいと希望していたため、訪問診療や訪問看護を導入し、在宅療養に移行できるように早期に調整を開始した。退院前カンファレンスでは妻の意向を在宅チームへ引き継ぎ、在宅でも家族の「食べさせたい」思いを支え「食べること」への支援を多職種が継続できるように調整した。退院後も多職種で支援を継続中である。

第2段階 医療・ケア継続のための院内チームのアプローチ
（入院3日目〜1週間以内に開始）

(1) 退院支援計画立案にむけた院内チームの情報共有

　胃瘻造設を検討している患者への支援は、NSTなど専門的知識をもった多職種との連携が必要不可欠である。チームで介入する場合、まずはチーム間で情報交換を行い、共通の目標と方針を共有することが重要となる。チーム間の方針が統一されていないと、患者・家族が不安を抱いたり混乱をきたすことになるので、注意しなければならない。

　急性期病院における退院調整は、いかに短い入院期間の中で効率よく支援を行うかがカギとなる。当院では図4-11のような流れで栄養管理が必要な患者の退院調整を行っている。まず入院予約の段階で、管理栄養士が患者から栄養に関する情報を事前に聴取する。そしてG-buddyという当院独自のシステムを使用し、栄養リスク患者（欠食2日以上、褥瘡ケア対象者、1週間以内の直近データで血清アルブミン3.0g/dL以下の患者）を蓄積されたデータから自動抽出する。ここで抽出された患者について、NSTの専従管理栄養士が患者の状態やカルテ内容と照らし合わせながら栄養リスクを判定し、入院中に栄養管理が必要な場合には、退院調整システムにその情報が自動的に反映され、退院調整看護師と情報共有できる仕組みとなっている。

(2) 院内チームによる在宅療養にむけた支援

意思決定支援のポイント
▶ 胃瘻造設の説明は、多職種協働で行う
▶ 胃瘻がある生活を具体的にイメージできるような情報提供を行う

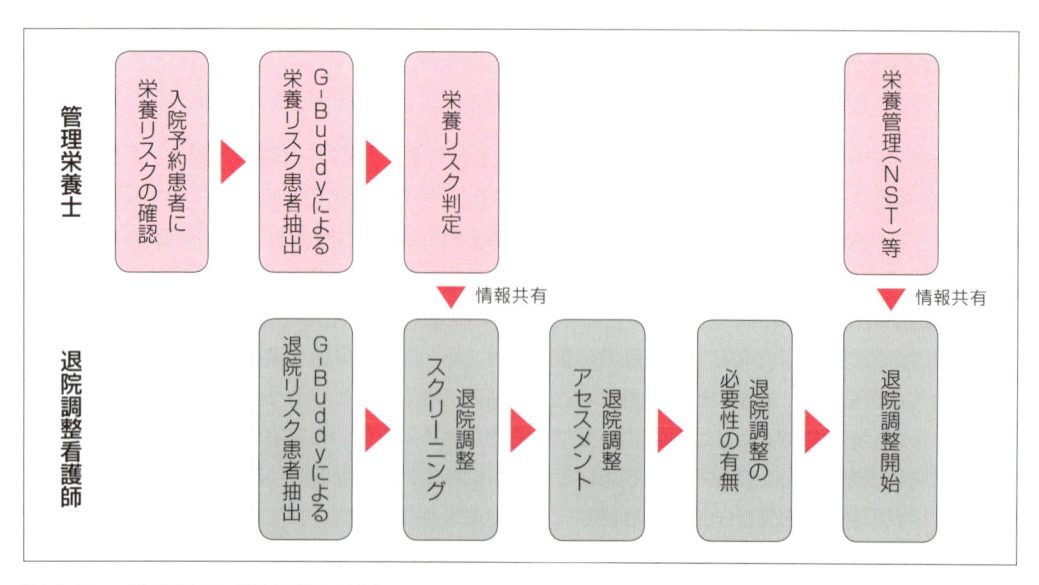

図4-11　栄養管理と退院調整の流れ

胃瘻造設を検討する際の患者・家族への説明は、医師からのみになりがちであるが、多職種で協働して説明していくことが望ましい。医療者にとって胃瘻は一般的ではあるが、患者・家族にとっては普段目にすることがないため、イメージがつきにくいものである。「胃瘻にしたら一生口から食べられない」とか、「胃瘻にしたら家に帰れない。家で介護できない」と思う人もいる。そのため胃瘻のメリット・デメリットの説明はもちろんのこと、看護師は胃瘻がある生活がどのようなものか具体的にイメージできるように患者・家族へ情報提供し、意思決定ができるように支援する。意思決定支援はチームで行うが、なかでも患者・家族にとって一番身近な存在である病棟看護師の果たす役割は大きい。

　意思決定を支えるために、病棟看護師が確認すべきことを下記にまとめる。

- 患者や家族が病気や病態をどう受け止めているか
- 治療に対する思い
- 胃瘻導入の必要性を理解し納得しているか
- 経口摂取に対する思い
- 胃瘻によるによる栄養療法を含め、どのような日常生活を描いているか
- がんなど進行する病気を抱えた患者の場合、「どう生きたいか」「どこで看取りたいか」など

自立支援のポイント

◇医療管理上の課題

▶胃瘻管理は生活の場で継続できるように、投与方法や形状など簡単な方法を検討する
▶経腸栄養剤の選択は、介護者の負担や経済面にも考慮する

　医療管理上の課題を考えるうえで重要なことは、「生活の場」に帰ったときに患者・家族が自立してできる方法について考えることである。胃瘻の栄養管理は長期に及ぶことが多いので、病院で行っている方法をそのまま在宅に移行すると家族（介護者）の負担が大きくなる。そのため患者・家族のライフスタイルに合った投与方法の検討や、経済面にも配慮した栄養剤の選択が必要である。

　また経口摂取の再開に向けては、多職種（主治医・病棟看護師・NET・管理栄養士・薬剤師・退院調整看護師など）が連携を図り、嚥下評価をしたうえで慎重にすすめていく必要がある。

胃瘻管理：患者・家族が自立してできる方法を検討するために確認すべきことを下記にまとめる。

- 入院の目的である病状は安定したか
- 胃瘻について正しく理解し、導入を希望しているか
- 誰が胃瘻管理をしていくのか（介護体制・介護者の健康状態の確認）
- 胃瘻を含めた医療処置や管理を自立して行えるか、またどのような支援があると可能か
- 経腸栄養剤はどんなタイプがよいか
- 在宅で栄養管理していくことで、経済的に問題ないか
- 胃瘻管理に必要な知識・技術の習得が可能か
- 経口摂取が可能な状況であるか

栄養剤の選択：経腸栄養剤は医療保険が適用される「医薬品タイプ」と、適用されない「食品タイプ」に大きく分類される。食品タイプは種類が豊富だが全額自己負担になってしまうので、経済的負担はかなり大きいものとなる。医薬品タイプは、保険適用により栄養剤の金額に対しての1〜3割の負担で済むため、投与量にもよるが1万円以下／月で

済む場合が多い。これが食品タイプになると平均2～4万円位／月、半固形化栄養剤では4～5万円／月かかる場合もある。

一番コストがかからない方法は、医薬品タイプの栄養剤を自然滴下で投与する方法である。ただし自然滴下で投与すると拘束時間に問題がでてくる。そのため、コストの面ばかりでなく、投与にかかわる手間や患者・家族の拘束時間などにも配慮しながら、経腸栄養剤を選択する。医薬品タイプの場合は退院処方で準備できるが、食品タイプの場合は購入となるため購入方法を家族に説明する。

当院ではNSTの専従管理栄養士が以下の内容などを考慮し、栄養剤の提案を行っている。

- 経腸栄養剤にかかる費用
- 経腸栄養剤の投与を誰が行うのか
- 投与する形状（自然滴下、半固形化など）、投与方法にかかる制限の有無（投与回数など）

❖生活・介護上の課題

▶経済的に悩みがないか聴く
▶介護力・支援体制で破たんしやすいところはどこか検討する
▶生活動作をアセスメントし（食事、排泄、移動、清潔など）、病棟での支援内容や入院前の状況と比較して家族だけで対応できるか、人的・物的サポートが必要か検討する

　胃瘻からの栄養管理は長期に及ぶことが多いため、経済的に悩みがないかなど聴きながら、無理なく継続できるように考慮しなければならない。また、入院前の生活状況との比較をして、すでにADLが低下している部分や病態予測から低下する可能性のある点について準備していく。胃瘻造設が必要な患者の多くが日常生活において介助を要することが多いので、家族が負担なく在宅療養が継続できるように、どこに支援が必要かアセスメントしていく。

(3) 院内チームと患者・家族の合意形成のポイント：退院支援カンファレンス

　胃瘻管理や経口摂取にむけた支援を行うためには、多職種によるチームアプローチが重要である。そのため主治医や病棟看護師、退院調整看護師、NSTなど多職種がそれぞれもっている情報を共有し、方向性を統一していく必要がある。そのうえで患者・家族の思い描く退院の頃の状態を確認し、すり合わせをしていく。

　当院では第1段階で病棟看護師が得た情報を基に、退院調整看護師が患者・家族と面談を行い、医療者の考える退院の頃の状態と、患者・家族の考える退院の頃の状態にずれがないか確認をしている。ずれが生じていると今後の指導や調整がうまく進まないので、主治医に再度説明を依頼したり、繰り返し面談を行い退院にむけた支援が統一できるようにしている。

　カンファレンスなどで指導方針が決まったら、在宅療養移行にむけて患者・家族への指導を開始する。患者・家族の理解度を考慮しながら、物品の準備や注入時の姿勢、注入の方法、注入後の取り扱い（洗浄）などの管理方法等を指導する。患者・家族の手技習得状況や理解度に合わせて、在宅医や訪問看護の導入の検討などを行う。また医薬品タイプの栄養剤の場合は退院処方で準備できるが、食品タイプの場合は購入となるので購入方法を説明する。

患者・家族への指導項目と、担当する主な職種について**表 4-4** に示す。

表 4-4　胃瘻造設から退院にむけての指導項目と担当職種

項目	担当職種
栄養剤の種類と調整方法	看護師・管理栄養士
体位	看護師・理学療法士
栄養剤の注入と後片付けの方法	看護師・管理栄養士
スキンケア	看護師
口腔ケア（摂食嚥下訓練を含め）	看護師・理学療法士
入浴・シャワーの仕方	看護師
トラブル時（閉塞・抜去）の対応	医師・看護師
嘔吐・下痢などの症状への対応	医師・看護師
発熱・呼吸状態変化の観察の必要性と対応	医師・看護師

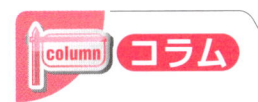

コラム

胃瘻を造設し「食べなかったらどうしよう」という不安から、「おいしく食べてくれた」という喜びに変わった事例

Bさん　90歳代　女性　経口摂取

　経口摂取が困難となり徐々にやせていく姿をみて、家族は、胃瘻や点滴などこれ以上痛い思いをさせたくないという思いと、どんな状態でも長生きしてほしいと願う気持ちで揺れていた。何度も担当医師と訪問看護師・家族で話し合い、胃瘻造設を決意。担当医師がいる病院で造設術を受け、退院。その後、在宅で家族の介護を受けながら、5年経過し永眠。在宅療養中、調子のよいときに本人の好きなプリンを数口だが摂取することができた。家族は「悩んだけれど胃瘻を作ってよかった。胃瘻を造設したことで『食べさせなくては…』『食べなかったらどうしよう』という恐怖や不安から逃れることができ、『食べてくれた』『おいしいと思ってくれたらうれしい』と食事介助が楽しいと思えるようになった」と語った。

　Bさんの思いを確認することは最後までできなかったが、少なくとも家族は生きるための食事から、楽しむための食事という思いをもつことができ、Bさんと一緒に穏やかに過ごすことができたのではないかと思う。Bさんが永眠後「介護ができてよかった」「もっと生きてくれれば、まだまだしてあげたいことはあったけれど、後悔はしていない」という家族の言葉が印象に残っている。

（池田ひろみ）

第3段階　制度・社会資源との連携・調整

(1) 在宅チームへつなぐための支援

🅿 意思決定支援のポイント

▶経口摂取への思いなどを確認しながら胃瘻管理への不安を聴き、情報を提供する
▶胃瘻管理を行いながら在宅療養をうまく継続できている例を伝える

　　　在宅での療養生活の希望や経口摂取に対する思いなどを聴き、在宅療養にむけて必要な情報（社会資源、サービスなど）を提供し、不安なく在宅療養に移行できるように支援する。胃瘻など医療管理が一つあるだけで患者・家族の不安や葛藤は非常に大きいものである。介護者が複数いる場合はまだよいが、近年は少子化で高齢者のみの世帯も多く、介護者が一人の場合が多いため、「家には連れて帰りたいけど、自分一人でどこまでできるか不安だ、自信がない」という言葉を聞くことも多い。少しでもその不安が軽減できるよう、在宅療養で胃瘻の管理がうまく継続できているケースなど具体例を挙げて説明することも効果的である。

🅿 自立支援のポイント

◇**医療管理上の課題**
▶指導内容や習得状況を在宅チームへ伝え、継続してほしい指導を明確にする
▶介護者が高齢の場合は指導内容を絞り、在宅チームへ引き継ぐ

　　　医療管理上の課題は、次のように在宅医や訪問看護師の在宅医療に引き継がれる。地域によっては在宅で受けられる医療に限りがある場合もあるので、退院調整看護師は地域の状況など把握しておく必要がある。

- 自院への通院が困難な場合は、在宅医の調整→診療情報提供書の準備
- 訪問看護ステーションの調整→看護サマリーの準備
- 経口摂取を目指し、嚥下訓練・口腔ケアを継続する場合→在宅リハビリテーションで言語聴覚士を配置している事業所、または訪問看護師に継続依頼
- 在宅療養指導管理が発生する場合→請求はどこがするか、物品の調達の調整

在宅チームと継続する胃瘻管理のすり合わせ
　　　在宅での胃瘻管理では、指導した手技や使用する医療・衛生材料の違いが、患者・家族の不安の原因となることがあるので、訪問看護師と情報交換を密に行い、指導内容の検討や、在宅で安全かつ簡便にできる方法について相談しておく。家族が高齢の場合は、在宅療養にむけた胃瘻管理の手技や方法の指導にも時間を要することが多い。しかし、短い入院期間の中で手技や方法をほぼ完璧に習得するのは難しく、家族にとっても負担が大きい。そのため、初めから完璧を求めるのではなく、必要最低限のこと、基本的なことを指導する。そして、病院でどこまでをどのように指導し、どこまで習得できたか、在宅チームでは何を継続して指導をしてほしいのか明確にして、訪問看護師に引き継ぐ。また退院後の交換をいつ、どこの医療機関で行うかの調整も必要であり、胃瘻の種類によっては交換の期間が異なるので把握しておく。

※生活・介護上の課題
▶介護保険サービスを利用する場合はケアマネジャーと連携を図る
▶ADL/IADL の低下がある場合は介護職のサポートを検討する

　胃瘻を造設する患者は、退院後に介護保険サービスを利用することが多い。そのためケアマネジャーにはケアプランを立てるために必要な情報、アセスメントの内容、患者・家族の意向を伝え、スムーズに在宅療養に移行できるように連携を図る。

(2) 在宅チーム、患者・家族との合意形成のポイント：退院前カンファレンス

　胃瘻造設後のできるだけ早い段階で、家族や退院後にかかわる在宅チームと退院前カンファレンスを行うことが望ましい。そこで患者・家族の胃瘻管理の手技習得状況や、患者・家族の在宅療養に関する思い、今後の体制など情報共有し、それぞれ（医師・病棟看護師・在宅医・訪問看護師・ケアマネジャーなど）の役割分担を行い、安心して在宅療養に移行できるように準備を整える。

　胃瘻造設した患者の退院前カンファレンスで確認する内容を表 4-5 に示す。

表 4-5　退院前カンファレンスで確認する項目

項目	具体的な内容
退院後の介護環境	介護体制 利用予定サービス
栄養療法	栄養剤の種類、調整方法 経口摂取のある場合の食形態
カテーテル交換	カテーテルの種類、長さ、交換時期、交換場所
胃瘻管理の手技習得状況	指導内容、手技習得状況 指導するうえでのポイント
トラブル時の対応	応急処置の方法 緊急連絡先
発熱や状態変化への対応	緊急連絡先
経口摂取について	嚥下状況、リハビリテーション状況

（井上美佳）

参考文献
・宇都宮宏子編：病棟から始める退院支援・退院調整の実践事例．日本看護協会出版会；2009．p.13-35．
・宇都宮宏子編：退院支援実践ナビ．医学書院；2011．p.50-63．
・岡田晋吾編：在宅栄養管理のプロになる．医学と看護者；2013．p.32-34，p.107-110．
・公共社団法人全国国民健康保険診療施設協議会：みんなですすめる「胃瘻」ケア．2013．

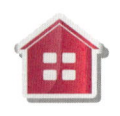

訪問看護による支援

準備期 在宅療養開始にむけた情報収集

(1) 患者・家族の意向

患者・家族の意向が異なる場合もあるため、患者・家族それぞれの意向を確認する。
胃瘻を造設したことをどう思っているのか、退院は希望されたものであるのか、退院後の生活をイメージできているか、イメージできている場合その内容はどのようなものか、どうしたいと望んでいるのかなどを確認する。

特に経口摂取に関してどうしたいと思っているのか、患者・家族は無理だとあきらめている場合も多いので、経口摂取の有無にかかわらず確認していくことが必要だが、機能的に経口摂取が困難であると診断を受けている場合もあるので、意向を聴く前に必ず病状を確認してから行うなどの配慮も必要である。

(2) 疾患管理の情報

- 胃瘻造設に至るまでの経緯(入院までの経緯)、現在までの経緯(入院中の経緯)
- 経腸栄養剤の種類と量、1日水分量、投与方法(半固形化など)、栄養剤や物品の供給方法
- 内服薬の有無
- 患者・家族への指導内容と状況、緊急時の連絡体制・方法
- 胃瘻の種類、次回交換予定日、交換場所
- 経口摂取の状況(食事形態・量、ムセの有無、入院中に家族が実際に介助したことがあるかなど)と誤嚥性肺炎のリスクなど

以上の情報をふまえて、患者・家族への指導内容に追加してほしい項目がある場合や患者・家族の不安が強い場合などは、入院中に対応が可能かどうか病院側に検討してもらい、場合によっては退院日の調整を依頼することも必要である。

(3) 生活支援の情報

- 入院中のリハビリテーションの状況とADL、排便コントロール
- 口腔内の状態(義歯の有無、虫歯や歯槽膿漏、舌苔の有無)と口腔ケア内容
- 介護者の状況
- 住環境(医師、看護師、PT、OT、STより必要であると判断された生活状況が可能な住環境であるのかなど)

以上の内容を中心に確認することが必要である。また、介護保険の申請の有無や要介護度、介護にかけることができる費用なども、確認すべき項目である。

(4) 病院との連携・調整のポイント

　退院前カンファレンスは、情報収集と今後起こりうるリスクの把握、緊急時の対応方法の確認、患者・家族の不安の軽減など在宅療養にスムーズに移行するためだけではなく、顔の見える関係を構築し、在宅療養を維持していくためにも必要なものであるため、積極的に開催を依頼することが必要である。

　また、不安の強い家族の場合は、初回の胃瘻注入時に訪問できるよう調整を行い、初回の食事介助時は医師や看護師の見守りのもとで行うなど、初回の訪問日の設定を調整する。在宅療養の開始時におけるサービス利用のイメージを、具体的に患者・家族・病院スタッフ・在宅チームメンバーで共有する。

　なお、退院前カンファレンスは、現状の把握だけではなく、在宅チーム側から指導追加項目や必要時には実施後の評価も依頼することがあるため、退院直前ではなく1週間ほど余裕をもって開催してもらうなど、時期の調整も必要である。

コラム

あきらめずに行った経口摂取の練習が「食べたい」という意思表示につながった事例

Cさん　80歳代　女性　誤嚥性肺炎で入院し胃瘻造設

　経口摂取は無理だろうと本人も家族もあきらめていたが、入院中に言語聴覚士の介入を受け、少量であれば経口摂取可能と判断され、入院中より言語聴覚士の指導のもと経口摂取の練習を開始していた。

　退院前カンファレンスでは、上記内容の説明と指導があり、在宅療養生活の開始にあたって、生活に慣れるまで経口摂取時は訪問看護師の見守りのもと実施していくことを確認し退院。在宅療養を開始して生活に少し慣れてきた3日後、初回の経口摂取を開始。Cさんは、自分から食べたいと表現することはなく、食べたいか家族が聞いてもはっきりと意思表示することはなかった。しかし実際に経口摂取を開始すると、まだ食べたいという表情をされ、握ったスプーンでお皿をたたいて意思表示される姿もみられた。家族もその姿をみてうれしそうに笑っていた。

　現在は、訪問看護師の見守りの必要はなく、家族介助で経口摂取されている。

病院ですすめられた半固形栄養剤が賞味期限切れで廃棄となった事例

Dさん　60歳代　女性　神経難病のため胃瘻造設

　本人の希望が強く、在宅療養生活開始となる。主介護者は夫。入院中に、半固形のほうが注入時間も短く管理も簡単だからと、半固形の栄養剤の購入をすすめられる。夫は必要ないと感じてはいたが、病院の強いすすめもあり、1回／日は半固形を使用し介護負担の軽減を図るということで、購入することになった。

　しかし、実際に使用してみると半固形の栄養剤の注入は夫の握力では難しかった。結局2回のみ使用し、高価な半固形栄養剤は賞味期限切れとなり、残りは破棄することとなった。

開始期 療養生活が安定するための支援・ケア（退院後1～2週間程度）

(1) 開始時の療養者・家族の状況

　自分の手技の一つひとつが命にかかわり、少しでも失敗したり間違えたりしたら病気が悪化するのではないか、命に影響があるのではないかなど、過度な不安や恐怖を感じている家族が多い。そのため、入院中に十分指導を受け手技も習得されているはずだが、退院し一人ですべて行うときには緊張してしまい、病院では当たり前にできた接続やローラークランプの操作なども、「あれっ、次は何をすればいいんだろう」とわからなくなり、軽いパニック状態になることも少なくない。また、これからどうなるのか、何が起こるかわからないという漠然とした不安もある。

　経口摂取についても同様であり、少量でも口から食べることができたことは喜びだが、また誤嚥性肺炎を起こすのではないかと、たえず不安を抱え、1日何回も体温測定を行っていたり、反対に「トロミをつけなくてもムセなかったから」とトロミをつけずに食べていたりと、さまざまな状況がある。

(2) 安定するための支援・ケア

意思決定支援のポイント
▶ 胃瘻管理など介護を行うことが目的となっていないか気を配る
▶ できているところを伝え、療養生活の自信をもつことを目標にする

　開始期は、病院で受けた指導を遵守し胃瘻の管理や経口摂取介助を行うことが生活の中心となり、気がつかないうちに生活ではなく、介護を行うことが目的となってしまうことが多い。療養者・家族はどのような生活を望んでいるのか、今はそれができているのか、できていないのであればその理由は何かを、療養者・家族と一緒に考えることが必要である。

　不安・緊張が強い療養者・家族の場合は、できていないことではなく、できていることを伝え、療養者・家族の介護を支持していきながら、一つひとつ時間をかけて一緒にその生活に合った方法を検討する。また、医療者のいない状況でも「これなら自分たちでも何とかなりそう」と思え、療養生活に少しずつ自信をもつことで、漠然とした不安が軽減されることを目標にしていく時期である。

　この時期に行う情報提供は、情報の整理がつかずかえって混乱させてしまうこともあるため、今の状況に必要な情報を選んで提供していくなどの配慮も必要である。

自立支援のポイント
◇疾病管理
▶ 胃瘻管理と経口摂取に分けて実施状況を確認し、生活に合った方法を検討する
▶ 起こりやすいトラブルについて、具体的対応方法を提示しておく

　胃瘻管理（表4-6）と経口摂取（表4-7）に分けて情報収集するとよい。
　この時期は、医療者のいない状況でも「これなら自分達でも何とかできそう」と思えることを目標にしていく時期である。まずは病院で受けた指導どおりに実施できたか確認を

行い、そのなかで大変だと感じたり、介護に無理が生じてきた場面から適時修正・検討する。

また、初回の食事介助は、療養者・家族の期待が大きいと同時に不安も強く「成功体験」の有無が今後に大きく影響することを念頭に置きながら支援を行う。

栄養剤注入に関連するトラブルとして、嘔吐、胃食道逆流、下痢、便秘、栄養剤の漏れ（リーク）、経口摂取に関連するトラブルとして、誤嚥性肺炎、窒息などがある。療養者・家族の状況に応じて具体的対応方法を相談、提示することは必要だが、療養生活の開始期に不安・緊張が強い家族の場合は、かえって不安を強めてしまう危険性がある。すぐに訪問看護ステーションもしくは主治医に連絡がとれる体制の確保に留めたほうがよい場合もある。その場合は、「何か変わったことがあったら連絡してください」などの曖昧な表現ではなく、たとえば「胃内の脱気を行ったときに大量に栄養剤が引けてくる場合は、連絡してください」「栄養剤のもれる量がいつもより多いと感じたときは、連絡してください」など、できるだけ具体的な説明を行う。また、入院中の経過より起こりやすいトラブルを抽出し、具体的な方法を相談・提示することも効果的である。

初めてのトラブル時はパニック状態となり、どこに連絡をしてよいのかわからなくなることも少なくない。電話のそばに訪問看護ステーションや担当医師の連絡先を書いた紙を貼っておいたり、携帯電話に登録しておいたりなど、アドバイスとともに実施状況を確認する。救急車を呼ぶ場合、自分の住所や電話番号なども思い出せないことがあるので、119番と名前・住所・電話番号なども一緒に明記することも効果的である。

また、療養者・家族の不安や緊張の状況に応じて訪問回数を増やすなど、臨機応変に対応することも必要である。

表4-6　開始期に確認すべき内容（胃瘻管理）

胃瘻注入時の手技 （栄養剤・薬剤）	・注入時の姿勢、注入時間、注入後の過ごし方 ・栄養剤の量、温度 ・白湯の量、温度、注入方法 ・薬剤の投与方法 ・酢水などの使用の有無
環境	・栄養ボトルの設置場所 ・注入時に過ごす場所、時間 ・栄養ボトル・シリンジの洗浄方法、保管状況 ・病院から持参してきた物品
胃瘻カテーテル挿入部位の皮膚状況	・近接部（カテーテル挿入部から2cm以内の範囲）と周辺部（5cm内外の範囲） ・ゆとり（回転・上下の動き）の状況
排便コントロール	・最終排便日 ・腸蠕動・腹部膨満等の腹部の状況 ・下剤の有無と使用状況
・嘔吐や栄養剤の注入時にもれなどのトラブル	
・困ったことや不安など	

表4-7　開始期に確認すべき内容（経口摂取）

食事内容	・形態・温度・量・1回に口に入れる量 ・スピード・1日の食事量・ムセの有無
環境	・食事場所・時間 ・食事中の姿勢・食後の過ごし方 ・食事場所への移動方法
介護者の状況	・食事介助の方法 ・介護者の精神状態
本人の状況	・食事に対する本人の意志・思い ・意識状態、集中力・集中可能な時間 ・嚥下・ADL状況
・口腔ケアの状況	
・呼吸音	
・困ったことや不安など	

❖生活支援
▶生活状況を確認し、必要な情報やサポートを検討する

　　栄養ボトルの位置（直射日光がずっと当たっている場所ではないかなど）や栄養剤が残ってしまった場合の保管方法、酢水の作成方法や管理、栄養ボトルやシリンジの洗浄、胃瘻栄養を行う時間や経口摂取の時間など、在宅療養を開始すると、今まで病院で管理していた環境・物品・時間の全てを自分達で管理していくことになる。
　　これらは在宅療養生活を開始して初めて気がつき、戸惑いながらも家族がその都度判断し対応している。また、いろいろな出来事が一度に起きるため、何を医師や看護師に確認・相談しようと思ったのかを忘れてしまうことも多く、困りごとにならないと表面化してこないことも少なくない。そのためこの時期は、看護師のほうから生活状況の確認を一つひとつ行い、家族の対応を支援したり、対応方法について情報を提示するなどの配慮が必要である。情報提供の際には、理解できたか、混乱していないかなど、療養者・家族の表情や言動を確認しながら、わかりやすいパンフレットを使用し、対応方法をメモにして残すなど、療養者・家族がいつでも確認できる方法で情報提示することも効果的である。

（3）主治医、在宅チーム内の連携のポイント

　先に述べたように、この時期は療養者・家族の不安や緊張状態に応じて臨機応変に、訪問回数や訪問時間の変更が必要であることをサービス担当者会議などで説明し、ケアプランに位置づけてもらうとよい。そして同時に、他の在宅チームメンバーと情報の共有や役割分担を行い、チームで療養者・家族の不安に対応できるようケアマネジャーを中心に支援体制を確立する。
　主治医の診察時には、退院後の状況について療養者や家族から直接説明することはもちろん大切だが、訪問看護師からも退院後の状況を事前に情報提供するなど、主治医に必要な情報を提供するとよい。このように療養者・家族が相談しやすい環境を整えることも大切な役割である。

---

column コラム

精神的サポートを行いながら経腸栄養から経口摂取に移行できた事例

Eさん　80歳代　男性　胃がんための胃全摘術・腸瘻造設

　腸瘻造設され経腸栄養と経口摂取の併用の指導を受け退院になった。入院中に経口摂取をほとんどしていなかったため、退院後も「食べたら吐きそう」「食べたものが喉から下に落ちていかない」など苦痛症状が強く経口摂取できず、腸瘻から栄養剤を注入するが、下痢を繰り返していた。また、絶えずイライラし家族に対して暴言を吐き、介護に対しても拒否が続き、家族が困って介護保険を申請、訪問看護の依頼となった。

　訪問時、寝たきりで低栄養・脱水状態、腸瘻管理も下痢への恐怖心が強く、栄養剤や水分の注入を極力控えるなど、悪循環の状態であった。そのため担当医師と連絡を取り合い、Eさんの精神的なサポートを行いながら、腸瘻からの栄養剤・水分を少しずつ増やし、栄養状態と脱水の改善を図り、同時に、経口摂取の練習を開始していった。現在は経口摂取量が安定し、栄養状態が改善、脱水症状もないため、腸瘻は抜去され、ゴルフや友人との食事を楽しむまで改善した。

安定期 療養生活を継続するための支援・ケア

(1) 安定期の療養者・家族の状況

　自分たちの生活リズムのなかで、胃瘻や食事介助を行うことができるようになり、さらによりよくするために工夫する姿が多くみられるようになる。

　また、それと同時に今まで特にトラブルなく過ごすことができたからという思いが過信につながり、たとえば、訪問時に肺副雑音が聞かれ確認すると、「トロミ剤を使うとおいしくないと言うから…」とトロミ剤の使用を控えていたことがわかったり、「嘔吐した」と訪問時に家族より報告があり、話を聞いていくうちに「時間がなかったので、朝と昼の胃瘻からの注入をほとんど時間を空けずに行った。時々そうしていたが、今まで大丈夫だったから」という発言が聞かれたりする。これくらいは大丈夫と自己判断をすることが多くなり、異常の早期発見の遅れにつながることも多い。

　胃瘻を造設する療養者のほとんどが高齢者であり、在宅療養生活が長くなると療養者・家族双方に加齢に伴う生理的な機能低下がみられるようになる。そのため新たな健康問題が発生したり、家族の健康問題や環境変化（主介護者の変更や家族構成の変化など）が起きる時期でもある。

(2) 継続するための支援・ケア

意思決定支援のポイント
▶身体状況が改善・安定し、どのような生活を送りたいか、療養者・家族の意向を聴く
▶体調不良などにより経口による食事を一時中断したときは、精神的サポートを行う

　胃瘻管理については、ほぼ問題なく行うことができ、療養者の身体状況も栄養状態が安定するとともに、改善もしくは安定してくる時期である。療養者が今後どのような生活を送りたいのか、家族はどう過ごしてほしいと思っているのか聴き、ケアマネジャーへ情報提供を行いながら、自己実現の場の確保に向けた支援も考慮していく。

　家族のリフレッシュ時間を確保することは、介護に対するモチベーションを維持するためには効果的であることを説明し、利用できる社会資源の紹介など療養者・家族が選ぶことができるよう情報提供を行っていく。

　療養生活を継続していくなかで、風邪などにより一時的に体調が悪化し、経口摂取を中止しせざるを得ないこともある。経口による食事を一時的に中止した場合、療養者・家族は「もう二度と食べられないかもしれない」と不安や焦りを強く感じ、経口摂取の早期再開を希望することも多いため、精神的なサポートが必要である。また、同時に食事を中止する期間が長期となると嚥下機能が低下し、以前のように食べることができない可能性も十分あり得る。これらのことも念頭におきながら、サポートを行う。

自立支援のポイント

◇疾病管理

▶慣れによるトラブルが発生しないよう、胃瘻管理の状況を確認する
▶微量元素の欠乏に注意する
▶療養者・家族の意思を確認しながら、経口摂取量と胃瘻からの栄養剤の量を調整する

この時期も胃瘻管理と経口摂取管理に分けて確認・管理していくとよい。

胃瘻管理：慣れのためのトラブルが発生する時期であるため、定期的に実施状況を確認することが必要である。その際、病院で指導を受けた手技と異なっていても、生活を継続していくうえで便利な方法を工夫し、それが健康問題に影響を与えなければ支持していくことも必要である。

また、長期にわたって経腸栄養を受けている療養者では微量元素が欠乏してくる場合もある。亜鉛やセレン、銅などが欠乏すると皮膚炎などの合併症が起こるので注意が必要である。欠乏が疑われた場合は医師と相談し、栄養補助剤を胃瘻から注入したり、経口摂取時に微量元素が含まれた食品が摂取可能かどうかなどの検討を行う。

経口摂取管理：経口摂取の量の増減に応じて、胃瘻からの栄養剤の量の検討を行うことも必要となる。経口摂取量が増加しているにもかかわらず、胃瘻から同量の栄養剤投与を継続することで、体重が増加し、胃瘻の外部ストッパーが腹部に食い込んでしまったり、移動・移乗介助時の介助者の負担が増加したり、血圧が上昇したりなどさまざまな問題の原因となる。同様に経口摂取量が減っているときには、低栄養状態に伴う問題が起こる。状況に応じて、経口摂取を優先しながら、胃瘻から栄養剤の量をどうするか、本人・家族の思い・意思を確認しながら、医師と相談し柔軟な対応を行うことが必要である。また、食事形態についても、ムセの状況や呼吸音などを確認しながら、療養者が望むものを食べることができるように、必要時は医師や言語聴覚士に相談しながらすすめていく。

❖生活支援

▶家族の介護疲労に注意し、休息時間の確保を検討する
▶療養者の健康管理と誤嚥性肺炎の予防について情報提供する

家族の健康管理・レスパイト

在宅療養生活が長くなると、療養者本人の健康問題だけではなく、家族の健康問題も出現するようになる。在宅療養生活開始時は、緊張し「頑張ろう」と思っていた家族も、この時期には介護疲労がみられるようになるため、ショートステイなどの情報提供を行うことも必要になる。しかし、ショートステイを利用することは介護を放棄していることと考えてしまったり、十分な世話をしてくれるのかと不安を感じたりする家族もいる。家族の休息時間を確保することは、在宅療養生活を継続するためのものであることや、施設への不安が強いときは見学をすすめるなど、精神的な支援を行いながら調整を行う。

療養者の健康管理

療養者が現在の状態を維持することが、介護負担の増加予防となることを念頭におき、健康管理を行っていくことが必要である。慣れによる「このくらいは大丈夫だろう」という思いや介護疲労から、今まで行ってきたケアを中止してしまったり、自分流にアレンジしてしまい、十分な効果が得られないケアになっていることもある。手順どおりに実施できているか、創意工夫された手技や手順は目的に対して十分な効果が得られる内容かなど、確認していくことも必要である。

また、口腔ケアや食事形態、体位排痰法など誤嚥性肺炎の予防対策は、継続して行わな

ければならない手技であるため、在宅チームメンバーも実施できるように情報提供や指導を行う。さらに、他の療養者・家族の経験やサービス事業者、マスコミニケーションなどから多くの情報が提供されるが、中には誤った情報や療養者に適さない情報もあるため、一緒に情報の整理を行うことも必要である。

(3) 主治医、在宅チーム内の連携のポイント

この時期は、家族だけではなく在宅チームも「安定しているから大丈夫」という思い込みが強くなる時期でもあり、気を抜くことなく観察や情報共有を行う。

他の在宅チームメンバーからの情報は、健康管理を行ううえで貴重な情報となるため、普段から顔のみえる関係づくりに努め、連絡しやすい環境をつくることも大切となる。

(4) 病院・外来との連携

定期受診以外の受診については、緊急対応が必要な場合と、在宅で対応可能か受診をすすめるか判断が必要な場合とに分けて考えるとよい。

緊急対応が必要な場合

経口摂取中に窒息：すぐに救急車を呼ぶ（医師や訪問看護への報告は落ち着いてから）。

胃瘻カテーテルの自己抜去：尿道カテーテルを挿入後、受診する（夜間であれば翌日受診。その間、胃瘻からの栄養・水分などはすべて中止）。

呼吸の変化：SpO_2 の低下や副雑音の聴取、努力性呼吸、チアノーゼなどの症状を確認し、担当医師に報告、指示を仰ぐ（電話で確認しながら、すぐに救急車を呼ぶように家族に指示することも必要）。

発熱：外来対応が可能な時間であれば受診する。夜間・休日で、呼吸状態・血圧などに変動がない場合は、解熱薬などで対応（事前に発熱時の対応について、主治医と相談しておく）。

在宅で対応可能か、受診をすすめるか判断が必要な場合

胃瘻から栄養剤が注入できない：胃瘻交換直後のトラブルか否か、排便状況の確認、接続用チューブや外部ストッパーの破損の有無、胃カテーテル（チューブ型の場合）の閉塞の有無を確認する。

経口摂取量が減った：新たな健康問題はないか、環境変化はないか、介護者の健康問題や精神状態の変化はないか。

上記項目を確認しながら担当医師に報告する。その際、家族の思いも確認し、主治医に伝えることも必要である。病院受診時には、スムーズに診断・治療が行われるよう、事前に電話で情報提供を行っておくと、顔の見える関係がスムーズな連携につながる。

（池田ひろみ）

参考文献
- 河原加代子, 他：在宅看護論 第3版. 医学書院；2010.
- 岡田晋吾監修：病院から在宅まで PEG（胃瘻）ケアの最新技術. 照林社；2010.
- 岡田晋吾編：在宅栄養管理のプロになる. プロフェッショナルシリーズお年寄りに優しい治療・看護・介護医学と看護者；2013.

Comments
ここに注目 編者のコメント

病院の看護による支援

　入院からのマネジメントは前項の「経口摂取を継続する場合」と同様だが、「胃瘻による栄養管理」を行いながらの支援は、入院管理から生活の場で継続可能な方法をイメージしていくことが重要となる。注入回数や内容に関しても、退院後の患者・家族の生活をイメージして、在宅チームと協働で組み立てていくことが求められている。

　最近は、介護施設や在宅療養において、高齢者や認知症のある患者の場合、「口から食べることが難しくなったときどうしたいか」という事前指示について考えたり話し合ったりすることが多くなっている。このような動きを捉え、これからは地域と食べることの意思決定に関して早期からの連携をシステムとして確立していこう。

　複数の医療機関から患者を引き継ぐ在宅チームの負担にならないためにも、一定のルールを地域全体でつくっていくことも大事であろう。医療機関の退院調整看護師が集まり、地域の訪問看護や医師会と協働で、「PEGへの移行パス」を作成するという動きも出てきている。栄養剤の入手方法や配送などの支援も、地域の薬局と連携していこう。

（宇都宮宏子）

訪問看護による支援

　コラムにも例示されているように、自宅へ退院した後に、入院中は無理だと言われていた経口摂取が可能となったという成功事例は数多い。加齢に伴う嚥下機能の低下は、口腔内の状況を整え、嚥下にかかわる筋力が回復すれば、改善の可能性があるわけだ。その可能性を丁寧に検索せず、肺炎予防という安全重視の観点から経口摂取が禁止されてしまう事例がまだまだあるということなのだろうか。

　在宅療養支援を行うにあたり、「お楽しみ程度の経口摂取」という表現がよく使われている。この表現の意味を、もっと真剣に考える必要があるのではないだろうか。口で食べることを楽しめるということは、食べられるということだと思うからだ。「少しだけ、ゼリーを一口でも食べられればよいのに」という目的であっても、嚥下能力の評価は必要であり、その結果、一口摂取が可能であれば、一口といわず経口摂取を進めるためのプランニングをすべきではないだろうか。本文では、胃瘻を造設する患者への支援について整理してもらったが、その前に食べることは生きることの基本として、その人に合った栄養摂取方法を丁寧に検討したうえでの話として参考にしていただきたいと思う。

　また、食べることの援助には「在宅チーム内」の介護職との連携が欠かせない。人間は1日に複数回の食事を摂るが、その都度看護師が訪問するわけにはいかないのが現状である。このことに関連して経管栄養は医行為として介護福祉士が実施できるようになったが、看護師は医療専門職でない者による医行為が安全に実施されるよう長い経過にわたりモニタリングし、合併症の予防と早期発見、早期対処に力を発揮することが求められている。

（山田雅子）

第 5 章

子どもと養育者への在宅療養移行支援

1. NICUから自宅へ退院・自立するための在宅療養移行支援
2. 在宅で医療機器の管理を要する子どもへの在宅療養移行支援

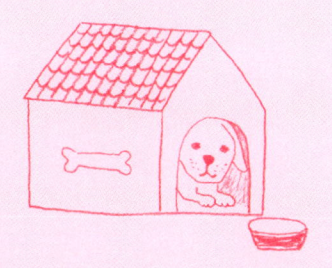

1 NICUから自宅へ退院・自立するための在宅療養移行支援

超低出生体重児への在宅療養支援の特徴

精神的ケア

　通常の妊娠、出産の場合、母親は生まれてくる子どもに対し、不安を抱きながらも胎児と相互作用を楽しみながら、少しずつ親になるための準備を整えていく。しかし切迫早産のため長期の管理入院や、予定よりかなり早い出産をすることは、胎児との相互作用を十分味わうことができないばかりでなく、生命の危機にさらされているわが子に対し、自責の念と将来への強い不安を抱くことになる。また父親も、思い描いていた赤ちゃんのいる安らかな生活ではなく、危機的状況にある子どもへの不安を抱きながら、ショックを受けている母親を支えていくという大きな任務を担うことになる。

子どもの受容

　両親との分離状態が長く続くため、分娩直後から子どもとの接触の機会を多く設け、子どもへの愛着形成を促すよう心がけることが大切になる。ファミリーセンタードケア*を意識し、家族の希望することを聴きながら、ケア参加を促していく。保育器前での搾乳、保育器内での清拭の実施、綿棒に母乳をつけ子どもになめてもらうなど、「自分も赤ちゃんの養育に参加している」という思いを早期からもてるようかかわっていくことで、退院までの長い時間が有意義なものになっていく。

　急性期を乗り越え生命の危機が去ってからも、子どもはさまざまな医療機器に囲まれたNICUに残り、面会という形でしか会えない日々を過ごすことになる。在宅療養支援として、まずは出生直後の両親のショックが癒やされ、小さな赤ちゃんをわが子として受け入れるまでの支援から始まっていく。

退院までの道のり

　長期の人工呼吸器管理が必要とされた場合、退院後自宅で生活するためには酸素の使用や気管切開をして呼吸器管理、経管栄養が必要になる場合がある。両親はまず精神的なショックを脱し、子どもをわが子として受け入れても、家庭での医療処置を覚えなければ退院後一緒に生活できないのである。しかし多くの超低出生体重児の親たちは、たとえ数グラムでも毎日の体重増加を喜び、少しでも母乳を与えたいと保育器の前で搾乳をしたり母乳を届けたりしながら、成長を喜び、親として自分の子を受け入れていく。

　母親が里帰り出産をしているため父親と一緒に面会に来られない場合は、祖父母と一緒に面会することも重要である。子どもの状態への理解を深めてもらい、母親への精神的支援の担い手となり、また退院後は育児支援者となるからである。

　当新生児部門はNICUとGCUに分かれており、在宅での医療処置が必要な場合は、主にGCU移床後から手技の指導を始めていく。その際に家族の支援状況などNICUで収集した情報が申し送られ、指導に役立てられる。

＊ファミリーセンタードケア（family-centered care）：医療者と家族のパートナーシップを基盤としたケア提供の方法。

支援の流れとポイント

病院の看護による支援

第1段階 母親が産科に入院した時点から退院後を視野に入れた情報収集、家族への精神的支援を行う。家族の状況によっては、出産前にNICUの医師と看護師が母親の病室を訪問し、超低出生体重児の成長過程や病棟について紹介することで、不安の軽減を図る（出生前訪問）。

第2段階 入院後は、全患児にプライマリナースと院内退院支援看護師＊がペアになり、産科、小児、新生児の在宅連携担当者、医療ソーシャルワーカー（MSW）と連携しながら支援を進める。

第3段階 母親に負担が集中しないように外泊練習を行いながら、支援を検討する。訪問看護師や地域の保健師とも退院前から連携して、退院後の支援体制を整える。

＊院内退院支援看護師：継続看護の分野における知識と技術を用い、水準の高い退院支援看護を行うことを目的に、当院で設けている退院支援看護師認定制度で、1年間在宅支援に関する研修を受け認定された看護師。必要に応じ訪問看護も実施する。

訪問看護による支援

準備期 入院生活中やこれから始まる在宅療養への両親の思いを聴く。必要な医療処置と指導内容、家族の誰が行うのか、協力者はいるか確認する。子どもの体調変化の対処方法と病院との連携方法を確認する。

開始期 自宅に帰ってきたことの思いや将来に対する希望や不安を聴き、支援の方向性を検討する。習得した医療処置ができているか確認し、家庭に合わせた方法を情報提供する。養育者の体調を確認し、他の家族の養育への参加を促す。

安定期 子どもの成長に合わせて、社会参加を支援し環境調整を行う。医療管理は子どもが自己管理できるように支援する。通園・通学先の看護師や先生と情報共有・連携をとっていく。

病院の看護による支援

第1段階　退院支援が必要な子どもの早期把握

(1) 医療情報

　超低出生体重児の場合、入院時に"今後どのような医療処置が必要になり退院するか"を予測することは難しい。そのため、入院早期の段階では、まず主たる養育者である母親の状態について情報収集する。切迫早産や多胎などハイリスク妊娠で長期管理入院をしていた場合、母親の体力が低下していることが予測される。また母親の既往歴や精神疾患の有無なども、退院後の生活を考えるうえで重要な情報である。

(2) 家族の生活情報

　家族背景も重要な情報である。今後の面会や退院後の生活を視野に入れ情報収集する。
居住地（祖父母を含む）：面会に要する時間を知る。また里帰り先と自宅との距離などからも面会に要する負担の程度、父親の支援が受けやすいかなどが確認できる。
家族構成：当新生児部門は24時間面会が可能であるが、同胞の有無や年齢、同居者の構成より、面会可能な状況を知る。また育児に関する経験も確認できる。
家族の職業・年齢（祖父母を含む）：父親の職業、母親の職業などから育児や医学的知識について推測されることもある。また夜勤があるなど父親の勤務形態も、退院後の支援内容を検討する材料となる。祖父母の職業や年齢からは、退院後の支援が得られやすいかなどが推測される。
妊娠中の状況：若年や未婚のままの出産、妊婦健診未受診などの場合、経済的な問題や支援者がいないなどという問題を抱えていることがある。すでに保健師が介入している場合もあるため、産科部門の看護師、MSWと連携し早期に情報収集する必要がある。
　以上の内容は入院時に聴取するだけでなく、その後の面会を通じ、必要となる情報をさらに掘り下げて確認していく必要がある。
　当院では、これら収集した情報をもとに「退院支援アセスメント票（入院時）」（**表5-1**）を入力し、アセスメントする。アセスメント項目は、医療処置の内容、家族間での意思決定や役割分担、疾患に対する理解や思い、協力者の有無、住居環境、福祉サービスの説明、主な経済維持者など26項目ある。しかし超低出生体重児の場合は、ある程度日数が経ち成長の過程や家族の状況をみていかないと、退院時にどの程度の医療処置や支援が必要になるかはっきりしない場合が多いため、子どもの変化に合わせ、数回のアセスメントを行うことが必要である。

表 5-1 「退院支援アセスメント票（入院時）」 新生児・小児

```
入院前場所：○自宅　○他病院　○その他
コメント [                    ]

【入院時または転入時の状態】
医療処置（退院時予測）：
            □気管カニューレ    □人工呼吸器    □吸引        □在宅酸素
            □注射・点滴        □IVH          □経管栄養    □腎ろう
            □膀胱留置カテーテル □尿管皮膚ろう  □CAPD
            □ストーマ・ケア    □褥瘡処置      □疼痛（麻薬）管理
            □リハビリテーション □なし         □その他

ADL介助              ：○有　○無　○新生児または小児のため有
コミュニケーション障害：○有　○無　○新生児のため判断できない
家庭・環境の問題      ：○有　○無
希望する退院先（本人）：○自宅　○他病院　○その他　○未確認
希望する退院先（家族）：○自宅　○他病院　○その他　○未確認

【ハイリスク状況の支援】
支援の必要性 ○在宅連携担当看護師が中心となり対応
             ○病棟・他職種が中心となり対応
             ○今後の病状により対応を検討
             ○不要

支援が必要な理由：□再入院を繰り返している
                 □退院後も高度で複雑な継続的医療が必要
                 □入院前に比べADLが低下し、退院後の生活様式の再編が必要
                 □新生児・小児に対し、必要な養育，介護を提供できる状況にない
                 □母子分離の状況である
                 □現行制度を利用しての在宅への移行が困難あるいは制度の対象外
                 □その他

【入院時日常生活動作】
排便    ：○自立　○時々失敗　○失禁・オムツ　○その他
コメント [                    ]

排尿    ：○自立　○時々失敗　○失禁・オムツ　○カテーテル
整容    ：○自立（用具の準備はしてもらってよい）　○全介助
トイレ動作：○自立　○一部介助　○全介助　○不可
食事    ：○自立（食事は用意してもらってよい）　○一部介助　○全介助
起居・移動：○自立　○一部介助　○全介助だが座位はとれる　○起居不能
歩行    ：○自立（補助具を使用してもよい）　○一部介助　○車椅子にて自立　○全介助　○不可
更衣    ：○自立　○一部介助　○全介助
入浴・保清：○自立　○なんらかの介助が必要　○全介助
コミュニケーション：○問題なし　○軽度困難あり　○中等度困難あり
                   ○高度困難あり　○新生児のため判断できない
```

(聖隷浜松病院)

(3) 養育者・家族の思い

　　入院当初は現実を受け止めることから始まる。初回面会時から子どもの状態理解、愛着形成のため声かけや早期接触を促し、養育者が子どもに対して肯定的な思いを抱けるよう支援する。その場面で子どもに対して思いを言葉にできるようであれば、傾聴する。

第2段階　医療・ケア継続のための院内チームのアプローチ

(1) 退院支援計画立案にむけた院内チームの情報共有

　当院では「退院支援における院内運用フローチャート（新生児・小児）」（図5-1）に従い、支援を実施している。新生児・小児の場合は、自立の部分が少ないことと、入院の時点では退院時にどの程度の支援が必要か予測しにくい場合があるため、成人用とは別のフローチャートになっている。

　子どもの状態変化に合わせ、医師から家族にその都度病態説明を行いながら、家族の状況を把握したり、子どもへのかかわりを支援したりしていく。院外出生の場合、母親の退院を待っていると子どもに接するまでに1週間程度経ってしまうため、産院から子どもの搬送時に母親の外出による面会を促し、子どもに会えないまま不安な入院生活を送ることがないようにするとよい。母親が自院で出産した場合は、産科看護師と日々情報交換しながら、家族の思い、母親の体調を把握するよう心がける。面会時は気丈に振る舞っていても病室では沈んでいたり、産科看護師には思いを打ち明けたりすることがあり、病棟だけではみえない母親の姿を知ることができる場合がある。

(2) 院内チームによる在宅療養にむけた支援

🔍 意思決定支援のポイント
▶ 子どもへの接触をすすめながら、病状説明により不安を解消し、子どもに向き合い受け入れられるようにかかわる

　超低出生体重児の場合、出生後状態が安定するまで、家族は一日一日の子どもの状態変化についていくことが精一杯で、退院後の療養生活を具体的に考えることはできにくい状態にある。子どもも退院時にどのような状態になるかは、ほとんど予測がつかない。そのため、養育者へは子どもへの接触をすすめながら、医師からは病状を説明して不安を解消し、子どもに向き合い受け入れられるようなかかわりを主に行う。

🔍 自立支援のポイント
◇**医療管理上の課題**
▶ 家族の協力体制の確認、子どもへの愛着形成促進を行う

　どのような医療処置が必要になり退院するかは未定の段階でも、両親を中心とした家族の協力体制の確認や、子どもへの愛着形成促進への支援は入院当初から行うことが必要である。

※**生活・介護上の課題**
▶ 経済的な問題や在宅療養生活の支援については、MSWなどと協働する

　退院後の支援体制について、入院した時点から情報収集とアセスメントを開始していく。それに加え、経済的な問題や、在宅療養生活の具体的な支援に関してはMSWとの協働が重要になってくる。医療職とは別の立場からの情報収集・提供により、支援の必要性が把握できる。

病院の看護による支援

```
入院または、転棟当日、もしくは病状が安定後
```

スクリーニング 外来・小児在宅アセスメント用紙記入（13領域の入力と併せて行う）

↓

・主治医に確認の上、面談日を設定する。面談日は1週間程度をめどとするが、患者の状態により翌週以降でも可とする。在宅連携担当者に面談日時を連絡する。
C棟担当：○木（内線2○○○）
「退院支援計画書（新生児・小児）」（電子カルテ文書サマリ内）の記載可能な部分を入力しておく。

｝病棟

```
病状が安定し、退院の方向が決まったら
```

↓

医師面談
・医師より今後の治療方針・入院期間や退院時の状況見込みなどを説明する。
・可能な限り在宅連携担当者が同席する。
・病棟看護師または在宅連携担当者は、患者、家族、医療チームで共有した「退院支援計画書（新生児・小児）」を作成、3部コピーし、患者・家族、在宅連携担当者、入院医事課、医療相談室に、それぞれ1部ずつ渡す。

｝病棟

↓

病棟内カンファレンス（各科カンファレンス）
・具体的な退院支援の打ち合わせをする。在宅方向なのか、転院・施設入所なのか判断する。
・必要時、あらかじめ病棟から連絡し、在宅連携担当者も参加する。

↓　　　　　　　　　　　　　　　　↓

在宅連携担当者
・在宅の場合：継続する医療処置、患者の状態から、必要な社会サービスを選択し、連絡調整する。
・転院・施設入所の場合：患者・家族と相談の上、転院・入所先を決定する。紹介状の依頼や転院調整を行う。（当面は医療相談室が行う）

↔ 連携

病棟看護師
・在宅連携担当者と退院支援を進める。
・必要な患者・家族指導を行う。
・「退院支援計画書（新生児・小児）」（電子カルテ文書サマリ内）の記載可能な部分を入力しておく。

↓　　　　　　　　　　　　　　　　↓

退院支援拡大カンファレンス（必要時）
病棟看護師は看護情報提供書を作成する。在宅連携担当者は可能な限り参加する。
・「退院支援計画書（新生児・小児）」（電子カルテ文書サマリ内）の記載可能な部分を入力しておく。
・「退院支援カンファレンス（新生児・小児）」（電子カルテ文書サマリ内）を入力。

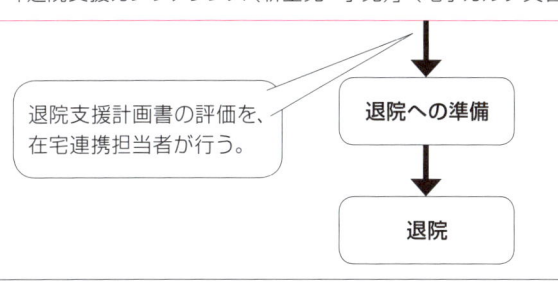

↓

退院支援計画書の評価を、在宅連携担当者が行う。 → **退院への準備**

↓

退院

2011.7.25.改訂
在宅連携担当

（聖隷浜松病院）

図 5-1 退院支援における院内運用フローチャート（新生児・小児）

当院では、NICU・GCUには専従のMSWがおり、平日はほぼ毎日病棟に足を運び、看護師との情報共有や養育者との顔合わせなどを行い、在宅生活を見据えたかかわりを行っている。病棟の医師や看護師に話せないようなことでも、別の立場のスタッフには話せる場合もある。また養育者の状況により地域の保健師がすでに介入している場合は、保健師との連携窓口の役割を果たしている。

　また地域連携サービスセンターでも、MSWとともに毎週1回院内全体の退院支援が必要な患者について検討会議を行っており、ここでも情報共有を図っている。

(3) 院内チームと養育者の合意形成のポイント：退院支援カンファレンス

▶子どもの状態変化に合わせて養育者へ説明を行い、不安を軽減する
▶面談には看護師が同席し、養育者の受け止めをチームで情報共有する

　超低出生体重児は状態が安定するまでに時間がかかり、また状態変化しやすい。子どもの状態変化に合わせ、主治医は可能な限り養育者への状態説明を行い、不安の軽減に努めることが必要である。面談には必ず看護師が同席し、面談内容の把握と養育者の受け止めを確認し、スタッフ間で情報共有する。必要時スタッフカンファレンスを行い、医療者間での合意を得て家族にかかわっていく。

コラム

入退院を繰り返す弟の在宅療養を、地域の人々や多職種で支援している事例

Aちゃん　出生在胎週数25週　体重600g台で出生

　Aちゃんは双胎第2子、消化管穿孔と腹膜炎で回腸瘻、横行結腸瘻造設したが、退院後のケアを考え閉鎖できる時期まで入院することとなった。双子の兄は在宅での医療処置なく、先に退院した。

　一家は核家族で、母方実家は県外のため養育などが大変な時にのみ手伝いに来てくれる状況であり、父方実家は祖父が入院中のため養育の支援が得られる状況になかった。そのため、兄の退院後は面会も困難になったので、MSWが兄の養育に関して保健所と連携し、支援した。

　Aちゃんは、ほかに未熟児網膜症の手術のため一時転院治療や、てんかんもあり、在宅酸素使用であった。回腸瘻、横行結腸瘻を閉鎖して退院までに約13カ月を要した。退院に際しては地域の保健師と連携するとともに、日常生活の支援と子どもの状態変化のアセスメントを行うことを目的に、訪問看護の利用を始めた。

　現在、Aちゃんは慢性肺疾患のため小児科に入退院を繰り返している。訪問看護師とは常に情報共有を行い、入院の際には訪問看護報告書で在宅の様子を確認している。兄の育児に関しては、MSWが地域の在宅チームとともに介入したり、家族が近隣の家庭やベビーシッターなどに支援を依頼したりして、在宅療養と育児を継続中である。

第3段階 制度・社会資源との連携・調整

(1) 在宅チームへつなぐための支援

意思決定支援のポイント
▶ 人工呼吸器からの離脱ができない場合、家族の不安を解消するアプローチを行う
▶ 母親に負担が集中しないよう考慮しながら、家族主導で支援を検討する

　　子どもの状態が安定した時点で、退院にあたり在宅での医療処置が必要になるなど問題が起こってきた場合、再評価を行う。当院では「退院支援アセスメント票（再評価）」（**表5-2**）を用いている。

表5-2 「退院支援アセスメント票（再評価）」　新生児・小児

【再アセスメントの理由】

【日常生活動作】
排便　　　：○自立　○時々失敗　○オムツ　○その他
排尿　　　：○自立　○時々失敗　○オムツ　○カテーテル
整容　　　：○自立（用具の準備はしてもらってよい）　○全介助
トイレ動作：○自立　○一部介助　○全介助　○不可
食事　　　：○自立（食事は用意してもらってよい）　○一部介助　○全介助
起居・移動：○自立　○一部介助　○全介助だが座位はとれる　○起居不能
歩行　　　：○自立（補助具を使用してもよい）　○一部介助　○車椅子にて自立　○全介助　○不可
更衣　　　：○自立　○一部介助　○全介助
入浴・保清：○自立　○なんらかの介助が必要　○全介助
コミュニケーション：○問題なし　○軽度困難あり　○中等度困難あり
　　　　　　　　　　○高度困難あり　○新生児のため判断できない

家族・介護者の状況（家族の介護力、退院に対する不安等）

退院後に支援する担当者：□ヘルパー　□訪問看護　□保健師
　　　　　　　　　　　　□往診　　　□かかりつけ医

支援内容：□気管カニューレ　□人工呼吸器　□吸引　　　　□在宅酸素
　　　　　□注射・点滴　　　□IVH　　　　□経管栄養　　□腎ろう
　　　　　□膀胱留置カテーテル　□尿管皮膚ろう　□CAPD
　　　　　□ストーマ・ケア　□褥瘡処置　□疼痛（麻薬）管理
　　　　　□リハビリテーション　□なし　　　□その他

（聖隷浜松病院）

子どもが急性期を脱し、体重増加してきた段階で一番問題になるのは、人工呼吸器からの離脱ができないことである。何回か計画抜管を行い、治療を行っても離脱できない場合、家族には気管切開が必要であることを面談で伝える。また抜管ができても人工呼吸器を使用した持続陽圧呼吸補助が必要な場合、家族にとっては想像もできない医療処置であり、子どもの外見上の変化に加え、それに伴う医療処置が自分にできるのか、自宅での生活はどうなっていくのか不安や疑問は大きくなっていく。

　看護師は面談後、家族の受け止めを確認するとともに不安点を聴き、少しでも解消できるようアプローチを行う。人形を用い具体的に説明し、実物のカニューレに触ってもらう。退院後に必要となる医療処置に関しても説明し、今後家族にどのような医療処置を覚えてもらうかを説明する。家族の不安が強い場合、希望により同じような状態で在宅生活を行っている家族のピアカウンセリングを行うことも有用である。

　また医療処置の支援には訪問看護が利用できることも説明し、家庭状況を考慮の上、母親一人に負担がかからないよう、支援者の検討を家族とともに行う。この過程は医療者主導で行うものではなく、「家で一緒に暮らしたい」という思いを支援するよう家族主導で進めていくことが大切である。

自立支援のポイント

◇医療管理上の課題

▶医療処置は、両親以外の支援者にも習得をすすめる
▶医療処置の練習や習得状況は、家族と院内チームで共有する

　医療処置が必要になり退院する場合、まず医師から両親に処置の必要性を説明し、在宅生活への意思を確認する。合意を得られたところから、手技の獲得のため練習を始めていく。この頃には子どもはNICUから主に退院間近の子どもがいるGCUに移床している。基本は両親に習得してもらうが、同胞の養育があったり、養育者が体調を崩したりすることを考慮し、できるだけ祖父母などの支援者も一緒に手技を習得するようすすめる。

　同時に、購入が必要な物品（吸引器など）の補助や、子どもが使用するベビーカーに医療器具を載せるための工夫を行っていく。

　この時期になると通常の面会予定表ではなく、面会予定に練習する項目を追加記載したものに変更し、院内チームと養育者が退院目標日にむかい、現在の進行状態を共有できるようにする。

　在宅で使用する医療物品は、算定される在宅療養指導管理料により利用できる点数が決まってくるので、退院時に持ち帰る物品を標準化するともれがない。当院では、「在宅管理料別物品持ち帰り表」を作成し、資材課に連絡する。退院前に物品が届くようにし、それぞれの使用法、交換時期、次回の請求方法を養育者に説明する。

❄生活・介護上の課題

▶退院後の養育体験（外泊）の機会を設ける
▶移動の練習を行う

　外泊練習：医療処置の手技習得が進み退院が近くなってきた時点で、子どもの養育を体験する機会を設けるとよい。NICU・GCUでは感染予防の点から外泊練習ができないため、当院では、病棟内で数泊養育者が付き添い、養育者が中心となって子どもの養育を体験するシステムを設けている。小児科病棟に空床があれば転棟し、自宅への外泊練習を行うことも可能である。

外泊練習前には練習の目的を養育者と共有し、練習後は振り返り、課題の達成度を家族と共有する。養育者に不安が残る場合は、再度行うことも検討する。なお、退院前の外泊時にも訪問看護が利用できるようになったため、訪問看護ステーションと退院前から連携したり、都合がつかない場合は退院支援看護師が自宅を訪問して確認するとよい。それまでの情報収集により自宅の状況を確認していても、実際に移動してみると工夫が必要な部分がわかることがある。

移動練習：気管切開をしていなくても、持続陽圧呼吸補助が必要で人工呼吸器を使用している場合、安全に子どもをベビーカーに乗せ、自家用車まで移動し、チャイルドシートに座らせて呼吸器をつけ移動しなければならない。退院後自宅についた時点から安全が保てるように、入院中に慣れておく必要がある。入院中から臨床工学技士の協力を得て、沐浴や散歩時に移動練習を行い、経験を重ねていく。

在宅生活に必要な吸引器などの高額な物品、バギーなど製作に時間を要するもの、あるいは身体障害者手帳や療育手帳など申請してから時間がかかるものに関しては、MSWが担当し、余裕をもって準備を進める。家族が休息するための入所、レスパイト施設についても検討していくが、病床数は十分な状況にはなっていない。

家庭状況によっては必ずしも在宅療養ができない場合もある。その場合はMSW、福祉行政と連携し、他のサポートを検討していく。

(2) 在宅チーム、養育者との合意形成のポイント：退院前カンファレンス

▶養育者の不安を解消し、退院後の支援体制を確認する
▶救急外来（緊急受診）や小児科外来（健診）の看護師との顔合わせをする
▶地区担当保健師から予防接種情報や地域の支援情報の提供を受ける

医療処置の手技を取得し付き添い練習も終わった頃を目安に、院内チームから在宅チームへの引き継ぎと、養育者との顔合わせを兼ねた退院前カンファレンスを実施する。いよいよ退院が近くなった養育者の不安を解消し、退院後の支援体制を確認する場である。

当院の場合、参加者は、家族（父親、母親、祖父母など）、主治医、プライマリナース、担当の院内退院支援看護師、在宅連携小児担当看護師、小児科病棟看護師、小児科外来看護師、救急外来看護師、MSW、訪問看護師、地区担当保健師などが最低必要メンバーである。児の状態によっては、他科医師、臨床工学技士、理学療法士、栄養課スタッフ、薬剤師などが参加する場合もある。

主治医：子どもの現状、酸素飽和度など数値的な管理目安、緊急時の対応、今後の見通しを説明する。

プライマリナース：看護の経過と医療処置に関する手技習得状態について説明する。

地区担当保健師：緊急時や予防接種時はどの病院を利用するかなどについては、地域の情報に詳しい地区担当保健師の意見を参考にする。また、予防接種スケジュールの確認、地域の育児支援、子育てサークルなどの情報提供とともに、退院後は家庭訪問などによる育児面での支援内容を説明する。

救急外来・小児科外来・小児科病棟の看護師：救急外来は夜間の緊急受診時、小児科外来は健診時に利用するため、顔合わせとともに外来の案内を行う場合もある。NICU・GCUを退院後、入院する場合は小児科病棟になるため、小児科病棟看護師とも顔合わせを行い、養育者が希望した場合は病棟の案内を行うこともある。退院時は「退院支援

アセスメント票（退院時）」（**表 5-3**）を作成する。ここには、養育者の状況についてアセスメントを追加し、外来受診時に参照する。

訪問看護師：具体的な医療処置の支援内容、緊急時の対応などについて家族に説明し、管理上の数値的な目安については医師に確認する。状態変化時に電話相談や緊急受診が必要かアドバイスを行う。訪問の様子は訪問看護報告書によって院内チームが知ることができ、外来受診時や小児科病棟入院時に、貴重な情報となる。

(3) 退院後のフォロー

当院の場合、退院後は初回外来受診まで約2週間ある。その間、養育者の状況によっては電話で在宅療養の状況を確認し、訪問看護師に情報提供する場合もある。

NICU・GCU を退院した子どもは、原則としてしばらくは通常の健診ではなく当院のフォローアップ外来を受診し、身体の発育とともに神経的な発達についてもフォローしていく。担当は小児科ではなく新生児科の医師になるため、入院時の状況を考慮した発達評価を行っていく。小児担当の在宅支援看護師は、医療支援が必要で退院した子どもの初回外

表 5-3 「退院支援アセスメント票（退院時）」新生児・小児

```
【退院時日常生活動作】
排便      ：○自立  ○時々失敗  ○失禁・オムツ  ○その他
排尿      ：○自立  ○時々失敗  ○失禁・オムツ  ○カテーテル
整容      ：○自立（用具の準備はしてもらってよい）  ○全介助
トイレ動作：○自立  ○一部介助  ○全介助  ○不可
食事      ：○自立（食事は用意してもらってよい）  ○一部介助  ○全介助
起居・移動：○自立  ○一部介助  ○全介助だが座位はとれる  ○起居不能
歩行      ：○自立（補助具を使用してもよい）  ○一部介助  ○車椅子にて自立  ○全介助  ○不可
更衣      ：○自立  ○一部介助  ○全介助
入浴・保清：○自立  ○なんらかの介助が必要  ○全介助
コミュニケーション：○問題なし  ○軽度困難あり  ○中等度困難あり
                   ○高度困難あり  ○新生児のため判断できない

家族・介護者の状況（家族の介護力、退院に対する不安など）：
┌────────────────────────────────────────────┐
│                                            │
│                                            │
│                                            │
└────────────────────────────────────────────┘

退院後に支援する担当者：□ヘルパー    □訪問看護    □保健師
                       □往診        □かかりつけ医

支援内容：□気管カニューレ    □人工呼吸器    □吸引          □在宅酸素
         □注射・点滴        □IVH          □経管栄養      □腎ろう
         □膀胱留置カテーテル □尿管皮膚ろう   □CAPD
         □ストーマ・ケア     □褥瘡処置      □疼痛（麻薬）管理
         □リハビリテーション □なし         □その他
```

（聖隷浜松病院）

来時には養育者と面談し、家庭での状況を確認したり、養育の相談にのったりする。面談で得た情報は外来看護師、NICU・GCU看護師と共有する。

　超低出生体重児、特に長期呼吸器管理を必要とした子どもの場合は、呼吸器系の疾患にかかりやすく、ある程度成長するまで入退院を繰り返すことが多い。小児科に入院した際、訪問看護ステーションへの連絡と訪問看護報告書から在宅での状況を確認する。当院では、在宅連携小児担当看護師が病室を訪問し、養育者と面談する場合もあり、そこから子どもの状態のみならず、養育者の状況を知ることができる。また入院治療の結果、在宅での医療処置が増える場合は、それらの情報を訪問看護ステーションと共有し、退院後の支援に役立てている。

（花木真寿美）

参考文献

- 堀内勁，飯田ゆみ子，橋本洋子編：カンガルーケアぬくもりの子育て：小さな赤ちゃんと家族のスタート　改訂第2版．MCメディカ出版．2006．
- 松本裕子，中谷久恵：小児在宅療養支援と訪問看護への課題．日本新生児看護学会誌．2011；17 (2)．
- 木戸裕子，横尾京子，福原里恵，他：NICUに入院した子どもの退院を決心するまでの母親の経験；入院が長期化しやすい疾患を持つ子どもの母親に焦点を当てて．日本新生児看護学会誌．2012；18 (2)．
- 伊藤遥，廣瀬幸美，永田真弓，他：保育所における低出生体重児の保育上の困難と対応―看護職による支援の検討．日本新生児看護学会誌．2012；18 (2)．
- 北村亜希子：低出生体重児の母親が持つ育児不安のクラスター比較　第2報．日本新生児看護学会誌．2012；18 (2)．
- 勝原裕美子，熊谷富子，名倉桂古編：病棟看護師だからできる退院支援．日総研出版．2011．
- 熊谷富子，加藤智子，井ノ口佳子，他：医療依存度の高い小児を"在宅"へ！．ナーシング・トゥデイ．2013；25 (12)．

コラム

家族の協力もあり両親が積極的に医療処置を習得して退院に至った事例

Bちゃん　出生在胎週数25週　体重400g台

　Bちゃんは、声門下狭窄のため気管切開が必要であり、経管栄養も必要であった。父方祖父母と同居しており、5歳のきょうだいがいた。祖父母の協力もあり、母親はほぼ毎日、父親も週末中心に面会に来て、積極的に医療処置の手技習得を行い、約8カ月で退院となった。退院後は、訪問看護師が医療処置の支援を行い、母親の負担軽減を図っている。また、地域の保健師とも連携して支援を継続している。

訪問看護による支援

準備期　在宅療養開始にむけた情報収集

(1) 養育者・家族の意向

　長い入院の間に、両親に児の体調やこれからの療養生活について、さまざまな気持ちの変化や揺れがあったことが予測できる。その経過について、病棟の担当看護師に確認していく。病院側が捉える家族の思いと実際の思いがずれていることもあるので、そこもふまえながら、ともに寄り添っていく訪問看護師として、これから始まる在宅療養についての思いを聴く。

　両親をはじめとする家族が、子どもが退院することについてどんな思いでいるのか、その人自身の言葉を聴いていく。長い入院を経てようやく家に連れて帰ることができると思っているのか、それともこれからの生活に大きな不安を抱えていて困難さを感じているのか、その両方の思いでいるのかである。本人の言葉で聴くと、思いもよらない気持ちが確認できたり、その人らしい子どもに対する気持ちを聴くことができる。

(2) 医療管理の情報

医療処置

　入院経過の中で、どんな医療処置が必要になっているのか、その医療処置は、家族が不安なくできるようになっているのか、家族の誰ができるようになっているのかについて確認していく。

　病院によって指導方法が異なる場合は、どんな理由でどんな指導を受けているのか聞いておくことも大切である。その方法に合わせた手技を訪問看護師も実施することは、家族の安心感につながり、さらに他の家族が新たに医療処置を習得するときに指導のポイントになる。

　今後何らかの事情により、養育者が医療処置ができなくなることも予測して、他の家族も自信をもって代われるように、支援していくことも必要である。

体調変化への対処

　体調変化の対処方法は確立できているのか、自宅で対応できないときはどんな方法で病院と連携するのかについて確認する。今後の予測される病状や体調についても、どのような説明がされており、それをどのように家族が捉えているのか、病院側と家族側の両方から聞いていく。

(3) 生活支援の情報

　前述の「病院の看護による支援　第1段階　(2) 家族の生活情報」を参照（→180頁）。
　生活背景は、家庭によってさまざまである。経済状況、住宅環境、家族構成、子どもが第一子であるかどうか、周辺に協力者がいるのか、主養育者には家族の中にどんな役割があるのか確認する。今までの家族の生活ペースの中で新しく子どもが帰り療養するためには、どんな準備が必要なのか、支援が必要なのか聞く。子どもは、退院後にどのような形で栄養を摂り、ADLはどのような状況なのか、家族の支援はどの程度必要なのか確認する。特に排便のコントロールが必要な場合や、病状の変化を起こさないように注意するポイントがあれば、確認しておく。これらの注意事項に、訪問看護師の支援を求めていることもあるので、併せて確認するとよい。
　MSWに、子どもが利用できる社会保障制度や申請の状況を確認する。また、地域担当の保健師や相談員は、今後のさまざまな申請などについて養育者の相談にのってくれる窓口となるので、介入状況を確認しておく。

(4) 病院との連携・調整のポイント

　退院前カンファレンスや退院前の面談は、訪問前に家族に会う最初の機会となる。病院から聞く情報を直接家族に確認し、これからの生活について具体的な話をしていく。退院するにあたっての課題は十人十色、家庭によってさまざまである。試験外泊をしているのであれば、やっていけそうだと感じたことと、課題がみえたことがはっきりするだろう。わが子を連れて帰ることがイメージできれば、どの部分を支援すればよいか話ができる。
　課題がみえない場合もあるが、そのような場合は「今までは、24時間、医師や看護師がいる環境でしたから、退院後にお変わりがないか、週に1回くらい（場合によっては2回）伺いましょうか」と提案するとよいだろう。

役割
病院医師：病状管理。治療。
外来看護師：受診時に入院中の看護が継続できるようかかわる。在宅での状態変化に対応できるように、訪問看護師と連携をとる。
地区担当保健師：児の成長に合わせた制度が利用できるように支援する。予防接種の情報を提供する。
障がい児相談員：利用するサービスについてサービス提供者と家族の間に立って公平中立な立場で、双方の相談に乗る。
訪問看護師：病状の観察、医療処置の支援を行う。緊急時や状態変化時の対応や家族支援を行う。
在宅の理学療法士（PT）・作業療法士（OT）：入院中のリハビリテーションを在宅でも継続する。在宅での環境調整、児の状況や成長に合わせた福祉用具の調整を行う。
ホームヘルパー：訪問看護師と協働しながら介護していく。

開始期 療養生活が安定するための支援・ケア（退院後1～2カ月）

(1) 開始期の子ども・養育者・家族の状況

　自宅に帰ったばかりの家族は、病院で教わってきた指導を忠実に守って緊張した生活をしていることが多い。環境はあらかじめ整えているので、十分な物品が揃っていることが多いが、それが生活に馴染むまでに少し時間がかかる。しかし、大抵の養育者は、「毎日、病院に行っていたことを考えると、家で家事をしながら過ごせるほうが楽ですね。家に連れて帰れたことも嬉しいです」と話すことが多い。

　養育者は、子どもにばかりかかわれるわけではない。食事を作ったり、掃除や洗濯、上の子の育児・幼稚園や学校の行事など、子どもの世話との両立に戸惑ったりする。慣れない生活に体調を崩したり、十分な睡眠時間の確保ができないこともある。

　また、養育者以外の家族が子どもにかかわることができる家庭と難しい家庭に分かれる。興味をもちながらも、怖くてなかなか手を出すことができない家族や、養育者の代わりに医療処置をかってでるが、怖さがわからず、適切な方法で処置ができない家族もいる。そのような状態の家族が少しずつ安定し、自分たちのペースで生活できるようになっていく。

(2) 安定するための支援・ケア

意思決定支援のポイント
▶将来に対する希望や不安などを聴き、支援の方向性を検討する
▶子どもに目を向けて成長や安定を確認する

　両親がこれからどんな生活をしようとしているのか、何を大切にしていきたいのかが聴けるとよいだろう。わが子が自宅に帰ってきたことについての思いや戸惑い、将来に対する希望や不安などが聴けると、その家庭を支援する方向性がみえてくる。

　両親が子どもを家に連れて帰るまでの間にはさまざまな葛藤があったことを配慮し、その気持ちをねぎらい寄り添うことが、訪問看護師との信頼関係を築くことにつながる。親の心理としてはわかっていながらも、健康な子どもとわが子を比較してしまうものである。その気持ちにも添いながら、養育者とともに子どもに目を向けて成長や安定したところを確認していくことが、ぶれない意思決定を支えることにつながる。

自立支援のポイント
◇医療管理
▶病院で習得したことができているか確認し、家庭に合わせた方法を情報提供する
▶必要な医療物品の数と調達方法を確認する

　病院で教わってきたことを、家庭でも安心してできているのか確認する。清潔、不潔の基準をもっているかを確認し、十分な感染予防を考慮したうえで、応用できそうな家庭のやり方があれば、養育者の様子を見ながら、楽な方法を情報提供していく。

　毎日様子を見ている養育者の観察は、貴重な情報となる。わずかな変化も見逃さない養育者の観察が、状態の変化をより早く発見することにつながる。養育者の気づきを聴き、

何からくる変化なのかを共有しておくことが大切である。逆に「毎日見ているから、こんなものだと思っていた」という場合もあるので、訪問時に感じた看護師の気づきを伝えることも、状態変化を共有することにつながっていく。

衛生材料：退院後に衛生材料の調達で困ることが多い。入院中から外来看護師などと十分なコミュニケーションがとれ、退院前に必要な衛生材料などが用意されていればよいのだが、実際の医療処置と衛生材料の数が合わないこともある。次回の受診がいつなのか、それまでに必要な数はあるのか、受診時にはどのように物品を頼めばよいのかについて確認する。

緊急時のケア：通常のケアだけでなく、緊急時のケアについても（気管カニューレが抜けた場合など）養育者の精神的な負担にならない範囲で確認できるとよいだろう。

❁ 生活支援

▶養育者の体調を確認し、家族の養育参加を促す
▶子どもの生活を整え、成長のための遊びを検討する
▶社会保障制度の活用について情報提供する

養育者の体調：今までは、医療者がすぐそばにいる環境だったのが、自宅に帰ると 24 時間の養育は家族だけになる。ほとんどの場合、交代がいない養育が多いのが現実である。養育者が夜睡眠がとれているか、体調は崩していないか、気分転換はできているのか話を聴いていく。必要ならば他の家族も養育に参加できるように、訪問看護師が方法を伝えていく。訪問看護師が来たときに、安心して他の用事（買い物、家事など）を済ませられることもある。

社会保障制度の活用：自宅に帰って気づく養育上の不自由さには、どのような解決方法があるのか考えていく。障害者自立支援法で使える訪問介護を利用することで家族負担の軽減になることもあり、福祉用具を工夫することで安楽な養育ができることもある。小児の福祉用具は介護保険のように品揃えが少ないのが現状なので、家庭にあるもので代用することもある。養育者と一緒に、いろいろな視野で工夫してみるとよいだろう。

子どもの生活：子どもの一日の生活を考えながら、食べること（栄養）、排泄、出かけること、室内の移動、遊び、清潔の中で困ったことがないか、改善したいことはないかを確認する。子どもにとって遊びは心身の発達に重要な意味がある。身近なおもちゃを使った遊び、全身を動かす遊び、月齢や年齢に合った遊びをすることで、目覚ましい成長をみせることもある。そして、その成長を養育者とともに分かち合うことが、養育者自身を支えることにもなっていく。理学療法士や作業療法士との協働や、子どもが通えるサービスと他職種の連携をとることで、より幅の広い質の高いサービスが提供できるだろう。

(3) 主治医、在宅チーム内の連携のポイント

▶それぞれの専門職の視点から家族の意向に沿った支援を行う

支援の方法や量は家庭により異なる。療養生活の開始にあたり、子どもの状況や家庭環境、家族の意向に合わせて、専門職がそれぞれの視点から情報提供し、意見を述べ、協働して子どもと家族の生活を支えていく。

> **安定期** 療養生活を継続するための支援・ケア

(1) 安定期の子ども・養育者・家族の状況

　養育と生活のバランスがとれ、安定してくると少しずつ余裕がみられるようになり、生活を楽しめるようになっていく。子ども、家族ともに体調を崩すことが少なくなり、少しの体調の変化でも慌てず対応できるようになる。さらに余裕ができてくると、家族で外出することもあり、泊まりで旅行に行くことができるケースも少なくない。子どもの成長を楽しんだり、社会へも目を向けられるようになるので、専門のリハビリテーションを受けるように出かけたり、子どもの成長によさそうな集まりに参加することも増えてくる。これまでの生活を振り返って、安定した今の状態を喜ぶ言葉が多くなってくる。

　子どもが第一子なら、次の子どものことを考える家庭もあるし、上にきょうだいがいればきょうだいの成長に合わせて養育者の忙しさが変わってくる。

　子どもも成長してくるので、成長に合わせた幼稚園や学校の選択も考える時期になってくる。一般の幼稚園や小学校に行くか、特別クラスや養護学校に行く選択を家族と一緒に考える時期もくる。訪問している養育者からは、「入院していた頃からのことをよく知っている看護師さんに、一緒にこの子の成長を見守ってほしいです」「ほとんどのことは心配なくなりましたが、何かのときにすぐに相談にのってくれる看護師さんは、私の支えになっています」などという言葉をいただく。

(2) 継続するための支援・ケア

意思決定支援のポイント
▶選択が必要なときは、児の状況を客観的に整理し、メリット・デメリットを情報共有する

　自宅で何年か過ごすなかで、いろいろな選択すべきことが出てくる。何を選ぶのかはその家族の価値観や子どもの状況で決まってくる。選択できずに悩んでいるときは、まだ十分な情報がなかったり、家族の意思統一ができていなかったりする場合が多い。

　十分に検討できるように、子どもの状況を客観的に整理して考え、選択したときのメリットやデメリットを一緒に情報共有するなどして、後悔しない選択ができるようにかかわる。決めた選択については、それでよかったのだという後押しをすることも大切である。

自立支援のポイント
◇**医療管理**
▶子どもが自己管理できるような支援を行う

　安定した時期の医療管理については、ほとんど問題がないことが多いが、児が自己管理できるような支援が必要なこともある。幼稚園や学校での医療処置は、誰が行うのか、学校内で対応できることとできないことがはっきりしており、その調整に母親が戸惑うことも多い。気持ちを聴きながら負担なく通園・通学するためにはどうすればよいのかを一緒に考えていく。また、医療処置は慣れた頃にアクシデントが起こることもあるので、時々方法の確認もするとよい。

❖生活支援
▶成長に合わせた環境調整を行う

　子どもの成長によって、環境調整が必要なこともある。利用できる制度があるか、どのように調整すればよいか、障害者相談センターや保健師に相談する。

　外出や旅行の計画があるようなら、それに伴って困りそうなことがないか相談にのることもある。次の子を妊娠・出産する予定があるときは、養育面などで心配なことがないか、今後の生活で不安なことはないか聴いていく。母親の代わりに養育する人がいるのか、いなければ必要時ショートステイなどの調整が必要なこともある。

(3) 主治医、在宅チーム内の連携のポイント

▶ケースに合わせた連携をとる

　訪問看護などの医療チームから離れて自立した生活をする家庭もあるが、医療処置などは自立していても何らかの形でかかわってほしい、緊急時や困ったときには相談にのってほしいので、回数を減らしても訪問看護を継続する家庭もある。その状況に合わせて、在宅チーム内でさまざまに連携する。福祉用具の調整をチーム内で連携したり、新しい生活を始めるにあたって医師に確認するときもある。必要に応じて、病院の医師・PT・OTと在宅のPT・OTが連携をとることや、書類の申請で相談員や保健師にかかわってもらうこともある。

　通園・通学をするようになれば、そこの看護師や先生と情報共有し連携をとることも必要である。特別な幼稚園や学校には子どもに合わせて個別の目標を設定して計画書を作ることもあるので、その目標を共有して、在宅でも継続できることを看護計画に追加する。それぞれのケースに応じて、安定した生活のために誰とどのような調整をとればよいのか考えていく。

　子どもの状況が安定すると、病院の医師だけではなく近隣の開業医にかかることも多い。状態の変化に応じて訪問看護師からも医師に確認したり、電話やFAX、メールや直接面談により開業医とも連携をとっていく。

(4) 病院・外来との連携

　身体の状態が安定しても、急な状態変化が起こることもある。訪問時に状態変化の相談を受けたり、24時間対応で急な状態変化の相談に対応する。

緊急時：あらかじめ主治医と対応を決めておき、緊急時には連絡をとり、家族がスムーズに受診できるように連携する。

定期受診時：報告したほうがよいことは、受診日に合わせてFAXやメールなどで報告しておく。

　医療機関同士が連携をとることで、安心した療養生活が続けられる。また、看看連携も必要かつ有効な連携である。看護の視点から解決したい課題について病院の看護師と連携することで、情報共有が行き届いた医療・看護体制に見守られていることを家族は感じ、安心できるだろう。

（垣野内恵子）

コラム

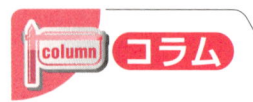

半年の訪問看護の後、軽快終了となった事例

Cちゃん　出生在胎週数35週　体重1838g　21トリソミー

　哺乳量の不足分を補足するために、経管栄養を行っていた。母親は注入の手技もできていたが、子どもの体調確認、体調管理の助言、家族支援を目的に訪問看護を開始し、必要時には留守番ケアを実施した。その後、障がい児のための療養施設で言語聴覚士や作業療法士によるリハビリテーションを開始し、嚥下機能が改善されたので、その効果と子どもの成長により離乳食を開始することができた。食事ができるようになると経管栄養は不要になった。母親と相談の上、徐々に訪問の回数を減らしていき、母親だけで不安なく過ごせるようになっていった。その後、Cちゃんの体調も安定していたので、訪問看護は軽快終了となった。訪問看護の利用目的が明確であり、養育者の意向にそって意思決定や自立支援ができた事例といえる。

状態変化を繰り返すため、長期訪問を行っている事例

Dちゃん　21トリソミー（心室中隔欠損閉鎖術、肺動脈形成術、三尖弁形成術、気管切開胃瘻増設術）人工呼吸器

　外国人の家族で、母親はカタコトの日本語で会話ができる程度であった。子どもの状態観察、療養相談を目的に訪問看護を開始し、母親のリフレッシュケアを兼ねて留守番ケアを実施した。

　Dちゃんは呼吸状態の悪化により、入退院を繰り返しており、緊急受診時には、現在の状態を外来看護師に伝えたり、医師からの難しい説明は医師に内容を確認したうえで補足説明を行ったり、母親が不安に感じていることを病院側に伝えるなど、その都度、コミュニケーションが困難な母親の支援を行った。現在は、特別支援学校の教師と連携しながら、児の成長発達、QOLを考えながら、日常的に継続できる運動や学習を行っている。また、難病患者等介護家族リフレッシュ事業を利用して、5時間の長期滞在訪問により母親のQOLも尊重している。母親はこの時間を利用して、今まで行きたくても行けなかったスポーツジムに通うことができるようになり、笑顔が増えてきた。

　最初は、意思の確認が難しいと感じたが、言葉が通じる父親を通して母親の求める訪問看護師の役割を確認できたので、母親のニーズである「療養の自立」の支援ができた。

ここに注目 編者のコメント　　　　　　　　　　　　　　　Comments

病院の看護による支援

　対象患者の疾病や状態像によって、退院支援・退院調整は一定の基本的な流れに体系化することができる。特に NICU からの退院支援や小児病棟での退院支援は、第1段階の評価時期や第3段階で活用できる社会保障制度・地域のコーディネーターも成人の場合とは大きく異なる。本項の執筆者の医療機関でも、成人用とは別に小児用のフローチャートを活用している（図 5-1）。

　意思決定支援・自立支援は、母親を主とした家族が対象となり、分離状態が続く NICU では、子どもへの接触を進め、医師からの病状説明の場を適切な時期に設定し、母親に寄り添いながら、生活の場への移行準備を計画的に進めることが重要である。これらの支援には、診療報酬上も NICU 勤務経験のある看護師が退院調整にかかわることに高い評価がついている。

　第3段階の地域との連携では、コーディネートの窓口は地域の保健師が中心になってくるが、小児への訪問が可能な訪問看護ステーションや、通所サービス、レスパイト施設などはまだまだ不足している地域が多くある。地域によっては医療機関から小児科の看護師が退院後の訪問看護を担うことで、在宅療養への安定した着地を目指しているところもでてきた。

　ICU・GCU 専属の退院調整看護師として活動し、訪問看護師や保健師との合同研修会を企画したり、小児等在宅医療連携拠点事業のようなイメージで地域との看護連携を強化するネットワーク構築のリーダーシップをとることも、これからの医療機関の役割として期待したい。

(宇都宮宏子)

訪問看護による支援

　超低出生体重児のケアは、長期間にわたったケアの視点が必要である。その過程で最も特徴的なことは、子どもは育つということであろう。

　192 頁の自立支援のポイントで「養育者の様子を見ながら、楽な方法を情報提供していく」とある。具体例を挙げてみよう。退院当初は病棟の指導で子どもを抱きかかえて移動する方法を教わるが、子どもの成長に伴って母親は抱きかかえることがだんだんつらくなってくる。スライディングシートを使うなどして、子どもを抱き上げなくても移動させる手段を一緒に考えたりする。また、193 頁の生活支援として「家庭にあるもので代用することもある」と記載されているが、これも病院ではなかなかイメージできないかもしれない。たとえば、吸引チューブを保管し消毒できるビンや、コネクターを洗浄するための小さなブラシなど、これらは 100 円ショップで売っている日用品で十分事足りることがある。日用品でお風呂にハンモックを作り、支えなくても湯船につかることのできる方法を考えたという話を聞いたこともある。

　子どもの成長・発達にそって、あるいはそれだけでなく、よりよい成長・発達を促す目的も含めて、家庭での養育者が介助の仕方やかかわり方を変化させていくことが、小児の事例においては一つのポイントとなる。その様子を見ながら、その時々に工夫しかかわることが看護師の成長にもつながるだろう。

(山田雅子)

2 在宅で医療機器の管理を要する子どもへの在宅療養移行支援

医療機器管理を要する子どもの在宅療養移行支援の特徴

　小児は0歳から18歳（20歳）までと成長発達の著しい時期である。そのため年齢や成長発達に合わせた支援が必要である。小児の退院支援の大きな特徴は、主養育者（母親）を中心に支援を行うことと、地域も含めた多職種によるチームアプローチである。
　医療機器の管理が必要となった背景は、疾病のためや事故による障害のためなど、個々の事例ごとにさまざまである。また疾病をもつ場合でも、出産前診断で両親が理解して出産した子どもや、出産後に疾病や障害がわかり治療を受けている子どもなど、それぞれを取り巻く背景で異なる。退院支援の開始時に、「現在の状態」に至るまでの経過の情報収集を行い、子どもや家族の背景や医療者との関係など、それぞれの背景を理解しながら、疾病や障害の受け止め方や状況に合わせた支援を行うことが重要である。
　在宅療養の支援体制は、病院と地域が一つの大きなチームとなってサポートしていくことが大切である。そのためには、早期より院内の多職種カンファレンスを行い、退院可能な状況（身体的、必要な医療機器の選定など）を明らかにする。並行して、保健福祉センターや療育センター、訪問看護ステーションなど関連機関と情報交換を行い、地域でどのような支援が可能かを検討する必要がある。退院支援看護師は、院内チームと地域との懸け橋となって調整する。
　医療機器管理が必要な子どもが在宅療養を開始した場合、在宅療養中のサービスマネジメントは主養育者が行わなければならない。そのため退院支援の中で、退院後の相談窓口や方法について十分に検討する必要がある。

意思決定支援
　子どもの成長発達や判断能力などに合わせて、養育者や家族と一緒に支援を行う。
　医療機器の管理を要する子どもが退院する場合、入院前の生活とは異なるために子どもや家族の不安はとても大きく、特に長期入院の場合はその傾向が強くなる。そのため院内と地域の関連機関が一つのチームとなって、安全で安心した療養生活を継続できるように支援を行うこと、また療養生活が子どもや家族の成長につながっていくことを伝えながら、相手のペースに合わせて支援を行う。訪問診療や訪問看護などでサポートが利用できることも伝え、子どもや家族が生活するイメージがもてるようにかかわることが必要である。

自立支援（セルフケア）
　必要な医療処置やケアを病棟看護師と一緒に明確にし、退院後の生活時間の流れに合わせて簡潔な方法に変更する。同時に養育者とも、生活変容がどこまで可能か検討する。
　具体的な技術や管理方法の指導は、病棟看護師が中心となって養育者および家族に行う。子どもが管理できる部分は子どもと養育者に指導を行う。在宅医療機器が必要な場合は入院中から利用するために、早期から準備に取りかかる。
　入院中に院内泊や外泊を行い、養育者・家族が主体的に医療処置や機器管理が行えるようにする。外泊時には訪問看護を利用し、療養生活の評価を依頼することも必要である。

支援の流れとポイント

病院の看護による支援

第1段階　子どもと家族の背景（経過、家族構成、生活に関することなど）について情報収集を行い、子どもと家族の全体像を把握し理解する。その上で、在宅で可能な医療処置やケアの方法をどのように工夫できるか医療チーム内で検討を始め、療養生活のイメージを共有する。

第2段階　家族と院内の多職種および地域の関連機関・在宅チームと退院支援カンファレンスを開催する。退院後の療養生活に向けての調整内容や課題を明らかにし、退院可能な時期を共有する。また、子どもや家族が療養生活のイメージを具体的にもち、退院支援計画に合意できることが大切である。

第3段階　医療機器管理を要する子どもの場合、医療や看護上の課題も多く抱えているため、具体的なサービスの調整は退院調整看護師と訪問看護師、保健師が中心となってコーディネートすることが望ましい。退院前カンファレンスの「顔の見える関係」が、第3段階の具体的な調整をスムースにする。保健・医療・福祉が一体となって子どもや家族のサポートを行うように調整することが、在宅療養を成功させる大きな鍵となる。

訪問看護による支援

準備期　病名や必要な医療処置・医療管理が在宅で可能な内容かを確認する。予測される訪問頻度や家族の状況を確認し、居住地の環境や活用できる社会資源などの情報交換を行う。退院前カンファレンスに参加し、退院後の療養生活への不安などを聴く。

開始期　できるだけ早い時期に訪問看護を開始し（退院当日から訪問看護が可能）、子どもや家族の健康状態や自宅の環境調整、安全管理（緊急時の対応を含む）を行う。不安も多い時期であるが、在宅生活の喜びに共感し、家族が自信をもてるように支援する。

安定期　子どもや家族が生活に慣れてきたら、子どもの成長発達に合わせた社会資源の活用や家族の安寧を図る体制を整えていく。そのためには、主治医や保健師、福祉関係担当者など関係者で情報交換を密にし、必要があればカンファレンスを開催することも重要である。子どもの成長を家族と一緒に分かち合いながら、季節ごとの目標をもてるように支援する。

病院の看護による支援

第1段階　退院支援が必要な子どもの早期把握（入院後48時間以内）

　人工呼吸器や点滴管理などの医療機器管理を必要とする子どもや退院後も医療処置やケア度が高いと予測される子どもは、早期より退院調整部門へ依頼する。入院時スクリーニングシートに「退院後も医療処置や在宅医療機器が必要と予測される」などの項目を設けておくとよい。

　治療経過によって在宅医療機器が必要となるか判断できないケースも多くあり、在宅医療機器が必要と判断後、退院の見通しがついてきた時期に退院調整の依頼をする場合もある。

(1) 医療情報

　診断名、疾病、治療の状況、現在の医療処置やケア状況を確認し、退院後も医療機器を必要とする状態になるか予測を立てる。先天性疾患や重度心身障害を有する子どもの場合は、これまでの経過をふまえて、医師と医療機器管理の必要性について検討する。

(2) 入院前の生活情報

生活状況：子どもおよび家族の生活状況は、退院指導に活かすために、できるだけ細かく把握する。具体的には、家族員個々の年齢、職業、勤務形態、通園や通学状況、休日、1日の生活の流れ（起床から就寝までの時間、きょうだいの送迎や買い物など含めてできるだけ細かく把握する）、趣味、運転免許（車の運転の有無）、健康状態（通院の有無）、成育歴などである。養育協力者となる親類などを把握するために、祖父母や両親のきょうだいなどの情報も確認する。

利用していたサービス：入院前に利用していたサービスや制度の利用状況を確認する。具体的には、かかりつけ医や訪問看護の利用、各種検診への参加、予防接種、家事や育児支援サービス、身体障害者手帳の有無などである。

住環境：退院後の環境調整のために必要である。特に在宅医療機器を利用する場合、居住空間以外にも、電気容量やコンセントの位置などの確認も必要となる。また自宅から病院までの移動方法（交通機関または自家用車、その他）や時間は、バッテリーや酸素ボンベの残量を予測するためには重要な情報となる。

(3) 養育者・家族の思い

　主養育者である母親の思いを中心に退院支援の方向性を決めてすすめることがよくあるが、父親など家族の意向も確認し、「退院支援の方向性の合意」を得ながらすすめること

が大切である。特に養育者を支え理解する存在がいないと、在宅療養が継続できない場合や家族内の不協和音をもたらす要因となるため、家族の意向は十分に確認する必要がある。

　また、退院支援を始めた第1段階の時期と退院を目指している第3段階では、家族の思いも変化してくるので、モチベーションを維持するための支援も必要である。そのため、多職種で家族の思いを共有し支援を継続することが重要である。

　家族の悲嘆や自責の念などが強い場合は、臨床心理士や精神科の支援を受けることも提案し、子どもとその家族を多職種で支援することを伝える。

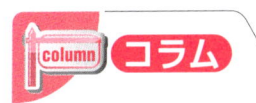

コラム

自宅退院に向け試験外泊を重ねたが、意思決定に課題があり退院拒否となった事例

Aくん　5歳　男児　先天性神経難病

　正常分娩で出産。出産後より呼吸状態が悪く人工呼吸器を装着し、不安定な病状であった。1歳を過ぎて確定診断がつき、両親へ病状説明が行われた。4歳頃より体調も安定し、コルセット着用でリクライニング車いすに1日数回移乗できるようになった。5歳になり状態も安定していることから、両親に自宅退院の話が行われた。約10カ月をかけて在宅用呼吸器や経管栄養、吸引などの管理と日々のケアなどの退院準備や指導を重ね、退院にむけて試験外泊も数回行った。3回目の外泊終了後、両親より「子どもが退院すると生活が変わることはわかっているけど、兄も小学1年生で手がかかるので子どもの退院は受け入れがたい」と退院拒否の言動があった。そのため退院に向けての話し合いと支援は継続しているが、退院には至ってない。長期入院だけが理由ではないが、両親は子どもと障害の受容ができていないことがわかった。退院（在宅療養）にむけての「意思決定」に課題のあることに気づいた。

第2段階 医療・ケア継続のための院内チームのアプローチ
（入院3日目～1週間以内に開始）

(1) 退院支援計画立案にむけた院内チームの情報共有

　医師や看護師、理学療法士などの多職種が把握している情報を共有し、効果的に退院支援を行うために、病棟や退院調整部署などが中心となり、多職種カンファレンスを開催する。

　医療機器の管理を要する子どもの退院支援には、子どもや家族の背景、社会環境などの情報共有は大切であるが、「在宅医療機器の管理やケア方法を、どのように在宅で継続することが可能か」を検討することも重要である。そのために事前に、住環境や生活状況、居住地域の関連機関の情報などを収集しておく。

　また、カンファレンスでは、「目標とする退院可能な時期」に合わせて退院指導などの退院支援計画を立案したり、家族や在宅チームを含めた退院支援カンファレンスを開く。

(2) 院内チームによる在宅療養にむけた支援

🔍 意思決定支援のポイント
▶子どもや家族の思いを確認しながら、退院支援に一緒に参加・検討できるように働きかける
▶状況により、臨床心理士や精神科医も支援する
▶子どもや家族が在宅療養を希望することができるようにかかわる

　在宅療養（退院）に向けた話が始まると、家族は在宅医療機器を利用することや在宅療養への不安などから、退院に対し消極的な場合もある。そのため、子どもや家族の思いを確認しながら、退院に向けた準備に一緒に参加できるような働きかけが必要である。

　具体的には、入院早期より子どもや家族の思いを医療チームも共有できるような関係づくりを行う。そのため、カンファレンスを通して情報共有や支援の方向性を確認しながら、院内チームとして支援する仕組みづくりが必要である。そして子どもや家族も一緒に退院にむけた準備を行える環境をつくることで、意思決定を支援する。

　また、家族によっては、子どもや障害がなかなか受容できない場合や、両親と家族の思いが異なるなど臨床心理士や精神科医の支援が必要な場合もある。その場合もカンファレンスで情報を共有しながら、家族の状況に合わせた支援を行う。子どもが在宅で家族と一緒に生活をする意味や成長発達をともに考え、退院後も病院の医療チームや在宅チームで支援を継続することを伝え、子どもや家族が在宅療養を希望することができるようにかかわる。

🔍 自立支援のポイント
◇**医療管理上の課題**
▶医療処置やケアは簡潔な方法（時間、回数、人数、物品、方法など）に調整する
▶退院後の生活時間に合わせて、医療処置やケアの時間を調整する
▶家族の医療処置・ケアへの参加を促す

　退院調整看護師は病棟看護師と医療処置やケアの指導内容や役割分担などを明確にし、

子どもや生活に合わせてできるだけ簡潔な方法（時間、回数、人数、物品、方法など）に調整する。同時に購入物品と指導管理料物品の管理方法や調達方法も確認する。

退院後の生活時間の流れに合わせて、入院中より可能な範囲で医療処置やケアの時間を調整し、家族が参加できる環境を整える。在宅人工呼吸器管理や気管カニューレ交換など、訪問診療や訪問看護師に協力依頼できる内容の調整を、医師や臨床工学技士などと行う。

家族の受け入れ状況に合わせて、早期より医療処置やケアへの参加を積極的に促し、自立に向けて支援する。

❖生活・介護上の課題
▶退院後の生活イメージを膨らませる会話や指導を行う
▶1日（1週間）の生活の流れの中で支援を受けたい場面を確認する

家族より現在の生活状況（住環境、場所、家族の生活の流れなど）を確認し、子どもや家族の生活をどのように変更・調整すれば負担が少なく一緒に生活できるのかを明らかにしていく。そのためには、退院後の生活イメージを膨らませる会話や指導場面を多くつくることが必要である。

たとえば退院指導の中で、環境準備はS字フックや家具など自宅にあるもので工夫できることを伝える。また、家族と1日の生活や1週間の流れを書き出し、どの部分で支援を受けたいと思うかなど、カンファレンス前にある程度のイメージがもてるようにかかわる。そして家族の協力体制や役割分担について家族で話し合うことを提案し、家族が退院支援に主体的に取り組むようにかかわる。

(3) 院内チームと養育者・家族の合意形成のポイント：退院支援カンファレンス

院内チームカンファレンス
▶居住地の医療・保健・福祉制度や活用可能な社会保障制度を確認する
▶在宅療養が可能になる支援を共通認識する
▶在宅療養の目的を確認し、そのための退院支援を家族と合意する

院内チームで退院支援計画を確認・合意する。医療機器管理を要する子どもの場合、病状管理だけではなく、子どもや家族の生活継続も重要である。居住地によって医療や福祉の支援体制も異なるため、どのような方法や形で支援すれば在宅療養が本当に可能になるのかを共通認識する必要がある。

また、在宅療養の目的を確認することは重要である。在宅での看取りを希望する場合や延命治療を希望する場合など、子どもの状態よってさまざまである。在宅療養の目的に合わせた支援体制づくりを目標に退院支援を行うため、家族と院内チームの合意も重要な要素である。

そのため退院調整看護師やMSWと協働し、居住地の医療・保健・福祉制度や活用可能な社会保障制度について事前に確認する。また小児に対応できる訪問診療や訪問看護などの情報収集も事前に行う。支援体制の構築は、居住地に存在する地域の関連機関やサービスを利用することが基本である。在宅医療機器や福祉用具などを準備・調整する場合、居住地により制度利用の適応が異なるので、事前に手続きに要する時間や方法なども確認しておく。

院内チームで支援の方向性合意が確認できた時点で、子どもや家族を交えたカンファレ

子どもや家族を交えたカンファレンス
▶退院にむけた準備のステップであることを伝える
▶退院時期について話し合い、目標を設定する

　子どもの参加は、成長発達や状況に合わせて調整する。家族には事前に看護師や退院調整看護師などより、院内チームとの退院支援カンファレンスを"退院にむけた具体的な準備を進めるステップの一つ"として行うことを伝え、養育者だけでなく家族で参加できるように日程調整を行う。

　カンファレンスでは、まず医師からの退院にむけた見通しについて説明する。そして、家族の思いや意向を確認し、在宅療養にむけての思いや不安に対して、院内チームが一緒に検討し解決策を探していくことを伝える。そのときに各々の専門職がどのように支援や退院指導を行っていくのか、お互いが確認し合う場とする。最終的に、退院時期の目標をどのあたりにおくことができるのかを話し合い、皆が合意した目標を設定する。

　また具体的な指導内容を「退院支援計画書」をもとに作成する。退院調整看護師は、医療チームがイメージしている在宅生活のイメージ、活用可能なサービスや社会資源を具体的に提示しながら、家族だけですべての責任を背負うのではなく、院内チームや在宅チームの支援を受けながら在宅生活を継続できるような体制を構築することを伝える。そして、今後は「退院前カンファレンス」（第3段階）を通して、病院と地域が連携して退院支援を行うことを提示する。

コラム

病態が不安定で介護力も低いが、訪問看護の支援により在宅療養が継続できている例

Bちゃん　2歳2カ月　女児　超極小低出生体重児・脳性麻痺・心室中隔欠損症

　妊娠26週590gで出生。体重が3500gを超え病態が安定した1歳頃より退院支援を開始した。両親は子どもに重度の心疾患もあり長くは生きられないと認識し、自宅での生活を希望していた。退院後は両親と3人暮らしになるが、祖父母は高齢や遠方のため協力は得られない状況であった。呼吸器や酸素療法、経管栄養、口腔内の持続吸引など多くの医療処置を必要とするため、早期より退院前カンファレンスを行い、訪問看護との関係づくりと支援体制の調整を行った。両親も積極的に退院指導を受け準備を行い、1歳5カ月時に退院した。退院時、院内チームは病態も不安定であり両親以外の養育協力者も不在のため、長期間の在宅療養は難しいと感じていた。退院後、数日の検査入院以外は在宅療養を数カ月間継続している。外来受診時に母親より「病状は日々変化して不安もありますが、何かあれば訪問看護に相談すれば先生方とも連絡をとってくださるので、安心して過ごしています」と笑顔で話した。

第3段階 制度・社会資源との連携・調整

(1) 在宅チームへつなぐための支援

意思決定支援のポイント
▶在宅生活を開始したときの具体的な不安に対して、在宅チームによる具体的な解決方法を提示する
▶病院と地域の連携が実感できるように調整する

　第1段階、第2段階の退院支援の過程を振り返りながら本格的な退院に向けて、子どもや家族が退院後の療養生活をどのように過ごしていきたいのか、療養生活のイメージを膨らませながら「退院」の意向を最終確認する。

　第1段階で退院(療養生活)を考え始めたときは、子どもや家族の不安は漠然とした内容が多かったが、第2段階の退院支援カンファレンスを経たので、不安は療養生活を開始したときの具体的な事柄へと変化している。地域の関連機関やサービス提供者と直接情報交換や調整を行い、具体的な解決方法を提示して不安の軽減を図る。

　入院中から地域の関連機関や在宅チームと情報交換や調整を行うことで、子どもや家族は病院と地域が連携していることを実感できるので安心につながる。特に医療機器の管理が必要な場合は、病院から在宅への環境変化に対する不安も大きいので、医療処置やケアの継続、緊急時の対応など病院と地域の連携を十分に調整し、安心して「退院」を決定できるようにする。

自立支援のポイント
◇医療管理上の課題
▶継続する医療処置やケアを明確にし、家族や地域のサービスの支援体制を調整する
▶退院時共同指導時に医療処置などが療養生活に合っているか調整する
▶退院後に訪問診療医が在宅療養指導料を算定する場合は、関連部署に連絡する

　子どもや家族は医療処置やケアの手技・管理がおおむね習得できているので、療養生活での支援体制の調整を行う。在宅人工呼吸器の回路交換(週1回)、経鼻栄養チューブの交換(週1回)、気管カニューレ交換(週1回)、呼吸リハビリテーション(週3回)、入浴介助(週2回)など在宅生活後の継続する医療処置やケアを提示し、誰がいつ行うのか、どの部分を養育者以外の家族や地域サービスが支援するのかなど、支援体制のすり合わせを行う。

　また退院時共同指導時には、在宅チーム(訪問看護)と医療処置の方法などを療養生活に合った方法に調整する。在宅人工呼吸器や在宅酸素療法など、退院後は訪問診療医が在宅療養指導料を算定する場合は、院内の管理部署や在宅医療機器メーカーの担当者へ退院までに連絡する。

◈生活・介護上の課題
▶居住地の独自の支援の情報を収集する
▶レスパイトについて情報提供と検討を行う

　養育や生活支援に関して、保健師(保健所・市役所)や福祉事務所相談員などに相談する。小児特定疾患や身体障害者手帳などの社会保障制度による支援と、育児サポートや予

防接種など居住地の独自の支援があるので、退院調整の早期より情報交換や確認を行う。
　在宅人工呼吸器などの医療機器を利用する場合、特殊車いすなどを身体障害者手帳の制度を利用して製作できることもある。必要な準備期間を早期に確認し、退院までに間に合わない場合は福祉用具のレンタルなどで補えるか、MSWや理学療法士、福祉事務所などと情報交換する。たとえば、在宅人工呼吸器の架台を付けたリクライニング車いすは、完成までに数カ月を要する。

レスパイト：医療機器管理を必要とする子どもや重度心身障害を有する子どもの場合、療育施設などでレスパイト利用ができるが、医療機器管理の状況や子どもの状態により受け入れ先に制限がある場合もあるので、事前の情報収集や調整が重要である。療育施設などでレスパイトが困難な場合は、通院先の病院で対応可能かなど退院前に検討する。

(2) 在宅チーム、養育者・家族との合意形成のポイント：退院前カンファレンス

▶在宅生活の目的を共通に理解し合意する
▶訪問診療や訪問看護の支援体制と、在宅療養指導管理料の算定先を確認

　院内チームより在宅チームへ、療養生活に移行する目的と病態、医療処置やケアの状況について情報提供を行う。家族からは、これまでの経過や思い、現在感じていることなどについて話をしてもらう。在宅チームより、疑問や課題などを提示してもらいながらディスカッションを行う。カンファレンスでの確認内容を**表5-4**に示す。

在宅生活の目的：終末期を過ごすことなど、在宅生活の目標はさまざまであるが、療養の場が在宅になることやその目的を子どもや家族、院内チーム、在宅チームが共通理解し合意することが重要である。

医療や看護の支援体制：訪問診療や訪問看護の支援体制と内容を確認する。また、病院との連携方法や緊急時の連絡体制など、医療や看護に関する支援体制の調整と確認を行う。在宅人工呼吸器や在宅酸素療法など在宅指導管理料を算定する場合は、退院後はどの医療機関で指示書を出すのか、業者との連絡調整なども確認する。同時に、必要な医療材料や衛生材料の調達方法も確認する。

養育者・家族への支援体制：養育者がどのように在宅生活を過ごしていきたいか、イメージしていることを確認する。また家族や同居していない家族はどのような支援が可能なのを確認しながら、居住地にある育児や家事に関する支援の情報提供や検討を行う。家族自身で解決可能な部分は自立を促すためにも家族に任せ、支援が必要な部分のみをサポートすることにより、家族のエンパワメントを支援する。

社会保障制度：申請中や利用中の社会保障制度の内容とサービスについて確認する。また、レスパイトについても居住地の利用手続きや状況とともに、医療機器管理を要する子どもの受け入れ状況なども確認する。

退院時期の決定：退院前カンファレンスでの検討内容をもとに、外泊なども含め「退院時期」の見通しを検討する。院内チームと在宅チームが共に最終確認を行う。

　退院前カンファレンスで確認した内容をもとに、退院までに「連絡先一覧」(**表5-5**)や「在宅療養指導管理料に関する物品一覧」(**表5-6**)の資料を作成し、子どもと家族、在宅チームに配布し内容の確認を行う。

（行田菜穂美）

表5-4 退院にむけての情報用紙

2 在宅で医療機器の管理を要する子どもへの在宅療養移行支援

表5-5 連絡先一覧の例

○○ ○○○○君　　連絡先一覧

00000/00/00作成

	機関名	担当者	住所	連絡先
	病院・医療関係			
1	A大学病院　小児科外来	医師 看護師	○○市○○区○○△-△△-△	△△△-△△△-△△△（代）
2	メディカルサポートセンター	SW Ns		
3	CE部	技師		
4	○○○○小児科	医師	○○市○○区○○	△△△-△△△-△△△
5	○○区訪問看護ステーション	看護師	○○市○○区○○	△△△-△△△-△△△
6	B総合病院	医師	○○区○○	△△△-△△△-△△△
7	○○市C病院	医師	○○市○区○○	△△△-△△△-△△△
	地域の関連機関			
8	○○市○○○区役所　子ども家庭支援センター	CW 保健師	○○市○○区○○	△△△-△△△-△△△
9	○○○北部児童相談所	CW	○○市○○区○○	△△△-△△△-△△△
	在宅医療機器関連			
10	在宅人工呼吸器：○○会社	担当		△△△-△△△-△△△
11	在宅酸素療法：○○会社 ○○○○（サチュレーションモニター）	担当		△△△-△△△-△△△
12	福祉用具取扱店 吸引器	担当		△△△-△△△-△△△
	その他			
13	○○○介護タクシー		○○市○○区○○	△△△-△△△-△△△

表5-6　在宅療養指導管理料に関する物品一覧の例

○○ ○○○○様　　指導管理料に関する物品

在宅人工呼吸器に関する物	定数	持ちかえる数	備考
回路やフィルター等	業者が自宅へ届けます		
蒸留水	10本		
吸引に関する物品			
吸引チューブ8Fr	30本		
蒸留水	2本		
気管カニューレに関する物			
Yガーゼ	30枚		
気管カニューレ　シャイリー NEO3.5mm	1個		
滅菌綿棒（2本）	13パック		
経管栄養法に関する物			
NGチューブ 6Fr	2本		
イルリガードル	1本（半年）		
栄養チューブ	5本		
10ml、20mlカラーシリンジ（注入用）	各3本		
2.5ml、5mlカラーシリンジ（内服用）	各3本		
ブジーに関する物品			
ネラトン 10Fr	2本		
ネラトン 14Fr	1本		
その他			
マスキン液	1本		
ワンショットプラス	1袋		

0000/00/00作成

＊病院から渡せる医材料と衛生材料です。ひと月分に必要な数量を記載しています。
　必要な物品に関する相談は外来看護師にお願いします。

○○○○病棟　○○看護師　　小児科外来　電話：△△△-△△△△

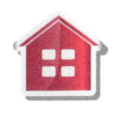

訪問看護による支援

準備期　在宅療養開始にむけた情報収集

(1) 子ども・養育者・家族の意向

　病院からの依頼を受けた時点の情報をもとに、在宅療養が可能か否か、またどのようにしたら在宅療養が継続できるかなどを、子どもや養育者（両親）・家族とイメージしながら情報や意向の確認を行う。

　子どもや養育者（家族）の背景や状況から、特に、主体的に在宅療養を希望しているのか、医療者から「退院」をすすめられたために一層不安になっているのかなど、「退院」にむけての子どもや養育者（家族）の意向を確認する。

　また、子どもや養育者だけでなく退院支援を行っているスタッフに対しても、「在宅療養」を開始するためにどのような状態であったらよいのか、そのためにはどのように支援を進めればよいのか、一緒に考える姿勢で情報共有を始めることが大切である。また、訪問看護師の視点で、不足している情報を把握・収集できるように依頼する。

(2) 医療管理の情報

　診断名と現在の医療処置やケア状況から、在宅療養が安全に継続できるかという視点で情報収集を行う。子どもの背景によって、発病や入院時から現在までの経過の情報や疾病や障害に関する理解や受け止めなどを確認する。また、退院後に予測される再入院の可能性や緊急時の対応・受け入れなどに関する情報も確認する。

　在宅で医療機器の管理が継続する場合は、できるだけ「退院時共同指導」を通して入院中から手技や方法の確認などの情報収集を行い、子どもや家族の生活に合わせてどのようにアレンジできるか検討する。そして、訪問看護で支援可能な内容や回数をイメージしながら、自事業所のみで対応できるかを、子どもと家族の状況を確認しながら検討していく。

(3) 生活支援の情報

　家族構成や育児協力者となる祖父母や親類などが存在するのか、また土地勘があるのかなど、子どもや家族の周囲にいる支援者の状況を確認する。さらに、育児経験に関する情報から、医療や看護支援だけではなく、育児や生活、家族支援も必要か予測しながら、訪問看護としての支援のあり方を検討する。

　身体障害者手帳や小児慢性特定疾患医療給付などの取得状況により実費負担の利用料や手続きが異なるため、子どもの保険の種類や負担割合も重要な情報である。

　環境確認の必要性を検討しておき、カンファレンスで情報を収集しながら、必要に応じて退院前に居住環境の確認ができることを情報提供する。

(4) 病院との連携・調整のポイント

退院前カンファレンス

　退院前カンファレンスによる顔の見える関係づくりは重要である。関係者が一堂に集まることで家族が安心でき、担当者それぞれの役割分担がはっきりするとともに、問題や疑問などが生じたときの連絡先・相談先を明確にすることができる。また、退院前に確認が必要なことも明らかにできる。

医療機器の管理：病院での24時間体制の管理をそのまま在宅にもっていくわけにはいかない。生活時間をきちんと把握して、医療処置などは生活時間に合わせた時間配分が必要である。たとえば1日6回の経腸栄養の注入を在宅で行うとなると、1日中注入の支度や片付けに追われてしまい、家事ができなくなる。また、きょうだいがいれば世話がほとんどできない。それでも家族が頑張って行うと疲れ切ってしまい、在宅療養を続けることすらできなくなってしまう。注入時間の工夫や半固形剤の利用、体位の工夫など生活に合わせたアレンジを提示して、検討することが重要である。なお、医療機器関連会社の担当者にも同席してもらうと、退院後の対応がスムースに進む。

社会資源：必要なサービスや使えそうなサービスは何か、申請が必要かなどを、カンファレンスで検討することにより、最善の方法を見つけることができる。たとえば障害者手帳を持っているのか、小児慢性特定疾患なのか、乳児医療証なのかで使えるサービスも変わる。なお、小児慢性特定疾患は、2015年1月より所得に応じた医療費の自己負担上限額が設定されたので、負担状況などの確認が必要である。

緊急時の対応：医療機器管理が継続する子どもの場合、緊急時の対応を図式化して、誰が見てもすぐに対応できるようにすることが必要である。この緊急時の対応一覧は、カンファレンスで検討できるように事前に主治医や退院調整看護師に用意してもらうよう依頼するとよい。たとえば、「SpO_2が90％を下回ったので酸素を流して10分経っても改善されないときには、病院の救急外来に電話をする。それでも状態が安定しなければ、救急車を呼び受診する」など対応を具体的に確認する。

試験外泊：院内外泊や試験外泊により、自宅の環境調整や生活の工夫など退院前に確認することを提案する。24年度診療報酬改定では、外泊中の訪問看護も認められるようになった。

レスパイト入院の調整：試験外泊を繰り返し行い自信がもてるようになっていても、いざ退院となると家族には色々な不安がでてくる。病院と調整し、退院から2～3週間後にレスパイト入院を設定することができれば、家族は「まずはそれまで頑張ろう」というはっきりした目標ができ、精神的負担が減るのでよい。

初回訪問：退院後の早い時期に設定できると家族は安心できるので、退院の目処が立つ場合は初回訪問の予定を組んでおく。保険証や医療証・手帳のコピーを依頼しておく。

> **開始期** 療養生活が安定するための支援・ケア（退院後 1～2 カ月程度）

(1) 開始期の子ども・養育者・家族の状況

　この時期の養育者は、「自分がすべて責任をもって行わなければならない」という気負いがある。病院と同じ生活をしようとすると家事や育児ができず、生活がスムースに送れずストレスとなる。

　医療機器の管理を要する子どもの場合、退院後の初回訪問は退院当日、または状況に応じて早めに訪問を計画する。外泊を経験している場合でも実際の退院を迎えるときに一緒に喜びを分かち合い、安全な療養生活の第一歩を踏み出せるように支援する。

　在宅生活が安定するまでの最初の 1～2 カ月は訪問回数を増やしたり、訪問する看護師をある程度固定したりして対応し、養育者や家族の精神的負担に配慮しながら在宅療養の安定を図る。

(2) 安定するための支援・ケア

意思決定支援のポイント

▶まず生活のリズムを安定させる
▶今のことも大切だが長い目でみることが大切であり、あせらないことを伝える

　退院後、子どもが環境に慣れることも大事だが、養育者や家族の生活リズムが安定することも重要である。特に養育者は毎月の生活の中で先がみえない不安とともに、きょうだいの世話など考えることが多く整理がつかない状態にあることが多い。看護師や在宅チームが手伝えることを提案し、生活をシンプルにしていく。そのことで、これからの生活や長期的目標がみえてくる。

　小児の場合、療育が長期になることが考えられるため、最初からあまり頑張りすぎないようにして、季節ごとにどうだったか振り返り、次の年には去年と比べてどうだったかと評価するくらいがちょうどよいと思う。家族にもゆっくり進めていくように伝えている。

自立支援のポイント

◇**医療管理**
▶医療機器の取り扱い・設置場所を確認し、生活に合った方法を助言する
▶生活時間の中に医療ケアを組み込む

　退院前カンファレンスでおおむね医療処置やケアの時間のイメージをもって生活を開始しているが、在宅療養の状況に合わせて調整・変更していくことも大切である。入院中は看護師が交代で規則正しく行ったケアも、在宅では家事や天候、きょうだいの存在によっても同じように行うことはできない。決してルーズになるということではなく、許容できる範囲で工夫や相談に、適宜対応する。

医療機器管理：医療機器の管理は、養育者が行わなければならない。特に在宅人工呼吸器や吸引器を使用する場合は、機器の取り扱いや設置状況、衛生材料の不足などがないか、家族と一緒に確認する。そして、実際の生活動線がどのようになるのか確認し、生活状

況に合わせて助言や修正を行う。どんなに退院前に打ち合わせていても、実際に子どもが帰ってくるとイメージしていた状況とは異なることも多い。子どもや家族のイメージや生活スタイルに合わせて適宜助言や修正を行い、安心して在宅生活を始められるように支援する。

当ステーションでは訪問時の情報収集用紙（**表5-7**）を活用している。また主養育者以外の家族の生活時間も確認し、1日で一番大変な時間（医療処置やケアの時間）に訪問看護を提供し、主養育者や家族の負担軽減を図るように配慮する。

また、人工呼吸器、モニター、酸素などの医療機器関連会社の担当者とも在宅でかかわることになり、業者との時間調整、機器の管理や故障時の対応なども養育者が一手に引き受けることになる。訪問看護師は医療機器に関する悩みや疑問に答え、医療機器管理がストレスにならないように配慮する。退院前カンファレンスに医療機器会社の担当者にも同席してもらっていると、仲介がスムースにすすむ。

医療処置：医療処置は養育者と病院で指導されたやり方を確認しながら行う。病院により多少手技などに違いがあるが、習ったように行うことが大切である。ここで「やり方が違う」などと伝えて、病院や訪問看護師へ不信感をもつ場合もある。気管カニューレの交換や栄養チューブの交換などは養育者と一緒に行い、自信をもってできるようになるまで付き添う。

衛生材料：訪問看護ステーションで購入可能な物品を伝える。病院に行かなくても手配できるので安心する。

緊急時の対応：対応を図式化し、連絡先一覧とともによく見えるところに貼り、誰でも対応できるようにする。

表5-7 情報収集用紙（看護記録）

❖生活支援
▶室温などの環境調整や入浴の助言をする
▶生活の工夫と生活時間の工夫を助言する

環境調整：医療機器の管理を要する子どもは体温調節が難しい場合がよくある。病院は室温などの環境を一定に保てるが、在宅では日当たりや換気によって環境はかなり変わる。体温が低くなってしまう子どもは、真夏でも電気毛布を使い衣服も長袖を着用していることもある。反対に体温が高くなってしまう子どもは、真冬でも扇風機を利用し半袖で過ごしているケースもある。体温を保つための工夫を情報提供し、快適な療養生活が送れるようにする。先輩たちの教えや工夫（電動通風マットの利用、ペットボトルに60℃のお湯を入れてタオルで巻くなど）を伝えることもよいであろう。

入浴：入浴は多くの養育者が困っている課題である。身体が小さいときには洗面台やベビーバス、ビニールプールの利用もできるが、身体が大きくなると難しく、看護師とヘルパー、看護師と看護補助者など2人体制で対応したり、訪問入浴サービスの利用をすすめる。

(3) 主治医、在宅チーム内の連携のポイント

主治医・往診医との連携

療養生活で病態が安定するまでは、特に主治医や往診医との連携は重要である。大学病院や小児専門病院など大規模な施設は直接医師と話をする時間がないことが多い。次回の外来受診時までに伝えたいことや調整してほしいことは、病院の相談室や地域連携室と連絡調整することになる。たとえば痙攣発作が多くなってきていれば抗痙攣薬の検討を、嘔吐が少なくなってきていれば1回注入量の増量の検討を依頼する。特に養育者が上手に伝えられないときには、代弁者の役割を担うことも必要である。

在宅チーム

在宅医（訪問診療医）が退院前カンファレンスに参加できなかった場合は、退院直後の在宅療養が開始された早い時期に、関係するスタッフと一緒に患児宅でカンファレンスを開催する。カンファレンスでは、利用するサービスや相談窓口や連携方法などについて家族を含めて確認し、安心して在宅療養が始められるように準備する。

また、情報共有用に「連絡ノート」を提案する。観察やケア内容など、チェック項目は養育者の負担にならないように、必要最低限に絞る。同時に在宅療養を支援する在宅チームが必要なことを共有するノートとして利用することも伝え、病院での管理ではなく生活の中の一つとして運用するように心がけている。

また、養育者には意識して「一人で頑張りすぎないこと、休息をもつように意識すること、周りに相談をしながらゆっくり一緒に行っていきましょう」と、チームで声をかけていく。

社会資源の開拓も必要になり、ここでもできるだけ顔の見える関係づくりが必要になる。特に福祉関係者とは連絡を取り合い、よい関係をつくることが、養育者を支える一番の援助となる。

| 安定期 | **療養生活を継続するための支援・ケア** |

(1) 安定期の子ども・養育者・家族の状況

　生活時間が安定してくると医療機器管理やケアもスムースに行えるようになり、養育者や家族の気負いは感じられなくなる。しかし、医療機器の管理を要する場合、養育者は子どもと散歩や買い物に行くことは、あまり考えていない。むしろ家にいることが当たり前と考えている。子どもと養育者の外出の機会は少なく、社会から孤立していることが多く、そのため気分転換する機会も少ないのでストレスがたまりやすくなっている。そこをサポートできる工夫を柔軟に考えて、提案することが必要である。

(2) 継続するための支援・ケア

🅿 意思決定支援のポイント

▶社会から孤立させない
▶養育者同士のつながりをつくる

　病状が安定し生活時間の中に医療処置やケアを組み込めるようになったら、子どもの社会性を広げることを養育者に提案する。「車の運転中に吸引が必要になったら…」「買い物中に体調不良になったら…」と不安はつきず、外出に踏み出せないことも多い。外出は子どもにとって新しい刺激となり、養育者も社会に出る一歩となる。行政で企画しているグループ活動や教室、親の会などに積極的に参加できるように情報を伝え、参加するためのバックアップも養育者とともに考えていく。

　また、両親ときょうだいなど家族で外出や旅行なども可能な状況であれば、具体的な工夫や手続きなどの情報提供を行い、一緒に準備や検討も行う。年齢や成長発達に合わせて、小学校や養護学校などの就学や教育参加（復学）の支援を養育者に働きかけ、必要に応じて教育委員会などとも連携をとっていく。

🅿 自立支援のポイント

◇医療管理
▶療養期間が長いため、慣れから機器管理などがおろそかにならないように注意する

　病態や生活が安定してくると、子どもや養育者の気持ちのゆとりや慣れから、日頃の観察や管理がおろそかになる場合がある。訪問時に病態や生活状況を確認しながら、見落としてはならない部分を常に助言する。毎日を緊張して管理する必要はないが、気の緩みから取り返しのつかないトラブルや異常を見落としてしまうことは、子どもや家族にとってつらいことになりかねない。管理やケアを継続していくことの大切さを共有していく。

　医療機器管理：在宅酸素療法を行っている場合は、酸素ボンベの利用可能時間や必要な本数を、また、在宅人工呼吸器を持って移動する場合は、内部バッテリーの充電時間や外部バッテリーの充電時間、場合によっては車中での充電（シガーライター利用）の必要性など、確認しながらすすめる。

❖**生活支援**
▶きょうだいや家族へ配慮する
▶レスパイトの利用を提案する

外出時の支援

　初めての外出は養育者と家族では不安である。訪問看護の中で、自宅周辺の外出や買い物などに同行しながら、経験を重ねていく方法もある。当ステーションでは年に１回、「お祭り」という形で訪問看護を利用している子どもとその養育者や家族の交流会を開催している。参加者同士が交流するなかで、日頃困っていることについて話をしたり、アドバイスをもらったりして、病名や状況が異なってもともに理解し合える関係に発展するきっかけになる。子どものきょうだいやスタッフの家族にもたくさん参加してもらい、楽しい１日を過ごしてもらっている。このように、ステーションごとにできることを工夫してみるとよい。

外出の手段・工夫：外出用にバギーやストレッチャーなど子どもに適した福祉用具が必要となることもある。その必要性が予測される場合は、早めに病院や療育センターのリハビリテーション科を受診し、個別に製作を相談・依頼する。特殊車いすなどは、完成までに２カ月程度時間を必要とする。併せて、製作するときに利用できる社会福祉制度の紹介も行う。

　また、体温調節がうまくできない低体温の子どもにはお湯を入れたペットボトルを利用したり、体温の高い子どもには冷却シートをバギーに敷いたりと工夫を伝え、できる限りよい状態を保てるように配慮する。

補助者：子どもの外出時は、在宅人工呼吸器、サチュレーションモニター、吸引器、経管栄養の注入セットのほかにもたくさんの必要物品や衛生材料を準備し、車に乗せて移動しなければならない。通院や療育センターへの移動時はできるだけヘルパーの利用をすすめ、車中では子どもの体調の観察やサポートをしてもらい、養育者が安心して運転できるようにする。養育者が車の運転ができない場合には、介護タクシーや福祉タクシー、ボランティアの送迎などマンパワーを確保する。

家族への支援

　きょうだいや家族への配慮も大切である。両親がきょうだいの幼稚園や学校の行事に参加できるように訪問看護やヘルパーなどを利用し、子どもや家族が楽しめる時間を確保することも重要である。当ステーションでは複数のスタッフで担当し、子どもや家族のサポートができるように調整している。

レスパイト：安定している時期だからこそ、レスパイト入院・入所などを計画的に利用するように家族へ提案し、調整する。子どもは体調の再評価を、家族も自身の体調や生活を見直す時間となり、引き続き在宅療養を継続するための心身のリフレッシュができる。

(3) 主治医、在宅チーム内の連携のポイント

　退院直後は関連機関との連絡調整や情報交換を状況に合わせて週１回ほど行っていたが、安定期に入るとその回数は１カ月に１回から、病態や生活の安定の度合いによっては半年に１回などさまざまになっていく。しかし子どもや家族には常にさまざまな変化があるため、在宅チームは先を予測しながら、状況に合わせて支援を継続することが大切である。

また、子どもや家族の支援目標についても共有することが重要である。子どもや家族がより自立していくために、在宅チームはどう支援を行うのかを検討する。日々の生活の支援から、週間や月間スケジュール、季節ごとの行事など、子どもや家族と社会生活、生活全体へと視野を広げてみていく。その中で子どもの成長発達に適した支援を行っているか、自立に向けた支援を行っているか、多職種で情報交換や検討を行う。

支援するスタッフも交代することもあるので、顔の見える関係をつくり続ける努力が必要である。

(4) 病院・外来との連携

病院との情報伝達がうまくいかないと訪問拒否につながることもあり、慎重な情報伝達が必要である。養育者との関係が十分にできていないと、誤解をされたりトラブルの原因となることがある。養育者と訪問看護師の間で、何を病院と相談するのか、どのように過ごしていきたいのかなど、お互いの思いをすり合わせていくことが重要である。

受診当日までに、外来の担当看護師や地域連携室などの看護師に事前に検討してほしい内容を伝えるようにする。電話やFAXを利用したり、確認事項を書面にして家族に持参してもらう。窓口となる看護師が決まっていると、安心して協働できる。そのためには、退院後も顔の見える関係づくりを行うことが重要である。

在宅人工呼吸器を利用している場合、訪問看護時に感染兆候がみられたときは外来へ連絡を入れ、対処方法や受診の有無の確認を行う。夏の暑さや脱水予防のために付加の水分量の相談は、状況に合わせて外来受診時に家族に確認をしてもらう。

(永坂晴子)

---

column コラム

病院看護師と訪問看護師が連携して母親の不安に対応した事例

Cくん　1カ月　男児　13トリソミー　口唇口蓋裂　心奇形

疾病上長生きできないと言われ、「それならば、なるべく早く家に帰りたい」と両親が希望して在宅療養になった。退院前カンファレンスには父親も遠方の両祖父母も参加し、協力的であった。

訪問当初、Cくんは入浴時に大泣きして顔色が悪くなり、とても両親だけで入浴させられない状態であった。ベビーバスの使い方や入浴温度の工夫を行い、やっと安心して入浴できるようになった。また無呼吸発作を繰り返し、救急車で搬送されたり母が蘇生を繰り返したりしていた。抗痙攣薬の使用と量の調整により無呼吸発作も少なくなってきた。

2歳の時に病院から口唇口蓋裂の手術の話があった。母親はやっと落ち着いてきたところであり、全身麻酔にも不安があった。訪問看護師は母親の気持ちと今までの病状から、もう少し後の手術を提案した。その後、病院の小児専門看護師と連絡を密にして母親の思いに寄り添う努力をし、1年後無事に手術を受けた。その後も病院の継続看護室や相談室と連絡を取り、外来では母親が主治医に十分に伝えられなかったことを伝えてもらうなど情報を共有することで、母親の不安軽減と子どもの安全が確保できた。

> ここに注目 編者のコメント

Comments

病院の看護による支援

　さまざまな理由により医療機器の管理が必要になった子どもへの在宅療養移行支援。

　出生後、長期入院を続け自宅退院を目指す場合、元気だった子どもが事故や病気によって医療機器から離脱できずに在宅復帰を目指す場合もある。子どもや家族の思いを確認しながら、状況によっては臨床心理士や精神科医との連携も必要であり、多職種協働を進めるうえで病棟看護師のコーディネート力が求められる。

　特に小児の場合は疾患の経過把握という目的もあり、在宅医療が導入されても外来通院も併用することが多い。「在宅療養指導管理料」に関する準備物品が不足することがないよう、外来看護師との連携が重要であり、退院前カンファレンスには外来看護師が参加できるように調整が必要である。表5-4「退院にむけての情報用紙」は、院内・地域連携ツールとして活用できる。このような情報を、医師や多職種がカルテから閲覧できるような仕組みを構築するとよいだろう。

（宇都宮宏子）

訪問看護による支援

　213頁には在宅チーム内の連携について記載されているが、在宅で医行為を必要とする場合、医師と看護職だけでなく、介護職もその一部を担う専門職という法的な位置づけになった。介護福祉士を中心とした介護職が実施できる医行為は、現在のところ「喀痰吸引」と「経管栄養の実施」の2項目とされた。その仕組みをよく知っておくことが、病院の看護師にも訪問看護師にも求められる。

　現在の法律では、特別な教育を受けた介護職しかこの2項目の医行為を実施することができない。医行為を実施することのできる介護職は、都道府県に登録された登録特定行為事業者に所属しており、一定の研修を修了して認定特定行為業務従事者となっていなければならない。介護福祉士養成校のカリキュラムに組み込まれている場合は、これらの条件を満たすことになる。こうした介護職は医師の指示に応じて医行為を実施することになるが、その現場にかかわっている看護職は、介護職が安心して医行為を実施することができるよう、療養者の症状管理を十分に行うこと、当該介護職への指導を継続的に行うこと、何か起こった場合のバックアップを行うことを通して、かかわり続けることが重要である。

（山田雅子）

あとがき

　本書の企画はいかがでしたか？

　宇都宮宏子さんの提案で、患者が退院するというイベントを真ん中におき、その前でかかわる病院看護とその後でかかわる訪問看護をつないでいこう、ということを狙ってみました。一言でいえば「看看連携」となるのでしょうが、「連携」という言葉は使いやすい反面、何を意味しているのかが漠然としてしまい、真意が伝わらないことが多いように思います。

　本書のもっとも大事なテーマは、「病院で行われる移行支援では、退院後の患者の生活を見据えてかかわってほしい」ということです。病棟での目標は「退院までに〇〇できるようになる」という記載が多いけれども、実際には退院までに課題解決するわけではなく、退院後も課題は継続し、自宅だからこそ顕在化してくる新たな課題もあるわけです。それらも視野に入れた移行支援を行うためには、病院の看護師が訪問看護師にバトンをポンと渡すような連携ではなく、しばらく一緒に走りながら、「これで大丈夫」という時点でバトンを渡して、互いにつながっていくことがよいと考えます。

　今回の企画では、同じ患者像で退院前後の看護師のかかわりを、それぞれの立場で表現してもらいました。病院と在宅それぞれの文化があり、興味深かったです。たとえば、糖尿病患者の食事については、院内看護であれば「医療管理上の課題」に整理され、訪問看護であれば「生活支援」に分類されています。これは、あえてすり合わせをしなかったのですが、現象を捉える視点が、やはり院内看護と訪問看護では違うのだと感じました。治療として食事を捉えるのか、療養者の生活の中の食事として捉えるのか、介入方法に大きな違いが出てくるのだと思います。

　限られた入院期間に、「その療養者の生活を見据える」と言っても難しい状況が多いでしょう。だからこそ病院の看護師は、退院後、生活の中での看護を専門とする訪問看護師と手を組んで、一緒に家に帰る準備をしてほしいのです。そして訪問看護師には、生活に重きを置いて看護することが、結果的には安定期を長く維持することにつながるのだということを知り、それこそが自分たちの専門性だと意識して、その「知」を広めていってほしいと思います。

　看護が上手につながり合えば、医療のあり方や人々の生活が大きく変わっていくように思います。このテーマは、ここからが始まりです。お互いに理解し合い、切磋琢磨して、療養の場を移っていく人々の生活や思いをつないでいきましょう。

　次にこのテーマで書籍が出版されるときには、より整理が進んでいることと思います。

2014年5月

山田 雅子

本書で用いた用語について

　本書の第2章から第5章の在宅療養移行支援で用いた用語について、簡単に整理しておく。

　支援の目的や実施するケアが同様であっても、支援の場（病院、在宅）や立場によって用いる用語が異なる場合がある。本書では、次のように用語を整理して、見出しや本文に用いた。

● **病院の看護による支援**：
病院に入院中の患者への在宅療養移行支援（退院支援・退院調整）や外来患者への在宅療養支援のこと。いずれも「退院支援・退院調整の3段階プロセス」（→「第1章2」参照）にそって支援をまとめた。

● **訪問看護による支援**：
在宅の療養者への在宅療養移行支援のこと。準備期、開始期、安定期（「看取り」は、不安定期・臨死期も含む）にそって、支援をまとめた（→「序章」参照）。「準備期」では一部、入院中の患者への支援も含む。

● **患者**：
『病院の看護による支援』の対象者で、病院に入院中、または病院の外来へ通院中の状態にある人。

● **療養者**：
『訪問看護による支援』の対象者で、病院を退院して自宅に戻り、療養中の状態にある人。ただし、訪問看護による「準備期」の支援は、病院に入院中の「患者」への支援とした。

● **自立支援**：
患者（療養者）と家族が、在宅で必要な援助を受けながら、自分らしい生活を送ることができるようになるための支援であり、「医療にかかわる視点」と「生活にかかわる視点」に分けて整理した。ただし、本書を編集する過程において、病院における自立支援と在宅における自立支援では考え方や表現方法に相違があることがわかったため、次のように表現を変えていることをご理解いただきたい。
『病院の看護による支援』では、医療にかかわる視点は「医療管理上の課題」、生活にかかわる視点は「生活・介護上の課題」とし、『訪問看護による支援』では、医療にかかわる視点は「疾患管理」や「医療管理」、生活にかかわる視点は「生活支援」とした。

看護がつながる在宅療養移行支援
病院・在宅の患者像別看護ケアのマネジメント

2014年6月5日　第1版第1刷発行	＜検印省略＞
2019年5月15日　第1版第5刷発行	

編　　集　宇都宮 宏子／山田 雅子

発　　行　株式会社日本看護協会出版会
　　　　　〒150-0001　東京都渋谷区神宮前5-8-2　日本看護協会ビル4階
　　　　　〈注文・問合せ／書店窓口〉TEL/0436-23-3271　FAX/0436-23-3272
　　　　　〈編集〉TEL/03-5319-7171
　　　　　http://www.jnapc.co.jp

装　　丁　臼井 新太郎
表紙装画　長田 恵子

DTP・印刷　株式会社トライ

●本書の一部または全部を許可なく複写・複製することは著作権・出版権の侵害になりますのでご注意ください。

©2014 Printed in Japan　　　　　　　　　　　　　　ISBN 978-4-8180-1848-8